肿瘤恶病质
诊疗指南解读

Interpretation of Guidelines for Cancer Cachexia

中国临床肿瘤学会肿瘤营养治疗专家委员会　组织编写

主　编　潘　勤　潘宏铭　秦叔逵

副主编　蔡三军　王杰军　梁后杰

U0345541

北京大学医学出版社

ZHONGLIU EBINGZHI ZHENLIAO ZHINAN JIEDU

图书在版编目（CIP）数据

肿瘤恶病质诊疗指南解读 / 潘勤，潘宏铭，秦叔逵主编 . —北京：北京大学医学出版社，2023.7
ISBN 978-7-5659-2860-4

Ⅰ.①肿… Ⅱ.①潘… ②潘… ③秦… Ⅲ.①肿瘤－诊疗－指南 Ⅳ.① R73-62

中国国家版本馆 CIP 数据核字（2023）第 037514 号

肿瘤恶病质诊疗指南解读

主　　编：潘　勤　潘宏铭　秦叔逵
出版发行：北京大学医学出版社
地　　址：（100191）北京市海淀区学院路 38 号　北京大学医学部院内
电　　话：发行部 010-82802230；图书邮购 010-82802495
网　　址：http://www.pumpress.com.cn
E-mail：booksale@bjmu.edu.cn
印　　刷：中煤（北京）印务有限公司
经　　销：新华书店
责任编辑：王智敏　　责任校对：靳新强　　责任印制：李　啸
开　　本：880 mm×1230 mm　1/32　印张：8.125　字数：214 千字
版　　次：2023 年 7 月第 1 版　2023 年 7 月第 1 次印刷
书　　号：ISBN 978-7-5659-2860-4
定　　价：40.00 元
版权所有，违者必究
（凡属质量问题请与本社发行部联系退换）

编　委　会

主　编　潘　勤　潘宏铭　秦叔逵
副主编　蔡三军　王杰军　梁后杰
编　委（以姓氏汉语拼音为序）

廖正凯　武汉大学中南医院肿瘤放化疗科

林　锋　中山大学附属第六医院胃肠外科

刘　波　山东第一医科大学附属肿瘤医院内科

柳　珂　海军军医大学附属长征医院肿瘤科

陆建伟　江苏省肿瘤医院内科

潘宏铭　浙江大学医学院附属邵逸夫医院肿瘤内科

潘　勤　浙江大学医学院附属邵逸夫医院肿瘤内科

彭俊杰　复旦大学附属肿瘤医院大肠癌诊疗中心

彭　智　北京大学肿瘤医院消化肿瘤内科 / 营养科

秦叔逵　东部战区总医院秦淮医疗区全军肿瘤中心

孙凌宇　哈尔滨医科大学附属第四医院

孙晓南　浙江大学医学院附属邵逸夫医院放疗科

陶　敏　苏州大学附属第一医院肿瘤科

王杰军　海军军医大学附属长征医院肿瘤科

王　鑫　中国医学科学院肿瘤医院放疗科

吴　瑾　哈尔滨医科大学附属肿瘤医院肿瘤内科

吴　燕　浙江大学医学院附属邵逸夫医院药学部

夏　青　上海交通大学医学院附属仁济医院肿瘤科

谢　琳　云南省肿瘤医院消化肿瘤内科

解方为　福建医科大学附属福州市第一医院肿瘤整合
　　　　治疗科

熊竹娟　四川省肿瘤医院临床营养科

徐　烨　复旦大学附属肿瘤医院大肠癌诊疗中心

杨　剑　重庆医科大学附属第三医院临床营养科

杨秋安　山东大学齐鲁医院肿瘤中心

杨祖立　中山大学附属第六医院胃肠外科

姚庆华　浙江省肿瘤医院中西医结合科

游良琨　浙江大学医学院附属邵逸夫医院肿瘤内科

于江泳　北京医院肿瘤内科

于　壮　青岛大学附属医院肿瘤内科

余家密　福建省肿瘤医院干部特需病房 / 临床营养科

余　震　同济大学附属第十人民医院胃肠外科

张片红　浙江大学医学院附属第二医院临床营养科

张小田　北京大学肿瘤医院消化肿瘤内科

张晓伟　复旦大学附属肿瘤医院消化肿瘤内科

章　真　复旦大学附属肿瘤医院放疗中心

周　岚　云南省肿瘤医院临床营养科

宗　红　郑州大学第一附属医院肿瘤科

内容提要

　　为了规范肿瘤恶病质的诊疗，中国临床肿瘤学会（CSCO）肿瘤营养治疗专家委员会组织专家于 2021 年编写出版了《中国临床肿瘤学会（CSCO）肿瘤恶病质诊疗指南 2021》。本书是对该指南的详细解读及内容拓展，涵盖以下内容：肿瘤恶病质概述——恶病质危害、治疗目标；肿瘤恶病质的诊断及分期——营养不良 / 恶病质 / 肌少症区别、诊断和分期标准；肿瘤恶病质的评估——营养筛查与评估、机体功能；肿瘤恶病质能量、糖、蛋白质、脂质、维生素与微量元素代谢改变及治疗；肿瘤恶病质的多模式管理——营养干预、运动锻炼、药物治疗、社会心理支持；肿瘤恶病质的症状管理——厌食、疲乏、抑郁的评估与治疗；肿瘤恶病质的药物治疗——厌食、早饱的治疗；肿瘤恶病质的预防——一、二、三级预防。其特点是：①资料收集齐全，内容丰富；②理论联系实际，简明实用；③重要内容标明出处，便于读者延伸阅读。

　　本书适合于肿瘤专业医护人员、肿瘤患者、肿瘤患者照护人员阅读，亦可供肿瘤科进修医师和实习医师参考。

据估计，所有肿瘤患者中有一半最终发展为恶病质，80% 的肿瘤晚期患者可观察到恶病质。肿瘤恶病质常伴有厌食、骨骼肌和脂肪组织进行性丢失、功能进行性损害，是导致死亡的一个重要独立危险因素。肿瘤恶病质的特征是系统性炎症、负氮和负能量平衡，它对患者生活质量、治疗相关毒性、身体功能和死亡率的影响已得到充分证实。尽管恶病质在临床实践中普遍存在，但预防、早期识别和干预仍然具有挑战性。对于执业肿瘤科医生来说，早期识别和管理恶病质至关重要。肿瘤科医生必须认识到恶病质不仅仅是体重的下降，更是代谢异常，进而引起身体成分和身体功能的改变。然而，建立一个有临床意义的定义仍有挑战性，除了关注体重下降，期望未来通过纳入人体成分、身体功能和分子生物标志物等临床常规参数来更全面地定义恶病质。

恶病质在很大程度上仍然被低估，存在未满足的治疗需求。恶病质的发展涉及多种机制，许多细胞因子在促进持续分解代谢状态的病因学中发挥重要作用；恶病质也是一种隐匿性综合征。因此，需要临床医生通过定期筛查早期识别，并给予多模式干预，包括最佳的抗肿瘤治疗、症状管理、营养、锻炼和心理社会支持。肿瘤科医生有责任确保患者能够获得这些资源。不同期肿瘤恶病质的治疗目标不同，治疗方式的侧重点不同。患者变得骨瘦如柴往往是恶病质难治阶段的特征，此阶段的治疗方法侧重于缓解症状和减轻患者及其家人的痛苦，而不是延长生命。尚未获批肿瘤恶病质治疗适应证但目前用于治疗的药物（比如甲地孕酮、屈大麻酚）可能会改善体重，但不会改善临床结局，如肌肉量、体力活动或生存率，而且这些药物的常规使用也受到不良反应的限制。此外，对于有前途的试验药物，有必要鼓励恶病质患者参加临床试验，以便扩大可用的选择范围，有效治疗这一普遍性问题。需要注意的是，恶病质药物临床试验应该包括恶病质前期患者，因为他们可能对治疗更敏感。毫无疑问，未来的研究将受益于定义明确的终点和改进的恶病质识别方法，为该疾病提供新的见解，结合恶病质潜在机制的阐明，在不久的将来可能提供新的治疗策略。本书中，我们重点探讨肿瘤恶病质的诊断及分期、评估、对肿瘤恶病质发病机制的新理解、当前的治疗选择、临床前动物实验结果，以及新的和正在进行的临床试验。本书是对《中国临床肿瘤学会（CSCO）肿瘤恶病质诊疗指南2021》的详细解读和内容拓展，结合我国肿瘤恶病质的诊疗国情，整理、采纳、集合了目前最优的证据，融入我国当前临床研究数据和临床治疗经验，有利于指导肿瘤领域相关医生的临床实践。

潘勤于 2022 年 11 月 28 日

目 录

肿瘤恶病质概述

1.1 肿瘤恶病质的定义

恶病质（cachexia）源自古希腊语，即 kakos 和 hexis 的合称，又称恶液质，意思为坏的状况。可见于许多慢性疾病（如恶性肿瘤、慢性阻塞性肺疾病、慢性心力衰竭、慢性肾衰竭、神经系统疾病、艾滋病及风湿性关节炎等）病情进展的过程中，其中以肿瘤伴发的恶病质最为常见，称为肿瘤恶病质。

2005 年 *Nutrition* 杂志主编 Alessandro Laviano 教授对肿瘤恶病质的定义给出了很形象的比喻，即"你唯一能吃的就是你自己"[1]。2008 年 Evans 等提出了恶病质的国际专家定义：恶病质是与潜在疾病相关的复杂代谢综合征，特点为肌肉丢失，伴或者不伴脂肪减少。突出的临床表现为成人体重进行性下降（需校正体液潴留）或儿童生长发育迟缓（需除外内分泌失调）[2-3]。

关于肿瘤恶病质的定义比较公认的是 2011 年欧洲姑息治疗研究协会（European Palliative Care Research Collaborative，EPCRC）、恶病质与消耗紊乱协会（Society on Cachexia and Wasting Disorders）、英国癌症研究协会姑息治疗临床研究组（National Cancer Research Institute Palliative Care Clinic Group）和欧洲临床营养与代谢学会恶病质专家研究组（European Society for Clinical Nutrition and Metabolism Special Interest Group on Cachexia），联合发布于《肿瘤恶病质定义和分期的国际专家共识》的定义：恶病质是以持续性骨

骼肌丢失（伴或不伴有脂肪组织丢失）为特征，不能被常规营养支持完全缓解，逐步导致功能损伤的多因素综合征。肿瘤恶病质患者常伴有体重下降、骨骼肌丢失、脂肪分解、厌食、恶心和乏力，从而导致机体功能障碍、抗肿瘤治疗的耐受性和依从性下降、身体形象改变和心理痛苦。该共识根据肿瘤患者的体重下降、骨骼肌丢失、代谢改变及厌食情况将其分为非恶病质期、恶病质前期、恶病质期及恶病质难治期。恶病质病理生理学特征为多种原因引起的摄食减少和代谢异常，从而导致的负氮及负能量平衡[4]。

过去十余年中出现的数个关于恶病质的定义[2, 4-5]都表明，它们有两个共同特征：①体重减轻；②炎症。表现为一种多因素综合征，涉及多个代谢途径的改变，影响许多组织和器官。因此，肿瘤恶病质是一种在肿瘤患者中常见的表现复杂的综合征，往往伴随体重大幅下降、治疗疗效受到较大影响、生命质量下降、生存时间缩短。明确的定义可以帮助临床医生认识到这个问题，制订针对性的治疗措施。

1.2　肿瘤恶病质的发病机制

肿瘤恶病质的发病机制较复杂，迄今仍未完全了解。目前认为，多种因素共同驱动恶病质的发生发展，包括肿瘤因素（如炎症和代谢改变）、能量负平衡以及抗肿瘤治疗等。此外，患者的心理状况会使恶病质进一步复杂化[6]。

1.3　肿瘤恶病质流行病学调查

恶病质在肿瘤患者中的发病率非常高，因肿瘤类型和肿瘤分期而异，晚期肿瘤患者恶病质发生率更高[7]；有研究显示，胃癌或胰腺癌患者中，发病率超过80%，约50%的肺癌、前列腺癌或结肠癌患者受到影响，约40%的乳腺癌或某些白血病患者发展为恶病质，导致至少22%的肿瘤患者死亡。此外，抗肿瘤治疗，包括化疗和放疗，也促进恶病质的发生[8]。不同类型肿瘤患者的生存与体重减轻的程度密切相关，12个月内体重下降 < 5% 的患者，增加了生存机会。因此，需要我们提高对恶病质驱动机制的理解，以便为患者提供更有效的治疗措施。

1.4 肿瘤恶病质的危害

肿瘤恶病质是一种多器官综合征，往往累及多系统多器官，包括骨骼肌、心肌、脂肪组织、肠道、肝、肾、大脑和免疫系统等；恶病质与死亡率增加相关，使得患者发生心律失常、电解质紊乱、血栓形成、膈肌无力引起的呼吸困难、卧床和吞咽困难引起的吸入性肺炎、胃肠黏膜萎缩导致内毒素吸收、伤口愈合不良和败血症等风险增加[9]，最终导致病情恶化，生存时间缩短。

肿瘤恶病质发病率高，病死率高，一旦进入恶病质难治期就难以逆转。肿瘤恶病质的骨骼肌和心肌消耗不仅影响抗肿瘤治疗疗效，使抗肿瘤治疗难以进行，还影响患者生存、生命质量，使其身体、情感和社会幸福感降低，医疗费用增加。

（1）对生理和心理的影响：恶病质患者常伴有厌食、早饱感、疲劳等症状及肌肉量减少、肌肉力量下降，伴有身体形象的改变、躯体功能水平下降；除生理影响外，恶病质对患者本人及其家属的心理带来巨大冲击，引发焦虑、抑郁等心理疾病，使他们感到痛苦、无助、失望、压抑、沮丧，严重影响患者的日常生活及生命质量（quality of life）。此外，恶病质的发生易引发亲人们的感情冲突，增加医患矛盾。

（2）对治疗效果及预后的影响：恶病质加重化疗/放疗不良反应、导致化疗延迟或中断、增加治疗并发症及病死率、降低治疗的依从性、降低生命质量。恶病质的发生严重影响抗肿瘤治疗效果和患者生存时间，伴恶病质的肿瘤患者较无恶病质的预后更差，20% ～ 30% 肿瘤患者直接死于恶病质[10]。

（3）对经济状况的影响：恶病质也会加重患者及其家庭的经济

负担。2014年一项包含3万例恶病质患者的调查显示，恶病质患者的住院时间更长、并发症更多、医疗支出更高[11]。

1.5　肿瘤恶病质的治疗目标和治疗方式

明确肿瘤恶病质处于哪一时期哪一阶段是正确诊疗该综合征的重要方面，因为针对恶病质不同严重程度方可设计恰当的治疗方法。尽管已经提出了几种用于肿瘤恶病质诊断及分期的血液生物标志物，包括肿瘤衍生的化合物、促炎细胞因子、急性期蛋白质和骨骼肌降解标志物，但它们远未达到普适性。

恶病质分期不同，其治疗目标和治疗方式不同，总体治疗目标是逆转体重下降和肌肉减少，最小目标是阻止体重进一步下降。不同分期的治疗目标和治疗方式各有侧重。

恶病质前期的治疗目标是维持患者体重、预防体重下降和肌肉量减少。治疗方式包括动态监测体重、人体成分（尤其是肌肉量），采取预防性措施，包括营养教育和膳食指导、口服补充营养素以及运动锻炼等。

恶病质期的治疗目标是改善、延缓体重下降和肌肉量减少，尽力维持体重/瘦体重；减轻恶病质相关症状，提高生命质量。治疗方式为纠正可逆因素和多模式管理。

恶病质难治期的治疗目标主要是改善患者不适症状、减轻痛苦。治疗方式包括缓解症状、营养治疗和社会心理支持治疗[11-12]。

1.6　肿瘤恶病质多模式管理

肿瘤恶病质最初由肿瘤诱发，发展过程中多因素参与、相互影响，并涉及多脏器多系统发生代谢异常。单一的营养治疗难以缓解恶病质所致的体重丢失和代谢损害，因而须重视综合评估，争取早期发现并早期干预，并采取以营养治疗为基础的多模式管理的治疗。肿瘤恶病质多模式管理（multimodal care of cancer cachexia）由临床肿瘤、姑息治疗、临床护理、临床营养、临床药学、康复医学、心理学等多学科专家团队组成，与患者及其家属共同协作，通过多方面改善进食、短期应用孕激素类药物、根据实际情况适量运动锻炼、症状管理、心理干预，以及药物治疗等措施，以达到最大程度减轻症状、减少肌肉丢失、增加体重、提高患者生命质量和延长生存时间的目的[4, 13]。

由于药物干预在治疗厌食症和代谢紊乱中的作用有限，对肿瘤恶病质患者的营养干预仍是治疗恶病质的基石。纠正患者的营养不良、营养风险有重要意义，最基本的要求是能量达到 60% 以上的能量需求、蛋白质达到 100% 的蛋白质需求。营养治疗包括营养教育与膳食指导、肠内营养和肠外营养。在恶病质前期及恶病质期，营养治疗可以增加能量和营养素的摄入，改善患者营养状况，还可以调节肿瘤患者的代谢异常，从而保证抗肿瘤的顺利进行，减少抗肿瘤治疗的不良反应，改善患者的生命质量，甚至延长生存期。在恶病质难治期，虽然营养治疗无法完全逆转患者体重下降和代谢异常，甚至能量供应过高反而可能增加脏器负荷，需考虑营养治疗带来的风险和负担可能超过潜在的益处，但部分营养的摄入仍可能改善患者的生命质量，并给患者及家属带来安慰，因此恶病质难治期的患者进行营养治疗时应权衡利弊，还要考虑伦理问题，尤其是那些预计存活数周甚至数天的患者。对于肿瘤恶病质难治期患者，总体的营养治疗共识是，减除肿瘤负荷、适当补充能量及营养素、联合胃肠功能调理、预防和治疗肠黏膜屏障损伤、可考虑应用醋酸甲地孕酮和（或）糖皮质激素增加食欲，适当应用恶病质异常代谢调节剂，比如鱼油等，以降低恶病质患者的系统性炎症、改善机体代谢异常，达到改善生命质量的目的。对于接近生命终点的、生命体征不稳和多脏器衰竭患者，不推荐系统的营养治疗。

运动可以增加胰岛素的敏感性、提高蛋白质合成效率、使机体抗氧化酶活性增强、促炎反应下降，提高免疫反应[14]。营养治疗结合运动干预的模式可有效地提高患者的身体功能，改善代谢模式，保持肌肉含量。中等强度的运动适用于不同阶段的肿瘤患者[15]，可改善患者的有氧运动能力、肌肉力量、心理健康以及生命质量。建议根据患者自身特点，为其制订个体化运动方案。

10%～79%的肿瘤患者伴有心理障碍，存在恐惧、紧张、焦虑、抑郁等精神症状[16]。以全人–全程–全家–全队的"四全"理念为患者进行心理疏导、社会支持，可以改善患者的心理状态。

1.7　肿瘤恶病质治疗和临床研究的困难

到目前为止，除了有效的抗肿瘤治疗，还没有有效的医疗干预能够完全逆转恶病质，也没有获批的有效药物疗法。对恶病质难治期的治疗方法也还需要更多研究来补充完善。

恶病质治疗方案与治疗风险和经济负担相关，需要权衡风险、花费与预期获益，需要患者及家属知情同意。在恶病质难治期，当恶病质由疾病进展驱动、分解代谢呈指数级增长、不再对抗肿瘤治疗有反应时，患者变得消瘦，生存期急剧缩短[17-18]，此阶段该疾病变得难于治疗和干预，医学干预获益很小，甚至产生不良后果。肠外营养治疗就是一个较为熟悉的例子。营养学、肿瘤学和姑息治疗学方面的临床实践指南一致认为，对于预计生存时间小于2个月的患者，不建议肠外营养[19-20]。此阶段由于临床症状明显加剧，增加患者及其家人的痛苦感。此时的心理支持是关键，不应将饮食摄入作为治疗目标。恶病质治疗中需要有能够预测患者进入临终阶段的指标，以避免过于积极的抗肿瘤和抗恶病质治疗产生的潜在危害。目前已有研究者在开发预后预测模型，以协助临床工作者决策晚期肿瘤患者使用肠外营养的时机[21]。

肿瘤恶病质临床研究通常有一定的纳入标准，比如预期生存期大于6个月，但是，恶病质难治期患者与恶病质早期患者易混淆。在缺乏恰当预后预测算法的情况下，若入选、排除标准未能排除即将死亡的患者，那么在随机分组后短短几周，会有很大一部分患者死亡。高损耗率和数据丢失为解析研究结果带来了极大的困难[22]。

1.8　预测及预防肿瘤恶病质的发生

结合患者特定肿瘤类型、体重变化和食欲减退程度，可预测肿瘤恶病质的发生风险。

一项前瞻性研究显示[23]，针对体重未下降或下降很少（＜3%）的患者，结合肿瘤类型（低危：乳腺癌、淋巴瘤、白血病；高危：胰腺癌和胃癌；中危：其他癌症）、食欲减退程度和慢性阻塞性肺疾病等信息，可预测恶病质的发生风险，并将其分为5个级别，①风险级别1：体重下降＜3%，低危肿瘤类型，无/轻度食欲减退；②风险级别2：体重下降＜3%，低危肿瘤类型，中度/严重食欲减退，或中危肿瘤类型和无/轻度食欲减退；③风险级别3：体重下降＜3%，中危肿瘤类型，中度/严重食欲减退；④风险级别4：高危肿瘤类型；⑤风险级别5：体重下降3%～5%。风险级别1提示发生恶病质的可能性小，风险级别≥3提示发生恶病质的风险很高。临床上参考风险级别可密切关注高风险患者，以帮助及早发现恶病质并及时进行充分的干预。

对于肿瘤恶病质的预防，关键在于尽可能避免和消除引起恶病质的危险因素、及早发现营养风险和（或）营养不良并积极干预，以及通过多模式管理延缓恶病质的发展。

参考文献

［1］Laviano A，Meguid MM，Inui A，et al. Therapy insight：Cancer anorexia-cachexia syndrome—when all you can eat is yourself. Nat Clin Pract Oncol，2005，2（3）：158-165.

［2］Evans WJ，Morley JE，Argilés J，et al. Cachexia：A new definition. Clin Nutr，2008，27（6）：793-799.

［3］Vanhoutte G，van de Wiel M，Wouters K，et al. Cachexia in cancer：what is in the definition? BMJ Open Gastroenterol，2016，3（1）：e000097.

［4］Fearon K，Strasser F，Anker SD，et al. Definition and classification of cancer cachexia：an international consensus. Lancet Oncol，2011，12（5）：489-495.

［5］Argilés JM，Anker SD，Evans WJ，et al. Consensus on cachexia definitions.

J Am Med Dir Assoc, 2010, 11（4）: 229-230.

［6］Argilés JM, Stemmler B, López-Soriano FJ, et al. Inter-tissue communication in cancer cachexia. Nat Rev Endocrinol, 2018, 15（1）: 9-20.

［7］Muscaritoli M, Lucia S, Farcomeni A, et al. Prevalence of malnutrition in patients at first medical oncology visit: the PreMiO study. Oncotarget, 2017, 8（45）: 79884-79896.

［8］Coletti D. Chemotherapy-induced muscle wasting: an update. Eur J Transl Myol, 2018, 28（2）: 153-157.

［9］Kalantar-Zadeh K, Rhee C, Sim JJ, et al. Why cachexia kills: examining the causality of poor outcomes in wasting conditions. J Cachexia Sarcopenia Muscle. 2013, 4（2）: 89-94.

［10］Blum D, Stene GB, Solheim TS, et al. Validation of the consensus-definition for cancer cachexia and evaluation of a classification model: a study based on data from an international multicentre project（EPCRC-CSA）. Ann Oncol, 2014, 25（8）: 1635-1642.

［11］Arthur ST, Noone JM, van Doren BA, et al. One-year prevalence, comorbidities and cost of cachexia-related inpatient admissions in the USA. Drugs Context, 2014, 3: 212265.

［12］Baracos VE, Martin L, Korc M, et al. Cancer-associated cachexia. Nat Rev Dis Primers, 2018, 4: 17105.

［13］Stubbins R, Bernicker EH, Quigley EMM. Cancer cachexia: a multifactoral disease that needs a multimodal approach. Curr Opin Gastroenterol, 2020, 36（2）: 141-146.

［14］Alves CR, Da Cunha TF, Da Paixão NA, et al. Aerobic exercise training as therapy for cardiac and cancer cachexia. Life Sci, 2015, 125: 9-14.

［15］Jones LW, Alfano CM. Exercise-oncology research: past, present, and future. Acta Oncol, 2013, 52（2）: 195-215.

［16］Inui A. Cancer anorexia-cachexia syndrome: current issues in research and management. CA Cancer J Clin, 2002, 52（2）: 72-91.

［17］Prado CM, Sawyer MB, Ghosh S, et al. Central tenet of cancer cachexia therapy: do patients with advanced cancer have exploitable anabolic potential? Am J Clin Nutr. 2013, 98（4）: 1012-1019.

［18］Lieffers JR, Mourtzakis M, Hall KD, et al. A viscerally driven cachexia syndrome inpatients with advanced colorectal cancer: contributions of organ and tumor mass to whole-body energy demands. Am J Clin Nutr. 2009, 89（4）: 1173-1179.

［19］Arends J, Bachmann P, Baracos V, et al. ESPEN guidelines on nutrition in cancer patients. Clin Nutr, 2017, 36（1）: 11-48.

［20］Bozzetti F. ESPEN guideline on ethical aspects of artificial nutrition and hydration. Clin Nutr. 2016，35（6）：1577.

［21］Bozzetti F，Cotogni P，Lo Vullo S，et al. Development and validation of a nomogram to predict survival in incurable cachectic cancer patients on home parenteral nutrition. Ann Oncol. 2015，26（11）：2335-2340.

［22］Cannabis-In-Cachexia-Study-Group，Strasser F，Luftner D，et al. Comparison of orally administered cannabis extract and delta-9-tetrahydrocannabinol in treating patients with cancer-related anorexia-cachexia syndrome：a multicenter，phase Ⅲ，randomized，double-blind，placebo-controlled clinical trial from the Cannabis-In-Cachexia-Study-Group. J Clin Oncol. 2006，24（21）：3394-3400.

［23］Vagnildhaug OM，Brunelli C，Hjermstad MJ，et al. A prospective study examining cachexia predictors in patients with incurable cancer. BMC Palliat Care，2019，18（1）：46.

2

肿瘤恶病质的诊断及分期

　　由于过去研究采用多种不同定义，需要就肿瘤恶病质的定义和具体标准达成共识。临床医生和研究人员广泛接受一致定义将有助于识别和治疗恶病质患者，以及开发和批准潜在的治疗药物。2011年 Fearon 教授在《肿瘤恶病质定义和分期的国际专家共识》中提出肿瘤恶病质的定义和概念框架，指出这是一种多因素综合征，其特征是骨骼肌持续丢失（伴有或不伴有脂肪丢失），而传统的营养支持治疗不能完全逆转或仅部分缓解这种情况。骨骼肌丢失是肿瘤恶病质的关键特征，其后果包括抗肿瘤治疗不良反应增加、手术并发症和病死率增加。

2.1　营养不良、恶病质和肌少症的区别

　　营养不良、恶病质和肌少症三者的症状十分相似，常有重叠，临床上这三种病症常常同时存在，难以完全区分。全国科学技术名词审定委员会发布的《肠外肠内营养学名词》（2019 版）中，将营养不良、恶病质和肌少症分别定义为：①营养不良（malnutrition），又称营养不足（undernutrition），是由于摄入不足或利用障碍引起能量或营养素缺乏的状态，进而导致人体组成改变、生理和精神功能下降，有可能导致不良临床结局；②恶病质，又称恶液质，是因饥饿或疾病造成严重人体耗竭的状态，其病理生理学特征是摄入食物量减少、营养素代谢异常和肌肉萎缩，往往给疾病的临床结局带

来不利影响；③肌少症（sarcopenia），是由于进行性、广泛性骨骼肌减少、肌力下降伴有人体功能下降的一类综合征；与运动能力减弱、生命质量下降及病死率增加等不良结局的风险升高相关。由此可见，营养不良、恶病质和肌少症三者之间既有联系，也有所区别（表 2-1）。

2018 年 9 月美国肠外肠内营养学会（American Society for Parenteral and Enteral Nutrition，ASPEN）和欧洲临床营养与代谢学会（European Society for Clinical Nutrition and Metabolism，ESPEN）分别发表了营养不良诊断的 GLIM 标准[1-2]。GLIM 标准明确在营养筛查阳性的基础上，至少符合 3 项表现型指标（非自主性体重下降、低 BMI、低肌肉量）和 2 项病因型指标（能量摄入减少或吸收障碍、疾病负荷 / 炎症）各 1 项，方可诊断为营养不良。病因型指标用于区分饥饿型与疾病相关性或恶病质型营养不良，后者的特征是蛋白质分解加速和由代谢改变驱动的肌肉丢失。

2019 年亚洲肌少症工作组（Asian Working Group for Sarcopenia，AWGS）发表共识[3]，建议使用 SARC-F 问卷调查或临床怀疑发现可疑肌少症病例，通过检测肌肉量、握力、躯体功能三个维度来诊断肌少症：①肌肉量减少；②肌力低下；③躯体功能低下。明确①肌肉量减少＋②握力减低、①肌肉量减少＋③躯体功能低下均可诊断肌少症；①肌肉量减少＋②握力减低＋③躯体功能低下诊断为严重肌少症。推荐亚洲人群肌少症诊断界值为，双能 X 线吸收仪（dual energy X-ray absorptiometry，DEXA）检测四肢骨骼肌指数，男性 $< 7.0 \ kg/m^2$，女性 $< 5.4 \ kg/m^2$，或生物电阻抗分析仪（bioelectrical impedance analysis，BIA）检测四肢骨骼肌指数，男性 $< 7.0 \ kg/m^2$，女性 $< 5.7 \ kg/m^2$ 为肌肉量减少；握力值，男性 $< 28.0 \ kg$，女性 $< 18.0 \ kg$ 为肌力低下；6 m 步行速度 $< 1.0 \ m/s$ 或简易机体功能评估法（short physical performance battery，SPPB）评分 $\leqslant 9$ 分或 5 次起坐时间 $\geqslant 12 \ s$ 为躯体功能低下。

表 2-1　营养不良、恶病质和肌少症的区别

		营养不良	恶病质	肌少症
定义		营养风险筛查阳性且符合至少一项表现型指标和至少一项病因型指标	是一种伴有炎症的营养不良且符合营养风险筛查阳性和存在系统性炎症	肌肉量减少同时伴有肌力低下和（或）同时伴有躯体功能低下
诊断标准	营养风险筛查	营养风险筛查阳性用验证有效的营养风险筛查工具，如 NRS 2002、MUST、MST 或其他工具	同营养不良	疑似肌少症：SARC-F 问卷调查或临床怀疑
	表现型指标	至少符合以下一项：A1: 近 6 个月非自主体重下降＞5%，或超过 6 个月体重下降＞10%；A2: 年龄＜70 岁，BMI＜18.5 kg/m²，或年龄＞70 岁，BMI＜20 kg/m²；A3: 低肌肉量	同营养不良	①肌肉量减少 ②肌力低下 ③躯体功能低下 在①基础上加上②③中任一项即可诊断肌少症
	病因型指标	至少符合以下一项：B1（饥饿型）：能量摄入减少和（或）吸收障碍 B1a：摄入能量＜50% 特续＞1 周 B1b：任何程度的能量摄入减少超过 2 周 B1c：慢性胃肠道疾病影响食物吸收 B2（恶病质型）：疾病负荷急性或急性/慢性系统性炎症	B2（恶病质型）：急性/慢性系统性炎症	

2.2 肿瘤恶病质的诊断及分期

明确恶病质的诊断和分期对恶病质的治疗及预测预后都有重要意义。在恶病质前期即应开始预防或延缓恶病质进展的治疗；在恶病质期应进行积极的多模式管理；在恶病质难治期，应更多关注症状管理和姑息治疗；明确诊断和分期也可为临床研究的纳入标准提供指导等[4-5]。然而，由于恶病质病理生理学机制复杂，病理变化经常是连续性的，且不是所有患者都完整经历，要确立准确的肿瘤恶病质分期标准显得尤为困难，极大地影响了对恶病质精准有效的治疗。为了制定明确的分期标准，各国学者们对肿瘤恶病质进行了诸多研究[6]。

目前较公认的是 2011 年 Fearon 教授在《肿瘤恶病质定义和分期的国际专家共识》中提出的肿瘤恶病质诊断和分期标准（图 2-1）[7]，该标准将恶病质诊断前移，从而使更多的患者符合恶病质诊断标准，使恶病质成为一种可以提前预防与治疗的疾病；但进入恶病质难治期的患者，若无有效抗肿瘤治疗，则体重下降难以逆转。恶病质具体分期如下，恶病质前期：体重下降 ≤ 5% 伴厌食（FAACT A/CS ≤ 37 分或 VAS ≤ 70 分）[8]或代谢改变比如糖耐量异常。恶病质期：近 6 个月：①非自主性体重下降 > 5%；②体重指数（body mass index，BMI）< 20 kg/m² （中国人 < 18.5 kg/m²）且

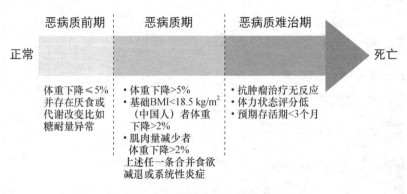

图 2-1　肿瘤恶病质诊断标准和分期

体重下降 > 2%；③存在肌肉量减少且体重下降 > 2%。上述①②③任一条同时合并食欲减退或系统性炎症即可诊断为恶病质。特殊情况下，如伴有体液潴留、巨大肿瘤或肥胖症/超重患者，建议采用骨骼肌指数代替。恶病质难治期：患者体力状况差，WHO 体力评分 3 或 4 分；肿瘤持续进展，对抗肿瘤治疗无反应；分解代谢活跃，营养支持治疗无效，体重持续下降；预计生存时间小于 3 个月。并非所有肿瘤恶病质患者都经历这三个阶段。Fearon 等提出恶病质分期后，有临床试验证实了其合理性。

2019 年亚洲肌少症共识[3]确定了亚洲人群肌肉量减少的标准（详见 2.1 内容）。在恶病质前期，代谢改变比如糖耐量异常可以发生在非自主性体重显著减轻（即体重下降 ≤ 5%）之前。恶病质进展的风险各不相同，主要取决于以下因素：肿瘤类型和分期、系统性炎症、摄入量较低、抗肿瘤治疗无反应以及心理因素的影响等。在恶病质难治期，其临床难治可能是由于肿瘤很晚期或肿瘤快速进展而对抗肿瘤治疗无反应，或存在某些因素使得体重下降无法逆转。肌肉丢失是恶病质最核心的特征，由于临床精确测量体成分较难开展，因此 Fearon 等在《肿瘤恶病质定义和分期的国际专家共识》中将体重丢失作为恶病质最主要的临床表现，并据此对恶病质的分期进行了简单划分，得到了国际上的广泛承认，代表了这一领域的重大进展。

2010 年 Argilés 等人设计了恶病质评分表（the cachexia score：CASCO）（表 2-2）[9]。该评分表包含体重下降和去脂体重变化（BWC，占 40 分）、炎症/代谢紊乱/免疫抑制（IMD，占 20 分）、体能状况（PHP，占 15 分）、食欲减退（ANO，占 15 分）和生命质量（QoL，占 10 分）五部分内容。通过 DEXA、BIA 或中上臂围检测瘦体重（lean body mass，LBM），通过 C 反应蛋白（CRP）和 IL-6 评估炎症状态，通过 EORTC QLQ-C30（第 3 版）中躯体功能项评估体能状况，通过简易营养评估问卷表（SNAQ）评估患者食欲（ ≤ 14 分为食欲减退），根据 EORTC QLQ-C30（第 3 版）将生命质量分为轻、中、重三级。CASCO 评分总分 100 分，分数越高

表 2-2　恶病质评分表（CASCO）

症状	百分比	检测内容	总分	参数	参考值
BWC	40	体重下降	32		< 5% ≥ 5%，轻度 ≥ 10%，中度 ≥ 15%，重度 ≥ 20%，极重度
		瘦体重（LBM）	8		LBM 没有变化 LBM 下降 > 10%
IMD	20	炎症	8	C 反应蛋白（CRP）	5 mg/L ≤ CRP ≤ 10 mg/L 10 mg/L < CRP ≤ 20 mg/L CRP > 20 mg/L
			8	IL-6	4 pg/ml ≤ IL-6 ≤ 10 pg/ml 10 pg/ml < IL-6 ≤ 30 pg/ml IL-6 > 30 pg/ml
		代谢紊乱	8	白蛋白 白蛋白前体 乳酸 甘油三酯 血红蛋白（Hb）	< 3.2 g/dl < 16 mg/dl > 2.2 mmol/L > 200 mg/dl Hb < 12 g/dl

表 2-2　恶病质评分表（CASCO）（续表）

症状	百分比	检测内容	总分	参数	参考值
IMD	20			尿素氮	> 50 mg/dl
				氧化应激：血浆活性氧（ROS）水平	> 300 FORT U
				葡萄糖耐量试验或 HOMA 指数	有改变
				IL-2	> 500 pg/ml
		免疫抑制	4	外周淋巴细胞增殖分析或皮肤过敏过敏测试	阴性
PHP	15		15	总体活力	身体表现、问卷或监测
				握力	
				爬楼试验	
				6 min 步行距离	
ANO	15		15	简易营养评估问卷	是
QoL	10		10	生命质量问卷	轻度
					中度
					重度

BWC, body weight loss and composition, 体重下降和去脂体重变化; IMD, inflammation/metabolic disturbances/immunosupression, 炎症 / 代谢紊乱 / 免疫抑制; PHP, physical performance, 体能状况; ANO, anorexia, 食欲减退; QoL, quality of life, 生命质量

表示恶病质相关症状越严重，0～25分、26～50分、51～75分、76～100分分别代表恶病质早期、中期、晚期和终末期。有学者提出在此基础上增加恶病质前期的诊断，将基础疾病（如恶性肿瘤）不伴体重下降，或轻度体重下降（12个月内下降＜5%）伴恶病质相关表现（如炎症因子升高或躯体功能下降）患者纳入恶病质前期，即BWC 0分、其余四项（IMD＋PHP＋ANO＋QoL）＞35分但未达到恶病质各期标准的患者。其意义在于临床上恶病质前期的患者临床表现多样，一些患者病情发展迅速，短时间内体重快速下降进入恶病质期，一些患者则较长时间体重维持稳定。不过，该量表中存在大量临床难以实现的炎性或代谢性指标，如IL-6、活性氧（reactive oxygen species，ROS）等，且量表内容复杂，不适合临床上对恶病质的快速筛查。2017年Argilés等人在CASCO评分表基础上又设计了简化版的miniCASCO（MCASCO）评分表[10]，比如血指标仅包含白蛋白、血红蛋白、CRP和淋巴细胞绝对值，但仍包含IL-6、ROS等指标及多个问卷量表，其尚未经临床验证。

2012年Vigano等人设计了肿瘤恶病质分期（cancer cachexia stages）量表（CCS量表）（表2-3）[11]，它将恶病质分为恶病质前期、恶病质期和恶病质难治期。它较CASCO更为简便，但仍需要填写多个问卷表以及测量握力，且不能有效地区分恶病质前期与恶病质期，用肌肉状况进行验证时，不能明确区分恶病质前期与恶病质期的患者[11]。2016年Vigano等人再次设计了恶病质分期评估标准[12]，该标准仅包含异常生化指标、进食减少、体重下降程度及活动能力下降等指标，无需填写各种问卷表，适用于临床，但其仍无法有效地区分恶病质前期与恶病质期，用肌肉状况进行验证时，恶病质各期的女性患者未显示显著区别[12]。

2014年Blum等人根据Fearon等发布的《肿瘤恶病质定义和分期的国际专家共识》设计了恶病质分期标准[5]，以欧洲姑息治疗研究协会（EPCRC）发起一项国际多中心研究，验证了Fearon等提出的恶病质分期标准的合理性。该研究从2008年10月至2009年12月，在多个国家（挪威、英国、奥地利、德国、瑞士、意大利、

表 2-3　肿瘤恶病质分期量表（CCS 量表）

1. 恶病质前期

A　CRP > 10 mg/L 或 Alb < 32 g/L 或 WBC 计数 > $11×10^9$/L 或 Hb < 120 g/L（男性），110 g/L（女性）

B　厌食症（ESAS 食欲评分 ≥ 4/10）或进食减少（PG-SGA 第 2 项评分 > 1）

C　超过 6 个月体重下降 ≤ 5%

分期标准　A + B 或 A + C 或 B + C 或 A + B + C

2a. 恶病质期

A　CRP > 10 mg/L 或 Alb < 32 g/L 或 WBC 计数 > $11×10^9$/L 或 Hb < 120 g/L（男性），110 g/L（女性）

B　厌食症（ESAS 食欲评分 ≥ 4/10）或进食减少（PG-SGA 第 2 项评分 > 1）

D　超过 6 个月体重下降 > 5%

E　PG-SGA 第 4 项评分 ≤ 2 或握力百分位 ≥ 50

分期标准　A + D + E 或 B + D + E 或 A + B + D + E

2b. 由低 BMI 指数或肌肉量减少引起的恶病质

A　CRP > 10 mg/L 或 Alb < 32 g/L 或 WBC 计数 > $11×10^9$/L 或 Hb < 120 g/L（男性），110 g/L（女性）

B　厌食症（ESAS 食欲评分 ≥ 4/10）或进食减少（PG-SGA 第 2 项评分 > 1）

表 2-3　肿瘤恶病质分期量表（CCS 量表）（续表）

E	PG-SGA 第 4 项评分 ≤ 2 或握力百分位 ≥ 50
F	BMI < 20 kg/m² + 体重下降 > 2% 或肌肉质量减少 + 体重下降 > 2% 男性肌肉质量减少：ASMI < 7.26 kg/m² 女性肌肉质量减少：ASMI < 5.45 kg/m²
分期标准	A + E + F 或 B + E + F 或 A + B + E + F
3. 恶病质难治期	
A	CRP > 10 mg/L 或 Alb < 32 g/L 或 WBC 计数 > 11×10^9/L 或 Hb < 120 g/L（男性），110 g/L（女性）
B	厌食症（ESAS 食欲评分 ≥ 4/10）或进食减少（PG-SGA 第 2 项，> 1）
D	超过 6 个月体重下降 > 5%
G	PG-SGA 第 4 项评分 > 2* 或握力百分位 < 50
分期标准	A + D + G 或 B + D + G 或 A + B + D + G

* PG-SGA 第 4 项评分 > 2，相当于 ECOG 评分 ≥ 3。改编自 Evans 等人[13] 和 Fearon 等人[7]。
Alb，白蛋白；ASMI，四肢骨骼肌指数；BMI，体重指数；CRP，C 反应蛋白；ESAS，埃德蒙顿症状评估量表；Hb，血红蛋白；PG-SGA，患者主观整体评估；WBC，白细胞

加拿大和澳大利亚）收集住院和门诊、临终关怀医院以及肿瘤科和普通内科病房姑息患者的横断面数据。比较了恶病质分期与生存率、社会人口 / 医学变量之间的相关性。纳入无法治愈局部晚期或转移性肿瘤患者 1070 例，采用不同的模型设计（表 2-4）。

此项研究最终分析了 861 例受试者。所有纳入患者平均年龄 62 岁，男性占 53%，平均 KPS 评分 71.7 分，BMI 24.2 kg/m^2，近 6 个月平均体重下降 3.9 kg。最常见于消化道肿瘤（28%），其次是乳腺癌（17%）和呼吸系统肿瘤（16%）。大多数患者肿瘤已经转移，一半以上患者需住院治疗（56%）。

模型 1 中恶病质患者 399 例，平均 BMI 23.0 kg/m^2，平均体重下降 9.8 kg；非恶病质患者 462 例，平均 BMI 25.3 kg/m^2，平均体重增加 1.1 kg。根据体重下降＞ 5% 的标准 388 例患者被诊断为恶病质，根据 BMI ＜ 20 kg/m^2 且体重下降＞ 2% 标准，99 例患者被诊断为恶病质，这两个标准有 88 位患者重叠。模型 3 对区分恶病质

表 2-4　Blum 等多中心研究模型		
模型类别	采用标准	研究意义
模型 1	非恶病质期： 体重下降 / 体重指数（BMI）在临界值以上 恶病质期： 近 6 个月，体重下降＞ 5%，或 BMI ＜ 20 kg/m^2 者体重下降＞ 2%	只区分有无恶病质
模型 2	非恶病质（0 组）：体重变化≤ 1 kg 或体重增加 恶病质前期（Ⅰ组）：体重下降＞ 1 kg，但＜ 5% 恶病质期（Ⅱ组）：近 6 个月，体重下降＞ 5%，或 BMI ＜ 20 kg/m^2 者体重下降＞ 2% 恶病质难治期（Ⅲ组）：BMI ＜ 23 kg/m^2 者近 6 个月体重下降＞ 15% 或 BMI ＜ 27 kg/m^2 者近 6 个月体重下降＞ 20%	区分非恶病质和恶病质分期
模型 3	恶病质前期：体重下降＞ 1 kg，但＜ 5%，同时炎症指标（CRP ＜ 10 mg/L 或＞ 10 mg/L）和食欲指标（食欲 ESAS ＞ 3）	只看恶病质前期

和非恶病质患者显示了显著统计学差异，恶病质患者 CRP 水平更高
（44.8 mg/L *vs.* 29.6 mg/L，*P* < 0.001）、食欲减退（ESAS 3.9 *vs.* 2.6，
P < 0.001）和食物摄入减少（58.6% *vs.* 29.8%，*P* < 0.001）更显著、
KPS 评分更低（68.3 *vs.* 74.5，*P* < 0.001）。

　　模型 2 中恶病质前期患者 147 例，平均 BMI 25.1 kg/m^2，平均
体重下降 2.4 kg；恶病质期 305 例，平均 BMI 23.8 kg/m^2，平均体
重下降 7.9 kg；恶病质难治期 86 例，平均 BMI 19.9 kg/m^2，平均体重
下降 16.8 kg；非恶病质 323 例，平均 BMI 25.4 kg/m^2，平均体重增
加 2.8 kg。同样的数据用模型 3 来评估，显示非恶病质和恶病质前期
患者血清 CRP 浓度相似（分别为 30.3 mg/L 和 29.3 mg/L），而恶病质
期和恶病质难治期患者血清 CRP 浓度显著升高（分别为 40.6 mg/L
和 60.6 mg/L，*P* < 0.001）。

　　恶病质前期（48%）、恶病质期（56%）和恶病质难治期（47%）
患者食物摄入减少的比例显著高于非恶病质患者（22%），*P* < 0.001；
恶病质前期（2.9）、恶病质期（3.9）、恶病质难治期（4.6）食欲
减退平均评分显著高于非恶病质患者（2.5），*P* < 0.001；恶病质期
（68.2）和恶病质难治期（66.8）患者 KPS 评分显著低于恶病质前期
（75.0）和非恶病质的患者（75.0），*P* < 0.001。

　　所有患者平均总生存期为 207 天。模型 1 中，恶病质患者的中
位生存期短于非恶病质患者（139 天 *vs.* 269 天，*P* < 0.001）。模型 2
中，非恶病质患者和恶病质前期患者之间生存期没有显著差异。用模
型 3 分析模型 2 中的恶病质前期患者，即同时存在体重下降 < 5%、
CRP > 10 mg/L 和食欲减退 ESAS > 3 的患者，其中位生存时间显著
短于仅有体重下降 < 5% 的患者（143 天 *vs.* 377 天，*P* < 0.001）。

　　该研究模型 1 评估了恶病质相关因素（体重、营养、分解代谢
和功能）与存活率的相关性，结果显示恶病质与非恶病质患者显著
不同，证实了基于体重下降 / BMI 诊断肿瘤恶病质是合理的。然而，
模型 2 仅用体重下降和 BMI 无法有效区分肿瘤恶病质（恶病质前期、
恶病质期、恶病质难治期），尤其是无法区分非恶病质及恶病质前
期。一种可能的解释是体重测量不准确和（或）缺乏肌少症的信

息。如果仅考虑体重下降，一些肌肉量轻微减少的患者可能被错误分类，因为体液潴留可能掩盖肌肉量的减少；增加其他相关因素可能有助于更好地识别恶病质前期患者，基于计算机断层扫描、磁共振成像、双能 X 线骨密度仪或 BIA 等方法检测肌肉量对于特异性识别恶病质前期可能是必不可少的，迄今这些方法尚未完全用于临床。

2018 年于世英教授团队[14]提出了一个简明恶病质分期评分表（表 2-5），采用以下 5 项指标：近 6 个月体重下降程度（0～3 分）、SARC-F 量表评估肌肉功能（0～3 分）、ECOG 体力状况评分（0～2 分）、数字模拟评分法评估食欲减退程度（0～2 分）、血液学指标异常（0～2 分）。**体重下降**，参照恶病质国际专家共识验证研究[5]，根据近 6 个月体重下降程度将患者分为 4 级：体重稳定或增加（0 分），体重下降≤5%（1 分），体重下降>5%，且≤15%（2 分），体重下降>15%（3 分）。**肌肉功能**，依据肌少症筛查工具——简易 SARC-F 量表来评估肌肉功能[15-16]，该量表包含 5 个条目，包括肌肉力量、走路、起立、爬楼能力以及近期跌倒次数，最高 10 分，得分越高表明患者肌肉功能越差，通常认为≥4 分可诊断肌少症。根据 SARC-F 得分将患者分为 4 级：SARC-F 0 分表示患者肌肉功能完全正常（0 分），1～3 分表示肌肉功能轻度受损（1 分），4～6 分表示肌肉功能中度受损（2 分），7～10 分表示肌肉功能重度受损（3 分）。**体力状况**，根据 ECOG 评分将患者体力状况分为 3 级：ECOG 0 分表示患者体力状况很好（0 分），1～2 分表示体力状况较好（1 分），3～4 分表示体力状况欠佳（2 分）。**食欲**，研究者采用数字模拟评分法（NRS，Numeric Rating Scales，0～10 分）将患者食欲减退程度分为 3 级：NRS 评分 0～3 分表示患者食欲正常或轻度食欲减退（0 分），4～6 分表示中度食欲减退（1 分），7～10 分表示重度食欲减退（2 分）。**血液学指标异常**，选取白细胞计数、白蛋白水平以及血红蛋白量这三项指标，分为三项指标均正常（0 分），一项指标异常（1 分），两项或三项指标异常（2 分）。根据评分 [体重下降（0～3 分）＋ SARC-F（0～3 分）＋ ECOG PS（0～2 分）＋食欲（0～2 分）＋血液学指标异

表 2-5   简明恶病质分期评分表

检测指标	计分项	计分
近 6 个月体重下降程度	体重稳定或增加	0
	体重下降≤ 5%	1
	5% <体重下降≤ 15%	2
	体重下降> 15%	3
SARC-F 量表	0	0
	1 ～ 3	1
	4 ～ 6	2
	7 ～ 10	3
ECOG 体力状况	0	0
	1 ～ 2	1
	3 ～ 4	2
食欲减退程度（0 ～ 10）	0 ～ 3	0
	4 ～ 6	1
	7 ～ 10	2
血液学指标异常：	三项指标均正常	0
① WBC > 10×10^9/L；	一项指标异常	1
② Alb < 35 g/L；	两项或三项指标异常	2
③ Hb < 120（男）/110（女）g/L		

常（0 ～ 2 分）] 将恶病质分为 4 期，0 ～ 2 分为非恶病质期、3 ～ 4 分为恶病质前期、5 ～ 8 分为恶病质期及 9 ～ 12 分为恶病质难治期。研究结果显示，随着恶病质程度加重，患者体重下降程度呈显著上升趋势，肌肉功能呈连续下降趋势，骨骼肌指数依次下降（无性别差异），肌少症比例依次增加（无性别差异），体力状况依次下降，食欲减退程度依次显著增加，血液学指标异常比例依次增加，症状严重程度逐步加重，生命质量评分逐步下降（无论是 FACT-G 基本量表或 FAACT 总表），以上各方面各组间均达到统计学差异。临

床验证研究证明它可有效区分恶病质各阶段患者，Kaplan-Meier 曲线结果显示 4 组间生存差异显著，恶病质难治期患者中位生存时间最短，其次是恶病质期患者，而恶病质前期及非恶病质期患者中位生存时间较长。而 Blum 等设计的恶病质国际专家共识的验证研究未发现非恶病质期与恶病质前期患者生存时间存在差异[5]。Vigano 等设计的两个恶病质分期评分表也不能有效区分恶病质前期与恶病质期患者的生存差异[11-12]。简明恶病质分期评分表选用临床常用指标，通过研究验证了其与症状负担、生命质量及生存时间显著相关，将恶病质国际专家共识中对恶病质分期的定义转化成了可操作的恶病质分期标准。与传统方法相比，此简明恶病质分期评分表对恶病质各期临床区分能力更强，预后预测更准，操作更为简便。为肿瘤恶病质的早发现、早诊断、准确分期及尽早治疗提供了依据，具有重要意义。但这是一单中心临床研究，样本量不大，未纳入肌肉量及肌肉功能评估的客观评价指标等，可能会影响研究结果，其准确性仍有待进一步验证。

2019 年上海交通大学附属第六医院郭澄教授团队通过分析血清和尿液代谢组学的差异代谢物，构建了肿瘤恶病质诊断及分期的数学模型公式：$\lg(p) = -400.53 - 481.88 \times \lg(肌肽) - 239.02 \times \lg(亮氨酸) + 383.92 \times \lg(乙酸苯酯)$。$\geq 544$ 诊断为恶病质，其准确率达 94.64%，曲线下面积（area under the curve，AUC）高达 0.991，约登指数为 0.895。$275 \sim 544$ 为恶病质前期，≤ 275 为非恶病质期[17]。但该数学模型公式包含了临床不常规检测的肌肽、亮氨酸、乙酸苯酯等指标，不利于临床应用及推广。此外样本量不大，其在恶病质诊断及分期中的价值还有待更大样本的研究证实。

虽然很多学者对肿瘤恶病质的分期进行了较多的研究，但仍需要进行更多的研究进一步简化、优化恶病质分期标准并证实其有效性。中晚期肿瘤患者中恶病质发病率较高，对患者的症状及生命质量均造成很大影响，需引起医护人员更多关注。加强并规范恶病质的诊断及分期对治疗肿瘤恶病质、改善症状负担和生命质量都至关重要。

参考文献

[1] Jensen GL，Cederholm T，Correia M，et al. GLIM criteria for the diagnosis of malnutrition：a consensus report from the Global Clinical Nutrition Community. JPEN J Parenter Enteral Nutr，2019，43（1）：32-40.

[2] Cederholm T，Jensen GL，Correia MITD，et al. GLIM criteria for the diagnosis of malnutrition：a consensus report from the Global Clinical Nutrition Community. Clin Nutr，2019，38（1）：1-9.

[3] Chen LK，Woo J，Assantachai P，et al. Asian Working Group for Sarcopenia：2019 consensus update on sarcopenia diagnosis and treatment. J Am Med Dir Assoc，2020，21（3）：300-307.e2.

[4] Zhou T，Yang K，Thapa S，et al. Differences in symptom burden among cancer patients with different stages of cachexia. J Pain Symptom Manage，2017，53（5）：919-926.

[5] Blum D，Stene GB，Solheim TS，et al. Validation of the consensus-definition for cancer cachexia and evaluation of a classification model-a study based on data from an international multicentre project（EPCRC-CSA）. Ann Oncol，2014，25（8）：1635-1642.

[6] Vagnildhaug OM，Brunelli C，Hjermstad MJ，et al. A prospective study examining cachexia predictors in patients with incurable cancer. BMC Palliat Care，2019，18（1）：46.

[7] Fearon K，Strasser F，Anker SD，et al. Definition and classification of cancer cachexia：an international consensus. Lancet Oncol，2011，12（5）：489-495.

[8] Blauwhoff-Buskermolen S，Ruijgrok C，Ostelo RW，et al. The assessment of anorexia in patients with cancer：cut-off values for the FAACT-A/CS and the VAS for appetite. Support Care Cancer，2016，24（2）：661-666.

[9] Argilés JM，López-Soriano FJ，Toledo M，et al. The cachexia score（CASCO）：a new tool for staging cachectic cancer patients. J Cachexia Sarcopenia Muscle，2011，2（2）：87-93.

[10] Argilés JM，Betancourt A，Guàrdia-Olmos J，et al. Validation of the cachexia score（CASCO）：Staging cancer patients：the use of miniCASCO as a simplified tool. Front Physiol，2017，8：92.

[11] Vigano A，Fabbro ED，Bruera E，et al. The cachexia clinic：from staging to managing nutritional and functional problems in advanced cancer patients. Crit Rev Oncog，2012，17（3）：293-303.

[12] Vigano A，Morais JA，Ciutto L，et al. Use of routinely available clinical，nutritional，and functional criteria to classify cachexia in advanced cancer

patients. Clin Nutr，2017，36（5）：1378-1390.

［13］Evans WJ，Morley JE，Argile's J，et al. Cachexia：a new defifinition. Clin Nutr，2008，27（6）：793-799.

［14］Zhou T，Wang B，Liu H，et al. Development and validation of a clinically applicablescorc to classify cachexia stages in advanced cancer patients. J Cachexia Sarcopenia Muscle，2018，9（2）：306-314.

［15］Malmstrom TK，Morley JE. SARC-F：a simple questionnaire to rapidly diagnose sarcopenia. J Am Med Dir Assoc，2013，14（8）：531-532.

［16］Morley JE，Cao L，et al. Rapid screening for sarcopenia. J Cachexia Sarcopenia Muscle，2015，6（4）：312-314.

［17］Yang QJ，Zhao JR，Hao J，et al. Serum and urine metabolomics study reveals a distinct diagnostic model for cancer cachexia. J Cachexia Sarcopenia Muscle，2018，9（1）：71-85.

肿瘤恶病质的评估

晚期肿瘤患者约半数并发恶病质，目前恶病质未被充分诊断及治疗。恶病质是导致这些患者并发症和病死率高的主要因素，其持续进展也会影响患者及家庭成员战胜疾病的信心。理想情况下，应及早发现有恶病质风险的肿瘤患者，以提供最有效的干预机会。延误治疗可能导致无法控制的症状，生命质量差，以及更快进入恶病质难治期。

在肿瘤患者诊治过程中，需要充分评估恶病质"客观"部分（如食物摄入不足、体重下降、不活动、肌肉量减少和代谢紊乱、分解代谢活跃等）和"主观"部分（如厌食、早饱、味觉改变、慢性恶心、痛苦、疲乏和注意力不集中等），以尽早发现恶病质并评估其严重程度。恶病质严重程度常与进行性体重下降、能量以及蛋白质的消耗速度相关[1]。

3.1 肿瘤状态评估

肿瘤类型和肿瘤分期不同，选用的抗肿瘤治疗方式不同，发生恶病质的风险不同。因此，首先需要评估肿瘤类型、肿瘤分期、进展状态和对抗肿瘤治疗反应的可能性。一般来说，如果抗肿瘤治疗有效，恶病质的症状和体征通常会得到改善，如果抗肿瘤治疗无效则可能会增加分解代谢并加重恶病质。

恶病质患者接受抗肿瘤治疗时，需要谨慎调整剂量，如果抗肿瘤治疗（如联合治疗、大剂量化疗，以及高致吐性药物）引起营养不良的风险高，应考虑预防性营养治疗[2]。

3.2　治疗相关不良反应

管理治疗相关不良反应是恶病质患者管理的一个重要方面[3-4]。高剂量放/化疗导致的典型不良反应谱，包括味觉改变、食欲减退、恶心、呕吐、黏膜炎、大便习惯改变（腹泻或便秘）、骨髓抑制、感染、末梢神经病和疲乏等，进一步影响患者经口进食的耐受性及引起体重下降，在肿瘤的基础上促进恶病质的发生和发展。重度营养不良及恶病质患者接受抗肿瘤治疗时，治疗相关不良反应的发生风险增加，影响食欲及胃肠道、中枢神经系统的功能，引起或加重疲乏等，导致患者生命质量下降、治疗耐受性及有效率降低、手术并发症增加、病死率更高。

在常规临床实践中，高龄患者或运动水平降低的患者通常需要接受降低剂量或毒性更低的治疗方案，这一原则也适用于恶病质患者。肿瘤恶病质患者中，肌肉量较低的患者相对于营养状况良好的患者所接受的化疗剂量，其分布体积减小，单位体积承受的剂量增加[4]。因此，迫切需要进一步的药代动力学研究，以阐明肌肉量减少的患者在接受抗肿瘤治疗期间是否会受到更高剂量的药物暴露，并为恶病质的药物剂量调整提供依据。同时，需积极评估、及时发现治疗相关不良反应，尽早干预（包括用药前预处理、减量、停药、调整药物，对症治疗等）。此外，应动态筛查和评估患者的营养状态，如果监测到患者有营养缺陷，应尽早开始包括营养教育和膳食指导、口服营养补充（oral nutrition supplement，ONS）、肠内营养（enteral nutrition，EN）和（或）肠外营养（parenteral nutrition，PN）的营养治疗，避免或最大程度上减少体重进一步下降。

3.3　营养筛查和评估

能量-蛋白质缺乏型营养不良可使机体一般状况下降，各脏器组织萎缩和功能下降，导致免疫功能的全方位损害，生命质量降低，加速恶性肿瘤的生长，促进恶病质的发生和发展。

　　规范的营养治疗包含"营养筛查和评估—营养治疗—营养监测"三个基本步骤。所有肿瘤患者应于确诊时，以及在后续诊疗过程中定期接受营养筛查和评估。规范的营养筛查和评估，有助于早期发现及治疗存在营养风险/营养不良的患者，延缓肿瘤恶病质的发生和发展。肿瘤恶病质患者的营养评估更多地聚焦于体重、摄入量（包括厌食情况）、肌肉量、肌肉力量以及炎症状态等多个方面。

　　医务人员需要接受肿瘤营养相关的教育和培训，以改变其认识和行为习惯，更好地应用营养筛查和评估工具，系统地评估患者的营养状态。

3.3.1　营养风险筛查

　　营养风险是指因营养相关因素对患者临床结局（如感染相关并发症、理想和实际住院日、质量调整生命年、生存期等）造成不利影响的风险。目前常用的营养筛查工具包括营养风险筛查2002（nutritional risk screening 2002，NRS 2002）、微型营养评估简表（mini-nutritional assessment short form，MNA-SF）、营养不良通用筛查工具（malnutrition universal screening tools，MUST）和营养不良筛查工具（malnutrition screening tools，MST）等。

　　NRS 2002于2002年在欧洲临床营养和代谢学会（The European Society for Clinical Nutrition and Metabolism，ESPEN）年会上首次报告，2003年在 *Clinical Nutrition* 杂志发表，2004年引进中国（结合了中国人群BMI切点）。2008年被写入中华医学会肠外肠内营养学临床诊疗指南，2013年成为中华人民共和国卫生行业标准，2017年成为国家基本医疗保险目录肠外肠内营养用药医保支付的基本条件。中华医学会肠外肠内营养学分会（CSPEN）下属"营养风险-营养不足-支持-结局-成本/效果（NUSOC）"协作组成员对NRS 2002进行了前瞻性横断面调查研究和前瞻性队列研究，证实NRS 2002适用于中国住院患者。2010年中国临床肿瘤学会（CSCO）肿瘤营养治疗专家委员会在全国肿瘤专科医院和专科病房中开展了纳入 2248 例患者的前瞻性观察研究，结果显示 NRS 2002 ≥ 3 分可较好地预示抗肿瘤治疗不良反应的发生，提示 NRS 2002 ≥ 3 分的截点适合中国住院肿瘤患者[5]。

NRS 2002 适用于 18 ～ 90 岁的成年住院患者，需在入院后 24 h 内完成，NRS 2002 ＜ 3 分的患者需在住院 1 周后再次评估[6]。NRS 2002 ≥ 3 分为存在营养风险，有营养干预的指征。大量研究证实，有营养风险患者经营养治疗后可以改善临床结局。

3.3.2　营养不良评估

营养不良评估是进一步了解患者营养状况的过程。常用的复合型营养评估工具包括主观整体评估（subjective globe assessment，SGA）、患者主观整体评估（patient-generated subjective globe assessment，PG-SGA）。SGA 是 1984 年加拿大 Detsky 等提出的一种临床营养不良评估工具，美国肠外肠内营养学会（American Society for Parenteral and Enteral Nutrition，ASPEN）于 20 世纪 90 年代开始推荐使用，目前在北美地区使用较广泛。内容包括病史和体格检查两个方面。病史主要强调体重改变、进食改变、胃肠道症状、活动能力改变、患者疾病状态下的代谢需求等 5 个方面内容。体格检查主要包括 3 个方面，皮下脂肪的丢失、肌肉的消耗、水肿（体液潴留）情况。SGA 将患者的营养状态分为 A、B、C 三个等级。A 级提示营养良好，B 级提示轻度或中度营养不良，C 级则提示患者可能存在营养不良。PG-SGA 是在 SGA 的基础上发展而来。最先由美国 Ottery 于 1994 年提出，由患者自我评估（体重、摄食情况、症状、活动和身体功能）与医务人员评估（疾病与营养需求的关系、代谢需求以及体格检查）两部分组成，是专门为肿瘤患者设计的营养状况评估方法。评估结果包括定性评估及定量评估两种。定性评估结果分为 A（营养良好）、B（可疑或中度营养不良）、C（重度营养不良）三个等级。定量评估结果为：0 ～ 1 分，无营养不良，不需要进行营养干预；2 ～ 3 分，可疑或轻度营养不良，进行营养指导；4 ～ 8 分，中度营养不良，需要营养干预及对症治疗；≥ 9 分，重度营养不良，需要积极营养干预及对症治疗。定性评估与定量评估之间密切相关：A（营养良好）相当于 0 ～ 1 分；B（可疑或中度营养不良）相当于 2 ～ 8 分；C（重度营养不良）相当于 ≥ 9 分。美国营养师协会（American Dietetic Association，ADA）及 2017 年 ESPEN 均推荐 PG-SGA 用于评估肿瘤患者营养状况。PG-SGA 已被证明适用于肿瘤住院患者，目前在中国应用也较广泛。

3.3.3 监测体重变化

体重可以反映疾病情况下机体合成代谢与分解代谢的总体状态，是肿瘤患者营养状况评估的核心指标。肿瘤恶病质患者应监测体重变化、特别是近 3 ～ 6 个月体重下降的程度和速度。应选择晨起空腹、排空大小便、着固定衣裤测量体重以减少误差。体重下降指一段时间内发生的非自主体重下降。在既往共识或指南中，体重下降是营养风险筛查 / 营养不良评估的主要指标。在不同标准中体重下降率和发生时限的切点不同，比如，NRS 2002 中，1 个月内体重下降 > 5% 或 3 个月内体重下降 > 15% 为营养受损 3 分；英国国立健康与临床优化研究所（National institute for Health and Care Excellence，NICE）营养不良诊断标准为 BMI < 18.5 kg/m^2，或近 3 ～ 6 个月内体重下降 > 10%，或 BMI < 20 kg/m^2 且近 3 ～ 6 个月内体重下降 > 5%[7]。GLIM 共识中营养不良诊断标准中，表现型指标体重下降的标准为 6 个月内体重下降 > 5% 或超过 6 个月时间体重下降 > 10%[8]。而如何定义体重下降可能影响恶病质临床研究的结论。一项前瞻性研究分析了非小细胞肺癌患者 8 个体重下降相关变量[9]，包括：①患者意识到的体重下降（PA），②确诊肿瘤时体重（WD），③确诊前 6 个月的体重（W6），④健康时体重（UW），⑤体重下降时间（达到 UW 和 WD 之间最大差异所需的时间，WLT），⑥体重下降总量，⑦每个月体重下降，⑧6 个月内体重下降（WD 和 W6 之间的差异）。单因素分析结果显示，所有体重下降相关变量对预后均有重要意义，最佳 COX 生存预测模型结果显示体重下降总量是预测预后的最佳指标，而非体重下降率。

与体重一样，体重指数（body mass index，BMI）也是反映患者营养状况的核心指标。中国肥胖问题工作组发表的中国成人低体重 BMI 切点是 18.5 kg/m² [10]。临床上常以体重下降及 BMI 来诊断营养风险和（或）营养不良，比如 NRS 2002 将 BMI < 18.5 kg/m² 伴一般情况差定为营养受损 3 分，NICE 营养不良诊断标准将 BMI < 18.5 kg/m² 定义为营养不良。

体重下降及 BMI 用于恶病质的诊断及分期。

体重下降及低 BMI 提示疾病的预后。一项纳入 8160 例晚期肿瘤患者的大样本国际研究，根据患者的体重丢失量和 BMI，将患者分为 0～4 级，发现级别越高，即体重丢失量越大、BMI 越低的患者生存期越短，并且适用于不同类型肿瘤（表 3-1）[11]；该研究结果证实，体重丢失量和低 BMI 可独立于年龄、性别、肿瘤部位、肿瘤分期和体力状态等因素，较好地预测肿瘤患者的生存。

表 3-1　肿瘤患者生存分级系统，适用于不同类型肿瘤

肿瘤类别	中位生存时间（月）	分级					P
		0 级	1 级	2 级	3 级	4 级	
所有肿瘤		20.9	14.6	10.8	7.6	4.3	< 0.001
结直肠肿瘤		28.3	22.8	21.6	17.3	7.3	0.002
胃食管肿瘤		18.4	12.8	10.8	7.6	4.4	0.003
头颈部肿瘤		77.9†	66.4†	67.0	36.2	6.1	< 0.001
呼吸道肿瘤		11.3	9.9	8.2	5.6	4.2	< 0.001

† 中位生存期未达到

3.3.4　监测进食量

肿瘤患者常伴隐性摄入不足，且易被自己及医务人员忽视。食物摄入不足是体重减轻的主要驱动因素，应定期调查肿瘤恶病质患者膳食摄入情况，调查内容包括：①食欲；②食物品种、数量，饮食结构；③饮食习惯、口味；④进食频率；⑤烹调加工方法等，重点关注能量及蛋白质摄入量、影响膳食摄入的因素及其对恶病质发展的影响。2017 ESPEN 肿瘤患者营养治疗指南认为患者不能进食超过 1 周或能量摄入低于目标需要量 60% 超过 1～2 周，即为食物摄入不足[12]；GLIM 标准认为能量摄入 ≤ 50% 需要量超过 1 周，或任意程度的能量摄入减少超过 2 周，或慢性胃肠道疾病影响食物消化吸收，即为进食减少[8]。

可用记录法或回忆法等标准膳食调查方法，或简明膳食自评工具或基于软件的分析工具评估宏量营养素、微量营养素的缺乏情况[13]。用食欲刻度尺、进食量刻度尺时，0 为最差，10 为最好，让患者在 0 与 10 之间选择，可快速地了解患者的食欲和进食量。国家癌症中心 / 中国医学科学院肿瘤医院丛明华教授等发现，肿瘤患者消化道功能好，每日可进食至少两餐普通饮食；消化道功能下降，进食一餐普通饮食，两餐半流食；状态较差时只能进食流质。该团队发明了肿瘤患者简明膳食自评工具（1～5 分，见表 3-2），研究显示其与 24 h 膳食回顾相比较，达到 62.9% 的一致性，且与体重呈线性相关[13]。简明膳食自评工具可以帮助非营养专业医护人员快速评估患者能量摄入量，为进一步营养筛查评估、治疗及监测提供参考依据。

表 3-2　简明膳食自评工具

评分	一日三餐特点	能量摄入量（kcal/d）
1 分	三餐均为流食	< 300
2 分	三餐均为半流食	300～600
3 分	一餐正餐，两餐半流食	600～900
4 分	两餐正餐，一餐半流食	900～1200
5 分	三餐正餐	1200～1500

3.3.5　评估肌肉量

代谢改变、活动减少以及抗肿瘤药物是引起肿瘤患者肌少症的重要原因。体重下降中，肌肉量的减少更关键。过去 10 年已经认识到低肌肉量是影响临床结局的重要因素，比如生命质量下降、并发症发生率和病死率增加，而且，低肌肉量也是晚期肿瘤患者病死率的独立预测指标之一。肌肉量减少和肌力下降可在临床明显的体重下降前出现，也可能与肥胖共存。骨骼肌消耗是肿瘤恶病质的重要特征，通过动态评估患者肌肉量、肌肉力量等，可以反映肿瘤恶病质的发展。同时，肌肉量评估受胸腹水、水肿及肿瘤重量等因素影响较小，能更客观评估患者的营养状态和恶病质状态。

2011 年发表的《肿瘤恶病质定义和分期的国际专家共识》首次将计算机断层扫描（computed tomography，CT）或磁共振成像（magnetic resonance imaging，MRI）评估肌肉量纳入恶病质的评估体系，并将其提到非常重要的位置，它既是诊断的标准之一，也是治疗的目标之一。从 2012 年 ASPEN 共识开始，所有营养不良诊断标准中，均将肌肉量作为重要指标[14]，2015 ESPEN 专家共识营养不良诊断标准将去脂体重指数（FFMI）下降纳入诊断参数[15]；2018 GLIM 营养不良诊断标准中低肌肉量是表现型指标之一[8]。

常用肌肉量评估方法有 CT、MRI、双能 X 线骨密度测量仪（dual energy X-ray absorptiometry，DEXA）及生物电阻抗分析法（bioelectrical impedance analysis，BIA）等（表 3-3）。CT、MRI 是评估肌肉量最准确的方法，应用相应软件（如 ImageJ，Slice O'Matic v 5.0 software）计算腹部 CT、MRI 图像上第 3 腰椎骨骼肌横截面面积（SMA，Skeletal Muscle Area；cm^2），除以身高的平方得到骨骼

表 3-3　骨骼肌丢失常用评估方法及参数[16]

测量方法	测量指标	骨骼肌丢失诊断参数	
		男性	女性
双能 X 线骨密度测量仪	四肢骨骼肌指数	< 7.0 kg/m²	< 5.4 kg/m²
生物电阻抗分析法	四肢骨骼肌指数	< 7.0 kg/m²	< 5.7 kg/m²
CT	第 3 腰椎骨骼肌指数	< 55 cm²/m²	< 39 cm²/m²

肌指数（SMI, Skeletal Muscle Index; cm^2/m^2）；DEXA 能准确测量四肢骨骼肌肌量，除以身高的平方得到四肢骨骼肌指数，DEXA 费用低、放射剂量低，是目前最佳的检测方法；BIA 测量原理是基于人体各组织器官组分的导电性不同，测量四肢骨骼肌肌量，除以身高的平方得到四肢骨骼肌指数，BIA 安全、快速、无创、实用、价格低廉，然而，其准确性易受到多种因素的影响，如体内水分含量以及电极摆放位置等。

3.4 影响营养的症状

肿瘤恶病质不是孤立发生的，其发生是与并存疾病、抗肿瘤治疗不良反应、疼痛和其他症状相关的。症状异质性决定体重减轻患者的临床异质性，并于疾病进展和治疗期间快速变化[17]。影响营养的症状在晚期肿瘤患者中最常见[18]，但多达 50% 的患者难以察觉这些症状[19]。这种情况可能持续数月甚至数年，同时进行的多种治疗方法和存在的并发症使体重逐渐减轻，恶病质与这些情况密切相关。引起体重减轻的原因包括但不限于疼痛、恶心、呕吐、牙齿疾病、吞咽困难、早饱、食道阻塞、吸收不良、内分泌和代谢紊乱、焦虑、抑郁、困扰和无法入睡。通常，必须评估多种导致体重减轻的因素并进行适当管理[20]，疼痛症状管理是恶病质管理的另一重要原则。评估这些症状及胃肠道功能有重要意义，这些症状有时同时存在，多维度影响患者功能和生命质量，增加照护者的负担。其中胃肠道功能障碍在肿瘤患者中十分常见，化疗、放疗等基本抗肿瘤治疗方式均会不同程度地影响胃肠道功能，影响膳食摄入和消化吸收。埃德蒙顿症状评估量表（Edmonton Symptom Assessment System，ESAS）广泛用于肿瘤恶病质患者的症状评估[21-22]，能够同时收集多个症状，包含疼痛、疲乏、恶心、抑郁、焦虑、嗜睡、食欲、幸福感及气短等诸多内容，收集的是过去 24 h 内症状的平均强度（0～10）。临床工作中，医护人员通过面对面交流、营养状态的评估（如 PG-SGA）、影像学检查等，可评估患者的咀嚼、味觉和嗅觉、黏膜炎、吞咽、胃肠动力、便秘、腹泻、吸收不良等消化道功能是否失调，以及严重程度。通过系统地评估症状，有助于发现更多干预机会、制订个体化干预措施、更好地控制症状，缓解阻碍营养充分摄入和（或）消化吸收的因素。

　　针对这些问题应根据症状和疼痛管理的临床实践指南进行治疗，采用多学科团队协作的方式，有前瞻性非随机研究报告了这种方式的益处[23-24]。对于恶病质难治期患者，应将重点放在可有效处理的恶病质相关症状，而不是营养状态的细节方面。临床上应力求减轻患者痛苦，提高生命质量。

3.5　代谢状态

　　肿瘤恶病质患者常合并系统性炎症，系统性炎症与不良临床结局相关。ESPEN 临床营养相关定义、指南以及 GLIM 标准等均指出需要识别严重、慢性或反复发作的炎症状态。大多数慢性疾病，如恶性肿瘤、充血性心力衰竭、慢性阻塞性肺疾病等，均与轻度或中度的慢性或反复发作的炎症相关；严重感染、烧伤、创伤和闭合性颅脑损伤为重度急性炎症。通常重度炎症易诊断，轻度炎症易被忽略，往往需要经临床判断才可识别。

　　目前较公认的炎症指标是超敏 C 反应蛋白（CRP）；此外，改良格拉斯哥预后评分（modified glasgow prognostic score，mGPS，表 3-4）结合了血 CRP 及血清白蛋白可反映机体系统性炎症，已被

表 3-4　改良格拉斯哥预后评分[25]

评分标准	评分
CRP ≤ 10 mg/L 和 ALB ≥ 35 g/L	0
CRP > 10 mg/L 或 ALB < 35 g/L	1
CRP > 10 mg/L 和 ALB < 35 g/L	2
CRP，C 反应蛋白；ALB，血清白蛋白	

众多研究验证对临床结局有高度预测能力[25-26]，mGPS 2 分提示预后不良；其他炎症指标有 TNFα、IL-1、IL-6 等，指标升高提示炎症反应；除外糖尿病的血糖升高，其往往提示应激反应。

3.6 机体功能

肿瘤恶病质患者体力状态低下会加剧肌肉萎缩、机体功能衰退，导致独立性丧失。应常规评估肿瘤恶病质患者的机体功能，包括体力状态、功能状态、肌肉力量和躯体功能。

3.6.1 体力状态

恶病质患者体力状态下降与多种因素有关，包括体重下降、进食量减少、自主活动减少和心理障碍（疲劳 / 抑郁）等，体力储备下降会加剧肌肉萎缩、功能衰退，导致严重的独立性丧失。体力状态（performance status，PS）评估依赖于医生对患者独立性以及他们工作和活动能力的评估。姑息性治疗（如化疗和放疗）受患者 PS 的影响，PS 评估常被用作临床研究结果的衡量指标、患者是否适合治疗的判断指标以及预测可否从上述治疗中获益的指标。已证明 PS 可作为肿瘤患者的预后指标[27]和临床研究纳入的标准[28]。

常用的 PS 评估工具有卡氏评分（Karnofsky Performance Status Score，KPS 评分）、美国东部肿瘤协作组体力状态评分（Eastern Cooperative Oncology Group Performance Status，ECOG PS）以及 WHO 体力状态评分[29]。1949 年 Karnofsky 等首次提出以卡氏评分评估患者全身状况，根据患者功能状态从 0 ～ 100 分为 11 个等级，得分越高说明健康状况越好，对抗肿瘤治疗的耐受性越好，因而有可能接受更彻底规范的治疗。KPS 评分有较高的信度和效度，是目前临床工作中广泛使用的评估患者体力状态的简易工具。已有研究证明肿瘤学家和患者评估的 ECOG PS 评分间大体一致[30]。

3.6.2　功能状态

肿瘤患者可能因无力完成日常生活活动而丧失自尊心、自信心，进而严重地影响患者的生命质量。日常生活活动能力（activities of daily living，ADL）评估可全面准确地了解患者日常生活的基本能力及功能障碍对其日常活动的影响。日常生活活动的主要内容包括：①自理方面：进食、穿衣、个人卫生、如厕；②运动方面：床上运动、转移、行走、交通工具的使用；③家务劳动方面：比如购物、炊事、洗衣、打扫卫生、使用家具及家用电器、安排家庭财务等；④交流方面：包括理解、表达、阅读、听广播、看电视、书写、打电话及使用电脑等；⑤社会认知方面：包括记忆、解决问题、社会交往等。ADL 分为基础性日常生活活动（basic activities of daily living，BADL）和工具性日常生活活动（instrumental activities of daily living，IADL）。BADL 是指人们为了维持基本的生存、生活而每天必须反复进行的活动，包括进食、更衣、个人卫生等自理活动和转移、行走、上下楼梯等身体活动。BADL 反映较粗大的运动功能，评估目的为确定患者是否需要长期护理，适用于较重的残疾者，常用于住院患者。IADL 是指人们为了维持独立的社会生活所需完成的较高级活动，包括购物、炊事、洗衣、交通工具的使用、处理个人事务、休闲活动等，体现人的社会属性的一系列活动。IADL 反映较精细的功能，评估目的为决定患者可否独立生活，适用于较轻的残疾者，常用于社区残疾患者及老年人[31]。

3.6.3　肌肉力量

肌肉功能与患者临床预后密切相关。研究显示，在老年女性中，腿部力量与自我报告的功能状态有很好的相关性[32]，下肢力量的改善与老年人椅上起坐试验，步速，活动性和活动信心的提高有关[33]。目前评估肌肉功能的方法较多，最常用的肌肉功能评估方法，包括握力、简易机体功能评估法、日常步速评估法、计时起走测试法、爬楼试验及长距离步行试验等。

3.6.3.1 握力 非利手握力（grip strength，GS）主要反映手部、前臂以及上肢的肌肉力量，也是反映肌肉总体力量的一个很好指标。握力测量简单易行，可早期发现肌肉功能减退，它是外科手术患者的预后指标[34]。握力体重指数是指肌肉的相对力量，即每千克体重的握力。握力体重指数＝握力（kg）/体重（kg）×100。握力与身体健康状况、生活习惯及运动锻炼等因素相关。随着年龄的增长，握力直线降低，体现了人体手臂肌肉力量和韧带的伸缩性随着自然衰老而下降。有体育锻炼习惯的人，握力水平较高，适当运动有助于改善握力水平。不同生活环境的人群在握力上有较大的差异。大量研究证实肿瘤恶病质患者握力显著降低。

3.6.3.2 简易机体功能评估法 简易机体功能评估法（short physical performance battery，SPPB）是美国国家衰老研究院认可的老年人肌肉功能评估方法，包括 3 项内容，分别为平衡试验、行走试验和起坐试验。每项最高分为 4 分，满分为 12 分。SPPB 是一种肌肉功能的复合检测方法，每一项可单独用于肌肉功能评估。通常每项重复检测 2 ~ 3 次，取最短时间记分。①平衡试验：有 3 种站姿，分别为并脚站立、前脚脚后跟内侧紧贴后脚踇趾站立、双足前后并联站立。检测时受试者若移动足底、抓外物或者时间超过 10 s，停止计时。②行走试验：受试者可借助拐杖等工具完成 4 m 直线距离行走，要求以平常步速走 2 次，记录快的一次时间。③起坐试验：受试者坐在椅子上，椅子后背靠墙。要求受试者双手交叉放在胸部，以最快的速度在距地面约 40 cm 的椅子上反复起立 / 坐下 5 次，记录所需时间。

3.6.3.3 日常步速评估法 日常步速（usual gait speed，UGS）评估法计时步行 6 ~ 20 m 距离耗费的时间，计算步速，步速低于 0.8 米 / 秒提示机体功能下降。日常步速是健康不良事件的预测因素。

3.6.3.4 计时起走测试法 计时起走（timed up & go test，TUG）检测时要求受试者从高度约 46 cm 的座椅起立（坐时双手平放扶手上），向前直线行走 3 m，再转身走回座椅，转身坐下，计算总时间。TUG 预测跌倒风险的界值为 13.5 s，≤ 10 s 活动能力正常，

> 13.5 s 跌倒风险高，> 30 s 活动能力严重受损，不能独自外出，需要帮助。

3.6.3.5　爬楼试验　爬楼试验（stair climb power test，SCPT）是检测老年人下肢肌肉力量的方法。让受试者一步一阶尽快爬完 6 ～ 15 个台阶（高度为 15 ～ 20 cm）并计时，其间不允许使用扶手。检测两次，以短的时间为准。

3.6.3.6　6 min 步行试验　6 min 步行试验（6-minute walk test，6-MWT）是长距离步行试验的一种，能贴切反映日常生活中的活动，目前已广泛应用于临床。受试者以尽可能快的速度在平坦地面 30.5 m 直线上往返行走 6 min，计算步行距离，检测前 2 h 避免剧烈运动。Arslan 等用 6-MWT 检测了 43 例慢性心功能衰竭患者，发现步行距离≤ 300 m 者较> 300 m 者 2 年病死率显著增加（79% *vs.* 7%，$P < 0.001$）。

3.6.4　躯体功能

2019 年亚洲肌少症工作组（Asian Working Group for Sarcopenia，AWGS）推荐的肌少症诊断界值中，确定 6 m 步行速度< 1.0 m/s 或简易机体功能评估法（SPPB）≤ 9 分或 5 次起坐时间≥ 12 s 均反映躯体功能下降[16]。

3.7　心理评估

肿瘤恶病质对患者的生理、心理、社会和精神方面均造成了巨大负担，使人衰弱。针对肿瘤恶病质患者所经历的心理维度探索较生物医学方面更少，恶病质影响心理社会效应的可能机制为，患者对食物的味道、气味和质地的感知发生了变化，普通食物甚至偏爱的食物都可能变得令人不快甚至排斥[17, 35-36]；咀嚼和吞咽可能会很痛苦，早饱感使患者感到饱胀以致无法继续进食或排斥所提供的食物；患者为了维持和增加食物摄入做了艰苦努力，常常因出现症状和疼痛而感到沮丧；患者对体重减轻感到痛苦，意识到死亡是体重减轻的最终结果[17]；失控是肿瘤恶病质患者关注的另一主题，即使最成功的恶病质疗法也只会减慢体重减轻的速度，无论食物摄入多少，体重都会减轻；厌食、疲乏、虚弱和丧失独立感加剧了患者的无助感[17,37-38]；外貌发生改变也是患者和家属关注的主要问题，体重下降导致可见的身体变化，如骨骼突出、衣服和皮带槽口不再合身，伴随虚弱，造成患者生活受限、活动减少（甚至依赖轮椅），失去独立性，最终导致社会孤立；恶病质导致自我认知改变，研究显示，恶病质患者的心理健康水平普遍较低，常伴有负性精神心理障碍，其中焦虑、抑郁最为常见，这些情绪的剧烈程度与患者对病情的接受程度成反比。焦虑、抑郁、恐惧等均对肿瘤的发生、发展和转归起负性作用，尤其是影响患者的症状控制，如疲劳、疼痛、呼吸困难、失眠、食欲丧失等。长此以往，患者表现为功能活动下降、注意力不集中、记忆力减退、性欲改变以及情绪状态不稳定和自尊降低等。

　　肿瘤恶病质患者的负性心理状态是严重影响患者生命质量、甚至危及生命的重要因素。而良好的情绪状态可以改善营养状况，提高免疫功能，影响肿瘤发展进程，故应常规评估肿瘤恶病质患者的心理状况，明确患者的感知、情绪和意志行为问题，若偏离常态可对其提供相应的心理干预。心理干预可缓解患者恐惧、焦虑和抑郁情绪，构建内心的安全感和平稳性，促进患者的心理状况向积极、稳定和正向的趋势发展，更利于患者恢复健康和社会功能的改善。心理评估可由精神心理科专业医生或受过专业培训的医护人员进行。心理干预可由精神科医生或有心理咨询（治疗）资质的人员操作。研究表明，心理干预有助于减少肿瘤恶病质患者常见的不良反应、提高心理适应能力、缓解疼痛，改善生命质量及预后。需要注意的是，患者亲属的心理状态同样需要关注，应视患者和亲属为一个整体，适时进行心理评估和必要的心理干预。建议将患者和家属的社会心理支持作为恶病质管理的一部分，共同进行心理干预，方可获得更佳的治疗效果，尤其是在恶病质难治期。

　　此类社会心理支持正在发展之中[39-40]，包括减少对准备及提供食物的重视，使家庭能够在不施加压力的情况下提供帮助，并为患者及其家人提供有关恶病质的相关信息。社会心理支持对恶病质难治期患者很关键，但患者较差的表现状态和预后将降低其获得的社会心理支持的作用和生命质量。

常用的心理状况评估工具有 90 项症状清单（symptom checklist-90，SCL-90）、焦虑自评量表（self-rating anxiety scale，SAS）、抑郁自评量表（self-rating depression scale，SDS）、痛苦温度计（distress thermometer，DT）和医院焦虑抑郁量表（hospital anxiety depression scale，HADS）。

90 项症状清单[41]（见附录 1）由 90 项评定项目组成，采用五级评分制。该自评量表从感觉、情感、思维、意识、行为直至生活习惯、人际关系、饮食等均有涉及，能准确刻画受试者的自觉症状、反映受试者的问题及严重程度，可用于评估心理健康状况，通过前后量化分值的改变了解心理状态演变或心理干预的疗效。SCL-90 包含躯体化、强迫、人际敏感、抑郁、焦虑、敌对、恐怖、偏执、精神病性等 9 项内容。现有研究显示 SCL-90 已大量应用于包括肺癌、乳腺癌等多种肿瘤患者的心理状态评估，有效的心理干预可改善 SCL-90 得分。

焦虑自评量表[42]（见附录 2）共包含 20 项项目，采用四级评分制，该自评量表用于评估患者的焦虑情绪及治疗前后的变化。4 个等级分别为："1"没有或很少时间，"2"小部分时间，"3"相当多的时间，"4"绝大部分或全部时间。各项目得分相加得总粗分，乘以 1.25 以后取其整数部分，得标准分。低于 50 分为正常，50～59 分为轻度焦虑，60～69 分为中度焦虑，70 分以上则为重度焦虑。标准分越高焦虑症状越严重。

抑郁自评量表[43]（见附录 3）是目前应用最广泛的抑郁自评量表之一，由 20 个条目组成，采用四级记分制，该自评量表用于评估患者抑郁情绪的粗筛。分 4 个等级评估近一周相关症状。能有效反映抑郁状态相关症状，不受年龄、性别、经济状况等因素影响，用于发现抑郁症患者、衡量抑郁状态的轻重程度及其在治疗中的变化。抑郁严重度指数＝各条目累计得分 /80，指数范围为 0.25 ～ 1.0，0.5 以下者为无抑郁，0.50 ～ 0.59 为轻微至轻度抑郁，0.60 ～ 0.69 为中至重度抑郁，0.70 以上为重度抑郁。该自评表已广泛应用于乳腺癌、前列腺癌、卵巢癌等多种恶性肿瘤患者的心理状态评估及干预后的效果评估。

美国国立综合癌症网（The National Comprehensive Cancer Network，NCCN）推荐痛苦温度计（distress thermometer，DT）用于痛苦自评。DT 是单条目工具，0 分为没有痛苦，10 分为极度痛苦，≥ 4 分表示患者中到重度痛苦，需要进一步专科评估。Akizuki 等将 DT 与医院焦虑抑郁量表（HADS）和贝克抑郁自评量表进行了比较，结果显示 DT 对心理痛苦的敏感度和特异性均较高，Tang 等对 DT 进行了中文版修订。

医院焦虑抑郁量表[44]（见附录 4）由 Zigmond 与 Snaith 于 1983 年制定。目前此量表广泛应用于综合医院患者焦虑和抑郁情绪的筛查。该量表已中文化，其信度和效度已得到验证。HADS 包括两部分，共 14 个条目，其中焦虑亚量表 7 个条目，抑郁亚量表 7 个条目。采用四级记分制（0、1、2、3 分）：HADS 0 ～ 7 分为无表现；8 ～ 10 分为可疑；11 ～ 21 分为有反应。

3.8　生命质量评估工具

恶病质影响肿瘤患者的治疗和预后，对肿瘤患者的生命质量会产生不良影响，生命质量也是反映恶病质严重程度的一项指标。提高肿瘤恶病质患者的生命质量成为衡量肿瘤治疗效果的重要指标之一。生命质量是一个多维度的概念，其内涵包括身体机能状态、心理与社会满意度、健康感觉以及与疾病相应的自觉症状等领域。目前临床试验中常用的肿瘤患者生命质量评估工具是欧洲癌症治疗与研究组织生命质量问卷（EORTC quality of life questionnaire-core30，EORTC QLQ-C30）[45-46]（见附录 5）和厌食 / 恶病质治疗功能评估量表（functional assessment of anorexia/cachexia therapy，

FAACT）[47]。欧洲癌症治疗与研究组织（European Organization for Reasearch and Treatment of Cancer，EORTC）于 1993 年推出跨文化、跨国家的生命质量量表，从多维角度对患者的生命质量进行评价，能较好反映生活质量内涵。第 3 版 EORTC QLQ-C30 由 5 个功能方面（躯体、角色、认知、情绪和社会功能）、3 个症状方面（疲劳、疼痛、恶心呕吐）、1 个总体健康和 6 个单一项目（呼吸困难、食欲减退、睡眠障碍、便秘、腹泻和经济状况）组成。每一个方面包含 2 ～ 5 个条目，共 30 个条目。将各个领域所包括的条目得分相加并除以所包括的条目数即可得到该领域的得分（粗分 RS，raw score）。为了使各领域得分能相互比较，还进一步采用极差化方法进行线性变换，将粗分转化为在 0 ～ 100 内取值的标准化得分（standard score，SS）。功能领域和总体健康状况领域得分越高，说明状况和生命质量越好；症状领域得分越高，表明症状或问题越多，生命质量越差。在此基础上增加不同肿瘤的特异条目即构成不同肿瘤的特异量表。EORTC QLQ-C30 在肿瘤恶病质患者中已得到了很好的应用，可以帮助医务人员更好地选择相应的治疗或支持方案，进行恶病质个体化管理[46]。FAACT 已广泛应用于恶病质患者，并在中国肿瘤患者中进行了信效度验证。FAACT 由 5 个子量表构成：生理状况子量表（physical well-being，PWB，含 7 个子条目）、社会 / 家庭状况子量表（social well-being，SWB，含 7 个子条目）、情感状况子量表（emotional well-being，EWB，含 6 个子条目）、功能状况子量表（functional well-being，FWB，含 7 个子条目），以及厌食 / 恶病质状况亚表（Anorexia/Cachexia Subscale，A/CS，含 12 个子条目）（见附录 6）。FAACT 共 39 个子条目，每个子条目为 0 ～ 4 分：0 分表示一点也不，1 分表示有一点，2 分表示有一些，3 分表示相当，4 分表示非常。正向条目直接按患者评分进行评分，反向条目则按 4 -（患者评分）进行评分。所有子条目评分相加即为总评分。FAACT 评分越高表示生命质量越好[47]。前四个子量表（PWB ＋ SWB ＋ EWB ＋ FWB）合起来又称为肿瘤治疗功能评估表（Functional Assessment of Cancer Therapy-General，FACT-G），

FACT-G 变异率更小以及分辨率更高，较小的样本量即可得出可靠的结论[48]。

EORTC QLQ-C30 和 FAACT 问卷是目前最常用的评估方法，但前者并非专门针对恶病质，后者则被认为评估范围较为局限。EORTC 开发的另一个恶病质生命质量评估工具，EORTC QLQ-CAX24 是针对肿瘤恶病质的特定调查表，包含 24 项用于临床试验和临床实践的健康相关生命质量评估[49]（见附录 7）。

3.9 综合评估

进行综合性评估有助于判断恶病质的严重程度，包括：①评估当前体重与正常体重的差距、体重下降的速度和程度、肌肉丢失的速度和程度以及肌肉力量的大小。比如 1 个月内体重下降 5% 比 3 个月内体重下降 5% 更严重；BMI 由 22 kg/m² 下降 5 kg/m² 较 BMI 由 35 kg/m² 下降 5 kg/m² 更严重；同样的 BMI 和体重下降程度，伴肌肉丢失的患者较肌肉正常的患者风险更大；②评估摄食情况，包括厌食、早饱、恶心、呕吐、味觉或嗅觉障碍，以及其他胃肠道症状；分析 1 ~ 2 天膳食日记，评估当前膳食占正常饮食百分比以及是否存在特定营养素不足；③评估肿瘤活性以及系统性炎症；④用 ECOG PS 或 KPS 评分等评估患者体力、症状以及预后。

晚期肿瘤患者常常合并恶病质，应及早评估，系统地寻找恶病质的潜在可治疗因素，可以考虑应用营养密集型饮食优化膳食摄入、对恶病质进行药物治疗、加强心理干预及康复锻炼等，但如果缺乏有效抗肿瘤治疗方案，恶病质难治期的治疗效果通常是暂时的和有限的。进食过少和体重下降与重要的临床结局相关，如治疗不良反应更多，未按计划完成化疗周期，生命质量更差以及生存率下降等。不同恶病质期的患者治疗优先级不同，对许多人来说，保持瘦体重和功能可能很重要，但对一些人来说，保持食欲和与家人一起用餐可能更重要。在某些情况下，建议患者吃任何他们想吃的东西可能更合适，此时应该把重点放在饮食的乐趣上，而不是试图维持生命，患者通常希望自己决定吃什么和吃多少。悲伤的过程是高度个体化的。根据导致心理社会效应的机制，在姑息治疗中，期望值与实际摄入量的差异被称为"卡曼缺口（Calman Gap）"。通过降低预期减小"卡曼缺口"已被证明可以显著减少痛苦。加强心理社会干预可以改善患者及其家庭成员的幸福感。

参考文献

［1］Roeland EJ, Bohlke K, Baracos VE, et al. Management of cancer cachexia: ASCO guideline. J Clin Oncol, 2020, 38（21）: 2438-2453.

［2］Arends J, Strasser F, Gonella S, et al. Cancer cachexia in adult patients: ESMO clinical practice guidelines. ESMO Open, 2021, 6（3）: 100092.

［3］Hesketh PJ, Kris MG, Basch E, et al. Antiemetics: American Society of Clinical Oncology clinical practice guideline update. J Clin Oncol, 2017, 35（28）: 3240-3261.

［4］Sjøblom B, Benth JŠ, Grønberg BH, et al. Drug dose per kilogram lean body mass predicts hematologic toxicity from carboplatin-doublet chemotherapy in advanced non-small-cell lung cancer. Clin Lung Cancer, 2017, 18（2）: e129-e136.

［5］Pan H, Cai S, Ji J, et al. The impact of nutritional status, nutritional risk, and nutritional treatment on clinical outcome of 2248 hospitalized cancer patients: a multi-center, prospective cohort study in Chinese teaching hospitals. Nutr Cancer, 2013, 65（1）: 62-70.

［6］Kondrup J, Rasmussen HH, Hamberg O, et al. Nutritional risk screening（NRS 2002）: a new method based on an analysis of controlled clinical trials. Clin Nutr, 2003, 22（3）: 321-336.

［7］National Collaborating Centre for Acute Care（UK）. Nutrition support for adults: oral nutrition support, enteral tube feeding and parenteral nutrition. London: National Institute for Health and Clinical Excellence: Guidance, 2006.

［8］Cederholm T, Jensen GL, Correia MITD, et al. GLIM criteria for the diagnosis of malnutrition-A consensus report from the global clinical nutrition community. Clin Nutr, 2019, 38（1）: 1-9.

［9］Buccheri G, Ferrigno D. Importance of weight loss definition in the prognostic evaluation of non-small-cell lung cancer. Lung Cancer, 2001, 34（3）: 433-440.

［10］中国肥胖问题工作组数据汇总分析协作组. 我国成人体重指数和腰围对

相关疾病危险因素异常的预测价值：适宜体重指数和腰围截点的研究．中华流行病学杂志，2002，23（1）：5-10.

［11］Martin L，Senesse P，Gioulbasanis I，et al. Diagnostic criteria for the classification of cancer-associated weight loss. J Clin Oncol，2015，33（1）：90-99.

［12］Arends J，Bachmann P，Baracos V，et al. ESPEN guidelines on nutrition in cancer patients. Clin Nutr，2017，36（1）：11-48.

［13］Jin S，Cong M，Zhang L，et al. Validation of a simple diet self-assessment tool（SDSAT）in head and neck cancer patients undergoing radiotherapy. Eur J Oncol Nurs，2020，44：101702.

［14］White JV，Guenter P，Jensen G，et al. Consensus statement：Academy of Nutrition and Dietetics and American Society for Parenteral and Enteral Nutrition：characteristics recommended for the identification and documentation of adult malnutrition（undernutrition）. JPEN J Parenter Enteral Nutr，2012，36（3）：275-283.

［15］Cederholm T，Bosaeus I，Barazzoni R，et al. Diagnostic criteria for malnutrition-an ESPEN consensus statement. Clin Nutr，2015，34（3）：335-340.

［16］Chen LK，Woo J，Assantachai P，et al. Asian Working Group for Sarcopenia：2019 consensus update on sarcopenia diagnosis and treatment. J Am Med Dir Assoc，2020，21（3）：300-307.e2

［17］Shragge JE，Wismer WV，Olson KL，et al. Shifting to conscious control：psychosocial and dietary management of anorexia by patients with advanced cancer. Palliat Med，2007，21（3）：227-233.

［18］Reilly CM，Bruner DW，Mitchell SA，et al. A literature synthesis of symptom prevalence and severity in persons receiving active cancer treatment. Support Care Cancer，2013，21（6）：1525-1550.

［19］Pakhomov SV，Jacobsen SJ，Chute CG，et al. Agreement between patient-reported symptoms and their documentation in the medical record. Am J Manag Care，2008，14（8）：530-539.

［20］MacDonald N，Easson AM，Mazurak VC，et al. Understanding and managing cancer cachexia. J Am Coll Surg，2003，197（1）：143-161.

［21］Izumi K，Iwamoto H，Yaegashi H，et al. Androgen replacement therapy for cancer-related symptoms in male：result of prospective randomized trial（ARTFORM study）. J Cachexia Sarcopenia Muscle，2021，12（4）：831-842.

［22］Kasvis P，Vigano M，Vigano A. Health-related quality of life across cancer cachexia stages. Ann Palliat Med，2019，8（1）：33-42.

［23］Gagnon B，Murphy J，Eades M，et al. A prospective evaluation of an interdisciplinary nutrition-rehabilitation program for patients with advanced cancer. Curr Oncol，2013，20（6）：310-318.

［24］Chasen MR，Feldstain A，Gravelle D，et al. An interprofessional palliative care oncology rehabilitation program：effects on function and predictors of program completion. Curr Oncol，2013，20（6）：301-309.

［25］McMillan DC. The systemic inflammation-based Glasgow prognostic score：a decade of experience in patients with cancer. Cancer Treat Rev，2013，39（5）：534-540.

［26］Wu D，Wang X，Shi G，et al. Prognostic and clinical significance of modified glasgow prognostic score in pancreatic cancer：a meta-analysis of 4,629 patients. Aging（Albany NY），2021，13（1）：1410-1421.

［27］Buccheri G，Ferrigno D，Tamburini M. Karnofsky and ECOG performance status scoring in lung cancer：a prospective，longitudinal study of 536 patients from a single institution. Eur J Cancer，1996，32A（7）：1135-1141.

［28］Roila F，Lupattelli M，Sassi M，et al. Intra- and inter-observer variability in cancer patients' performance status assessed according to Karnofsky and ECOG scales. Ann Oncol，1991，2（6）：437-439.

［29］Dall'Olio FG，Maggio I，Massucci M，et al. ECOG performance status ≥ 2 as a prognostic factor in patients with advanced non small cell lung cancer treated with immune checkpoint inhibitors-A systematic review and meta-analysis of real world data. Lung Cancer，2020，145：95-104.

［30］Blagden SP，Charman SC，Sharples LD，et al. Performance status score：do patients and their oncologists agree？ Br J Cancer，2003，89（6）：1022-1027.

［31］Fettes L，Neo J，Ashford S，et al. Trajectories of disability in activities of daily living in advanced cancer or respiratory disease：a systematic review. Disabil Rehabil，2022，44（10）：1790-1801.

［32］Foldvari M，Clark M，Laviolette LC，et al. Association of muscle power with functional status in community-dwelling elderly women. J Gerontol A Biol Sci Med Sci，2000，55（4）：M192-M199.

［33］Chandler JM，Duncan PW，Kochersberger G，et al. Is lower extremity strength gain associated with improvement in physical performance and disability in frail，community dwelling-elders？ Arch Phys Med Rehabil，1998，79（1）：24-30.

［34］Bohannon RW. Dynamometer measurements of hand-grip strength predict multiple outcomes. Percept Mot Skills，2001，93（2）：323-328.

[35] Oberholzer R, Hopkinson JB, Baumann K, et al. Psychosocial effects of cancer cachexia: a systematic literature search and qualitative analysis. J Pain Symptom Manage, 2013, 46（1）: 77-95.

[36] Maschke J, Kruk U, Kastrati K, et al. Nutritional care of cancer patients: a survey on patients' needs and medical care in reality. Int J Clin Oncol, 2017, 22（1）: 200-206.

[37] Hopkinson JB. Food connections: A qualitative exploratory study of weight- and eating-related distress in families affected by advanced cancer. Eur J Oncol Nurs, 2016, 20: 87-96.

[38] Wheelwright S, Darlington A-S, Hopkinson JB, et al. A systematic review and thematic synthesis of quality of life in the informal carers of cancer patients with cachexia. Palliat Med, 2016, 30（2）: 149-160.

[39] Maddocks M, Hopkinson J, Conibear J, et al. Practical multimodal care for cancer cachexia. Curr Opin Support Palliat Care, 2016, 10（4）: 298-305.

[40] Hopkinson JB, Richardson A. A mixed-methods qualitative research study to develop a complex intervention for weight loss and anorexia in advanced cancer: the family approach to weight and eating. Palliat Med, 2015, 29（2）: 164-176.

[41] Derogatis LR, Lipman RS, Covi L. SCL-90: an outpatient psychiatric rating scale-preliminary report. Psychopharmacol Bull, 1973, 9（1）: 13-28.

[42] Zung WW. A rating instrument for anxiety disorders. Psychosomatics, 1971, 12（6）: 371-379.

[43] Jokelainen J, Timonen M, Keinänen-Kiukaanniemi S, et al. Validation of the Zung self-rating depression scale（SDS）in older adults. Scand J Prim Health Care, 2019, 37（3）: 353-357.

[44] Wu Y, Levis B, Sun Y, et al. Accuracy of the hospital anxiety and depression scale depression subscale（HADS-D）to screen for major depression: systematic review and individual participant data meta-analysis. BMJ, 2021, 373: n972.

[45] Sprangers MA, Cull A, Bjordal K, et al. The European Organization for Research and Treatment of Cancer. approach to quality of life assessment: guidelines for developing questionnaire modules. EORTC Study Group on Quality of Life. Qual Life Res, 1993, 2（4）: 287-295.

[46] Husson O, De Rooij BH, Kieffer J, et al. The EORTC QLQ-C30 summary score as prognostic factor for survival of patients with cancer in the "real-world": results from the population-Based PROFILES registry. Oncologist, 2020, 25（4）: e722-e732.

［47］LeBlanc TW，Samsa GP，Wolf SP，et al. Validation and real-world assessment of the Functional Assessment of Anorexia-Cachexia Therapy（FAACT）scale in patients with advanced non-small cell lung cancer and the cancer anorexia-cachexia syndrome（CACS）. Support Care Cancer，2015，23（8）：2341-2347.

［48］King MT，Bell ML，Costa D，et al. The Quality of Life Questionnaire Core 30（QLQ-C30）and Functional Assessment of Cancer-General（FACT-G）differ in responsiveness，relative efficiency，and therefore required sample size. J Clin Epidemiol，2014，67（1）：100-107.

［49］Wheelwright SJ，Hopkinson JB，Darlington A-S，et al. Development of the EORTC QLQ-CAX24，A Questionnaire for Cancer Patients With Cachexia. J Pain Symptom Manage，2017，53（2）：232-242.

肿瘤恶病质能量代谢改变及治疗

　　能量稳态的良好平衡和控制对人类健康至关重要。由于肿瘤性疾病以及患者接受的抗肿瘤治疗（比如手术、化疗或放疗），迫使机体为维持体内稳态发生重要的代谢变化，包括能量、糖、脂质和蛋白质代谢。能量代谢是指机体内的营养物质（糖、脂肪、蛋白质等）代谢过程中所伴随的能量产生和利用过程。能量消耗的增加和无效的能量利用是肿瘤恶病质能量代谢的特点。肿瘤细胞在旺盛的生长过程中，与机体竞争性消耗能量和各种营养素，使得机体能量消耗不断增加，并随病程发展而加重。肿瘤恶病质的发生取决于机体对肿瘤进展的反应，包括炎症反应的激活和线粒体能量的无效利用。肿瘤恶病质是一种能量消耗综合征，由食物摄入减少、能量底物吸收不良、静息能量消耗增加和能量代谢异常引起，促使能量代谢处于负平衡。

4.1　能量代谢异常的发生机制

　　大脑是参与肿瘤患者能量平衡改变的重要器官。肿瘤患者对食物的感知——味觉和嗅觉发生了改变[1]；大脑介质参与了对食物摄入量的控制——食欲、饱腹感；炎症反应激活厌食途径、抑制促食欲途径，导致神经肽 Y（neuropeptide Y，NPY）产生减少，食物摄入减少[2]；细胞因子模拟瘦素（leptin）信号，抑制促食欲的生长激素释放肽（ghrelin）和 NPY 信号，导致持续的厌食和恶病质，而不伴有通常的代偿反应，见图 4-1。

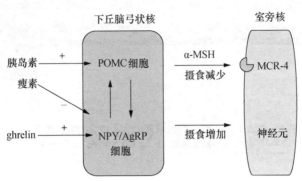

POMC, pro-opiomelanocortin, 阿黑皮素原；
NPY, neuropeptide Y, 神经肽Y；
AgRP, agouti-related peptide, 刺鼠相关肽；
α-MSH, α-melanocyte-stimulating hormone, α-黑色素细胞刺激素；
MCR-4, melanocortin receptor 4, 黑皮质素受体4。

图 4-1　下丘脑食欲调节机制

4.1.1　食物摄入减少

　　肿瘤恶病质患者伴发食物摄入减少的比例很高，多种因素导致患者进食量下降。引起食物摄入减少的因素主要有[3]：①消化系统异常改变，比如机械性肠梗阻导致吸收不良，口腔和食管重度黏膜炎导致吞咽困难、进食减少；②手术、放化疗等抗肿瘤治疗引起的不良反应；③患者味觉和（或）嗅觉改变，导致对食物的感知发生了变化；④合并疼痛、发热等；⑤确诊肿瘤导致患者心理痛苦、抑郁，这是疾病的不确定性、特别是最终结局不确定性的结果，这种心理上的改变会影响食物的摄入量；⑥运动功能减退、活动量减少等。

　　引起食物摄入减少的可能机制包括[3]：①肿瘤和宿主免疫细胞分泌促炎细胞因子，激素和神经内分泌变化，是肿瘤恶病质中调节食欲的关键信号。大量证据表明，下丘脑是恶病质的关键驱动因素，它将来自急性和慢性疾病过程的全身炎症信息转化为中枢神经系统的局部和旁分泌炎症反应。下丘脑炎症主要由促炎细胞因子介导，已证明下丘脑炎症可以深刻地改变下丘脑核的活动，参与能量态的调节。特别是，下丘脑炎症通过上调可用的血清素增强了下丘脑厌食神经元的活性。因此，下丘脑炎症是肿瘤患者厌食症的基础。有研究表明，瘦素、肿瘤坏死因子 - α（tumor necrosis factor-α，TNF-α）刺激产生白介素 -1（interleukin-1，IL-1）等可介导肿瘤相关性厌食；生长分化因子 -15（growth differentiation factor-15，GDF-15）作用于大脑的食欲调节中心，导致厌食症。②在下丘脑腹侧，外周神经和中枢神经冲动整合。胃肠道系统和脂肪组织把外周营养状况信号传到下丘脑，由神经内分泌肽和神经递质通过自主神经系统和内分泌系统作用于靶器官，从而调节能量。大脑边缘系统参与调节食欲和能量稳态。弓状核（arcuate nucleus，ARC）、室旁核（paraventricular nucleus，PVN）、背内侧核、腹内侧核、下丘脑外侧区以及周边地区是形态学上的下丘脑区域，参与调节食欲和体重。下丘脑弓状核有两组不同的神经元（黑皮质素系统及 NPY 系统），用于维持能量平衡[4]。一组神经元产生促进食欲的 NPY 和刺鼠相关肽（agouti-related peptide，AgRP），NPY/AgRP 直接刺激食欲或其他食欲刺激蛋白。另一组神经元表达可卡因-苯丙胺相关转录物（cocaine- and amphetamine-regulated transcript，CART）和阿黑皮素原（pro-opiomelanocortin，POMC），CART 和 POMC 参与抑制食物摄入的调节。POMC 裂解产生 α - 黑色素细胞刺激素（α-MSH），α-MSH 激活黑皮质素受体 4（melanocortin receptor 4，MCR-4），抑制食欲、增加能量消耗。NPY/AgRP 及 CART/POMC 神经元整合营养信号，共同调节能量摄入、消耗。当机体处于负能量平衡，代谢需求增加时，NPY 基因表达上调，NPY 合成和分泌增加，POMC 基因表达下降。当机体处于正能量平衡，代谢需求降低时，leptin 水平升高，抑制下丘脑 NPY mRNA 的表达，大鼠 50% 下丘脑弓状核 NPY 神经元表达 leptin 受体 ob-Rb。与 leptin 类似，注射胰岛素可抑制弓状核 NPY 基因表达；这些食欲神经元还表达 IL-1β 受体，IL-1β 下调 ghrelin 及食欲。③脑干也参与了能量平衡的调节，下丘脑和脑干是相互连接的，特别是在延髓的孤束核（nucleus tractus solitarii，NTS）水平，NTS 属于室周围结构，此处血脑屏障不完全，使得它可对外周循环的信号快速做出响应，比如肠道激素-胰高血糖素样肽 1（glucagon-like peptide 1，GLP1）可刺激胰岛素的分泌，促进厌食症的发生。NTS 还接受来自胃肠道的迷走神经以及来自舌咽神经传入的信号（图 4-2）。④在周围冲动中，愉快的味觉刺激可促进进食，而胃肠道扩张则抑制进食。⑤不同因素通过刺激 5- 羟色胺能和儿茶酚胺能纤维将信号传递到下丘脑，加强抑制冲动。在体内实验模型中发现，下丘脑 5- 羟色胺水平的增加与 5- 羟色胺受体表达增加和恶病质厌食症的发生相关。⑥血液中乳酸、脂肪酸升高或循环氨基酸的变化参与厌食反应。

以上这些因素单独或共同作用，促使患者进食量持续减少、体重持续下降，导致恶病质不断恶化。能量摄入不足导致对能量消耗的补偿减少，但是，能量摄入减少不是机体消耗的唯一原因。恶病质中的体重下降既不能完全由能量摄入减少解释，也不能通过治疗厌食症来逆转，传统的营养支持治疗既不能改善肌肉或脂肪组织的丢失，也不能改善功能损伤。

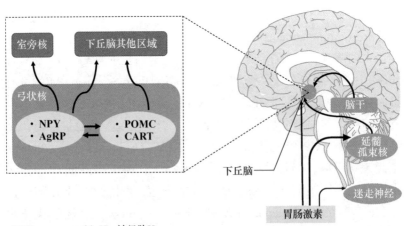

NPY, neuropeptide Y, 神经肽 Y；
AgRP, agouti-related peptide, 刺鼠相关肽；
POMC, pro-opiomelanocortin, 阿黑皮素原；
CART, cocaine- and amphetamine-regulated transcript, 可卡因-苯丙胺相关转录物。

图 4-2　厌食下丘脑调节机制
（引自参考文献［4］）

4.1.2 能量底物吸收不良

高达 83% 的上消化道恶性肿瘤患者会出现体重下降。胃肠道恶性肿瘤患者中，机械性障碍（比如吞咽困难、胃肠道梗阻、饱腹感或恶心感）限制了能量的摄取和利用，放化疗可能促进了肠道吸收功能障碍。研究显示，肿瘤恶病质啮齿类动物的肠道对脂质和葡萄糖的摄取和吸收显著降低[5-6]。

胃肠道有效吸收营养物质是全身能量代谢的第一步。已经证实，肠道不仅仅是一个消化道，它有能力通过分泌各种激素来参与控制能量稳态，还可以通过较高的糖分解能力和糖异生功能来控制葡萄糖稳态。研究发现，肠道糖异生（intestinal gluconeogenesis，IGNG）在能量和葡萄糖稳态方面起中枢控制作用。从动物和人体研究知道，富含蛋白质的饮食会引起饱腹感。给大鼠喂养蛋白质显著诱导了 IGNG 相关的三个关键调节酶的表达，即谷氨酰胺酶、磷酸烯醇丙酮酸羧激酶 -C（phosphoenolpyruvate carboxykinase C，PEPCK-C）和葡萄糖 -6- 磷酸酶（glucose-6-phosphatase，Glc6Pase）。在蛋白质吸收后，大鼠小肠释放的葡萄糖实际上来源于糖异生（此时小肠葡萄糖释放量约占全身葡萄糖总量的 15% ～ 20%）。胃旁路术将营养直接引入远端空肠和回肠，食物进入远端小肠诱导了肠道部分糖异生基因的显著表达，它们在术前状态下弱表达。从 20 世纪 80 年代人们就知道，当葡萄糖直接注入门静脉时，葡萄糖由门脉葡萄糖传感器检测到，该传感器启动一个信号，通过迷走神经传入传递到 NST 和（或）下丘脑，这抑制了食物摄入和增加了胰岛素对肝葡萄糖产生的抑制作用。这就是所谓的门静脉葡萄糖信号通路。以 c-Fos 表达（神经元激活的标志）进行的研究显示，蛋白质喂养或门静脉葡萄糖输注对能量稳态控制的影响模式与下丘脑区域惊人的相似。IGNG 及其门脉感知可能构成了食物蛋白质诱导的饱腹感的关键机制环节[7]。

由于小肠表达糖异生的关键酶，因此在葡萄糖稳态中起着至关重要的作用。在长期禁食期间，肝脏糖异生减少时，IGNG 在禁食期间维持血糖的作用已被证实。此外，小肠控制着食物的摄入量，葡萄糖释放进入门静脉循环、高蛋白饮食或胃旁路术均引起食物摄入量减少。恶病质可显著影响小肠功能，影响葡萄糖和 L-谷氨酰胺稳态、细胞增殖和肠道吸收。IGNG 异常进一步加剧了恶病质的能量失衡[8-9]：荷瘤大鼠进食富含 L-谷氨酰胺（长期禁食肝脏糖异生减少时，IGNG 的主要前体）的饮食后，肠道糖异生激活并伴血糖改善，其消耗程度有所改善[8]。恶病质中导致肠道吸收不良的分子机制尚不清楚。但是，在禁食和重新喂食情况下，肠道葡萄糖转运蛋白（SGLT1、GLUT5、GLUT2）和脂质转运蛋白（CD36、NPC1L1、SRB1）的表达或定位可能发生改变[10]。此外，肠道营养吸收不良会导致代谢效率降低，在能量摄入相同的情况下，能量消耗更多，且不限于胃肠道肿瘤患者[9]。

近年来，肠道激素对体重和代谢调节引起了极大的关注。ghrelin 已被证明参与调节食欲、肠道运动、胃酸分泌、白色和棕色脂肪组织功能以及葡萄糖代谢，所有这些都影响能量稳态。在禁食和多种肿瘤恶病质中，ghrelin 水平升高，尽管情况并非总是如此。这种增加可能与厌食密切相关。然而，与禁食不同，恶病质中 ghrelin 水平的升高并不能诱导食欲和能量储存，这提示这些患者存在 ghrelin 耐药性，这已经在恶病质大鼠中得到了证实[9]。尽管如此，ghrelin 已被证明对肿瘤和化疗诱导的小鼠恶病质都有效，通过减少炎症、减少 p38/CEBP-β/肌生成抑制素（myostatin），激活 Akt、肌生成蛋白（myogenin）和肌分化因子（myogenic differentiation，MyoD）来防止肌肉萎缩[11]。ghrelin 可增加食欲受损肿瘤患者的能量摄入，大量临床试验显示 ghrelin 对肿瘤恶病质有积极作用，特别是在增加血浆生长激素水平、体重、瘦体重和减少脂肪组织丢失等方面。

4.1.3　静息能量消耗增加

健康成年人，体重的维持需要能量摄入和能量消耗相当，这两个变量通常是相互关联的，即当能量摄入增加时，消耗也会增加，反之亦然。比如，饥饿时产热显著下降——节省能量消耗，碳水化合物摄入过量时则产热增加——防止肥胖[4]。

肿瘤恶病质患者常常表现出能量摄入减少和能量消耗增加，其中静息能量消耗（resting energy expenditure，REE）增加被认为是导致能量消耗增加的主要原因。不同类型肿瘤患者能量消耗存在差异，并非所有恶性肿瘤均处于高代谢状态，比如肺癌、胰腺癌静息能量消耗增加明显，而胃癌、结直肠癌能量消耗增加不明显。甚至晚期肿瘤患者因体力活动减少导致总能量消耗降低。但总体上肿瘤患者呈高代谢状态。恶病质中促炎细胞因子、肿瘤相关因子和激素等因素共同作用，激活不同器官系统的能量消耗，导致脂肪组织和肌肉组织消耗，比如 TNF-α 和白介素 -6（interleukin-6，IL-6）触发高能量消耗和肌肉丢失，使机体逐步、持续地走向衰竭。

4.1.4 能量代谢异常

为了适应肿瘤细胞快速增殖的特性，机体会重新调整能量代谢。恶病质状态下存在能量代谢异常[12]，可能的机制包括能量无效利用增加、线粒体功能障碍、肌质网钙泵过度活化等，共同引起能量代谢失衡。

4.1.4.1 能量消耗（无效利用）增加 正常情况下，人体细胞供能主要来自葡萄糖代谢和脂质代谢，其中糖代谢主要通过线粒体氧化磷酸化和糖酵解两种形式供能，产生三磷酸腺苷（adenosine triphosphate，ATP），有氧条件下细胞供能以线粒体氧化磷酸化为主，糖酵解途径受到抑制。

肿瘤恶病质状态下体内各种无效循环被激活。20 世纪初德国生化专家 Otto H. Warburg 发现肝癌细胞在氧气充足情况下优先通过糖酵解消耗大量葡萄糖生成少量 ATP 和大量乳酸，这一过程称为 Warburg 效应（反 Pasteur 效应）。这是肿瘤能量代谢的主要特征，可能与肿瘤细胞内糖酵解相关的酶类高表达相关。产生的乳酸经血液循环转运至肝经糖异生重新合成葡萄糖，再次被肿瘤组织利用，肿瘤和肝之间的乳酸循环构成了 Cori 循环。该循环过程中，肿瘤将 1 mol 葡萄糖转化为乳酸产生 2 mol ATP，远小于乳酸产生葡萄糖所消耗的能量（在肝 2 mol 乳酸合成 1 mol 葡萄糖要消耗 6 mol ATP），产能效率低下且消耗大量 ATP，实为无效循环。Cori 循环导致能量消耗增加，大约额外消耗 300 kcal/d 的能量，并增强了荷瘤状态下的葡萄糖循环。这种有氧糖酵解可快速产生能量，有助于满足肿瘤细胞快速增殖的能量和生物合成需要，Cori 循环有助于改善肿瘤局部的酸性环境，利于肿瘤细胞适应局部缺氧微环境[4, 13]。

　　另一个无效循环发生在线粒体内的质子循环，这个无效循环在肿瘤由于解偶联而被激活。结构完整的线粒体中氧化与磷酸化这两个过程是紧密地偶联在一起的，即氧化释放的能量用于 ATP 合成，这个过程就是氧化磷酸化。氧化与磷酸化解偶联的机制是，电子传递过程中建立的跨膜质子电化学梯度被破坏，使电化学梯度储存的能量以热能形式释放，ATP 生成受到抑制。解偶联蛋白（uncoupling protein，UCPs）是一种线粒体内膜蛋白，能消除线粒体膜两侧的跨膜质子浓度差，令质子浓度差驱动的氧化磷酸化过程解偶联，将合成 ATP 的能量转化为热量直接消耗。研究表明，肿瘤恶病质期间，白色脂肪组织发生"褐变"，褐变与 UCPs 表达增加相关；脂肪分解可以有效激活棕色脂肪组织（brown adipose tissue，BAT），引起线粒体水平上的能量解偶联和热量释放、导致能量消耗增加。

　　还有一个无效循环涉及 Na^+，K^+-ATP 酶的功能异常。该酶复合体消耗一定的能量将 Na^+ 泵出细胞，以满足主动运输的需要。在 Ehrlich 腹水肿瘤细胞中观察到每泵出一个 Na^+ 消耗更多的 ATP[3]。

　　肌肉与肝之间的丙氨酸-葡萄糖循环也是一条重要的耗能循环。骨骼肌中蛋白质受到刺激发生分解，导致大量氨基酸进入循环，来自骨骼肌的氮流（主要以丙氨酸的形式）到达肝脏，用于葡萄糖异生和合成急性期蛋白质。2 mol 丙氨酸异生为 1 mol 葡萄糖时消耗 6 mol ATP，同时丙氨酸脱氨产生 2 mol 游离氨进入鸟氨酸循环，合成 1 mol 尿素消耗 4 mol ATP，这表明 2 mol 丙氨酸通过丙氨酸-葡萄糖循环和鸟氨酸循环共消耗 10 mol ATP[4]。

　　肌肉蛋白质水解增加和释放氨基酸以维持肿瘤蛋白质合成和肝脏糖异生，从而产生器官间无效的能量循环。当氨基酸用于产生能量时，效率很低，而去除这一过程中积累的废氮需要消耗额外的能量，深刻地改变了正常的能量稳态，导致恶病质中的能量消耗[9]。

4.1.4.2 线粒体功能障碍 线粒体作为细胞内的动态细胞器，在调节能量代谢、细胞内信号传导和细胞凋亡等方面具有重要作用。Lewis 肺癌恶病质小鼠模型的相关研究发现，骨骼肌线粒体 ATP 合成明显减少。实际上，驱动线粒体 ATP 合成的线粒体膜内外间的质子电化学梯度，因解偶联蛋白（UCPs）的激活而被破坏。已知人体内共三种 UCP 同型蛋白，即 UCP1、UCP2、UCP3。UCP1 仅见于 BAT，有强大的解偶联活性，UCP2、UCP3 在白色脂肪组织（white adipose tissue，WAT）、BAT 和肌肉组织中均有表达。动物实验和人体研究均显示，肿瘤恶病质状态下，骨骼肌（UCP2 和 UCP3）和 BAT（含有大量线粒体以及 UCP1）中不同的 UCPs 活性均有所增加。UCPs 的激活导致线粒体 ATP 合成受抑制，该现象与线粒体氧化磷酸化解偶联有关。

已有报道，肌肉萎缩情况下，线粒体含量、形态和功能均发生异常。除解偶联外，线粒体还发生其他重要的异常，如线粒体氧化磷酸化活性降低、线粒体磷脂动力学受影响、膜蛋白流动性改变、线粒体蛋白质被氧化修饰和对细胞凋亡易感，所有这些都导致线粒体功能受损[12, 14-17]。肌肉萎缩的形态学证据与呼吸链活性降低和线粒体 UCP3 表达增加有关，这凸显了萎缩的肌肉产生 ATP 的能力较低[16]。

线粒体的这些功能变化很可能是因为过氧化物酶体增殖物激活受体 γ 共激活因子 1α（peroxisome proliferator-activated receptor γ co-activator 1α，PGC-1α）的产生增加所致，这已在 Lewis 肺癌小鼠骨骼肌中观察到。PGC-1α 是线粒体生物合成的关键核受体共激活因子，在棕色脂肪组织、骨骼肌、心脏、肾和大脑中表达，并在暴露于寒冷环境后，在棕色脂肪组织和骨骼肌中显著上调；PGC-1α 能够诱导核呼吸因子 -1（nuclear respiratory factor-1，NRF-1）和核呼吸因子 -2（nuclear respiratory factor-2，NRF-2）、大多数核编码线粒体蛋白以及线粒体转录因子 A（mitochondrial transcription factor A，mTFA）的表达（mTFA 可直接刺激线粒体 DNA 复制和转录），刺激棕色脂肪组织和骨骼肌线粒体的生物合成和呼吸，激活适应性产热。PGC-1α也被认为是参与脂肪酸氧化的关键分子，因为它被发现与过氧化物酶体增殖物激活受体α（PPARα）相互作用，促进核基因的转录，该核基因编码线粒体脂肪酸氧化酶。肌肉过表达PGC-1α的体内研究显示，骨骼肌PGC-1α过表达与线粒体氧化磷酸化和脂肪酸氧化相关的酶水平升高相关。PGC-1α还调节其他重要的细胞功能，如线粒体融合和裂变、抗氧化防御和细胞凋亡[15]。长时间暴露于寒冷环境下，在棕色脂肪组织线粒体中观察到，PGC-1α通过诱导UCP1促进呼吸解偶联，这时膜电位被引导到产生热量，而不是产生ATP，这可能导致功能异常和细胞死亡。动物实验观察到，这些线粒体的数量和大小增加，偶尔出现异常结构，这可能是对ATP含量下降的适应。体内质子磁共振波谱研究显示，老年人骨骼肌线粒体ATP合成率比年轻患者肌肉低46%。研究显示，PGC-1α过表达促进线粒体生物合成，但导致扩张型心肌病。因此，线粒体功能障碍引起了ATP消耗，而骨骼肌ATP消耗可能是肌肉萎缩的共同特征[14]。事实上，在运动训练后，骨骼肌中功能性线粒体、葡萄糖和脂肪酸氧化的数量增加了，可能是由于PGC-1α的增加，但这时肌肉量是增加的。这是因为当心肌细胞能量消耗增加时，大量来自血液脂肪酸和葡萄糖的底物用于维持骨骼肌的代谢。因此，能量需求与供应之间的不匹配可能导致器官功能障碍。

高肿瘤负荷时产生的细胞因子，比如TNF-α、脂多糖（lipopolysaccharide，LPS）通过p38丝裂原活化蛋白激酶（mitogen-activated protein kinase，MAPK）信号通路上调PGC-1α的水平。

4.1.4.3 骨骼肌细胞肌质网钙泵过度活化 肿瘤恶病质状态下，肌肉的形态学发生深刻变化。肌质网（sarcoplasmic reticulum，SR）和线粒体发生改变，导致能量效率低下。SR和线粒体在肌肉功能中起着关键的作用。兴奋-收缩（excitation-contraction，EC）偶联过程中，SR释放的Ca^{2+}刺激线粒体摄取Ca^{2+}，随后产生ATP（正向SR-线粒体信号），为肌肉收缩过程提供能量，称为兴奋-收缩偶联。功能完整的线粒体通过控制钙释放单元（calcium release unit，CRU）局部氧化还原环境（逆向线粒体 -SR 信号，涉及线粒体活性氧自由基 ROS 的清除）来抑制局部不必要的 SR Ca^{2+} 释放。此 SR- 线粒体双向调节是一强大的局部控制机制，将肌肉收缩过程中 Ca^{2+} 的释放 / 再摄取和 ATP 的利用与 ATP 的产生和骨骼肌生物能结合起来。

生理情况下，线粒体通过控制局部的环境抑制骨骼肌 SR 释放 Ca^{2+}，有效减少不必要的能量使用。肿瘤恶病质状态下，肌质网钙泵（肌质网 / 内质网钙 ATP 酶，sarco plasmic/endoplasmic reticulum Ca^{2+}-ATPase，SERCA）过度活化，消耗 ATP 促使 Ca^{2+} 输出到细胞质，使得局部 Ca^{2+} 过载，导致能量效率低下[18]。肿瘤恶病质大鼠模型中，骨骼肌线粒体融合素 2（mitofusin 2，MFN2）的基因表达明显增加。MFN2 是一种参与线粒体形态调控的线粒体蛋白，在 SR 形态中起关键作用；MFN2 将 SR 与线粒体相连，控制细胞器间 Ca^{2+} 信号传导。MFN2 高表达导致线粒体内 Ca^{2+} 超载、促进线粒体凋亡。已知在各种以能量消耗增强为特征的情况下，比如恶病质期间，PGC-1α 的过表达可激活 MFN2 的表达，导致 Ca^{2+} 释放失调，这与肌肉消耗密切相关[19]。

4.1.5 肠道微生物群影响能量产生及消耗

平衡的肠道微生物群影响宿主的营养，因为它们决定了营养代谢效率，而微生物群衍生的代谢物改变了炎症、肠道屏障功能和能量消耗。肠道微生物群通过发酵不可消化的碳水化合物来产生短链脂肪酸（short-chain fatty acids，SCFA），但当肠道微生物群衍生的 SCFA 缺乏，比如丁酸缺乏时，肠道细胞从氧化丁酸转为发酵葡萄糖生成乳酸，由此产生 ATP 不足，导致宿主细胞能量缺陷。这可能占人体每天能量需求的 10%。膳食中补充 SCFA 比如丁酸可增加小鼠的能量产生和线粒体功能。已有研究观察到肠道微生物群对小鼠肿瘤恶病质的作用。比如，在白血病小鼠模型中，选择性调节乳酸菌可影响肌肉萎缩、炎症标志物水平和恶病质，提示肠道-肌肉信号轴影响消耗[9]。肠道微生物群也影响胆汁酸和胆固醇代谢的调节，并影响脂肪吸收和能量消耗[20]。在啮齿类动物中，应用合生元（synbiotics）来恢复肠道微生物的特征已被成功地用于治疗肌肉萎缩和恶病质相关的体重减轻，且独立于原发肿瘤部位[21]。

4.1.6　炎症介质在能量代谢中的作用

4.1.6.1　肠道渗漏与炎症反应　肠道渗漏引起炎症反应。肠道在消耗性疾病中还发挥着另一个作用，当肠道黏膜屏障发生渗漏或破裂，肠道微生物或细菌的细胞壁成分进入循环并引起炎症反应，此时就会发生肠道屏障功能障碍和内毒素血症。Puppa 等[22]通过检测中性亲水聚合物 FITC- 葡聚糖的渗透性，报道了结肠癌 Apc（Min/ ＋）恶病质小鼠肠道屏障完整性显著降低，伴随血浆内毒素浓度显著升高。推测该模型中多部位肠道病变导致了肠道功能障碍。

系统性炎症反应引起肠道渗漏。在另一肠道肿瘤小鼠模型中，给小鼠皮下注射结肠癌细胞，排除了原发肿瘤的机械性梗阻，出现肠道渗漏增加，而应用抗 IL-6 抗体治疗则恢复了肠道的完整性，表明系统性炎症参与了肿瘤恶病质的肠道功能障碍[23]。

因此，炎症似乎是肠道功能障碍的原因和结果，至少在啮齿类动物模型中是这样的。尽管在人体其因果关系尚不清楚，但在胃癌患者中观察到，肠黏膜细菌易位增加与细胞因子产生增加、T 细胞激活以及预后差相关[24]。

4.1.6.2　炎症介质的作用　肿瘤患者全身炎症反应增强，系统性炎症是肿瘤的一个标志，是肿瘤代谢改变背后的主要驱动力。炎症的来源是促炎细胞因子及促分解代谢因子的过量表达，主要由肿瘤细胞和机体免疫细胞（巨噬细胞 / 淋巴细胞，由肿瘤激活）产生和释放，包括促炎细胞因子、肿瘤相关因子，比如脂肪动员因子（lipid mobilizing factor，LMF）、蛋白水解诱导因子（proteolysis-inducing factor，PIF）等。参与肿瘤恶病质反应的促炎细胞因子有 TNF-α、IL-1、IL-6 和 γ 干扰素等，调节肿瘤恶病质的炎症状态、应激反应、厌食、高代谢、肌肉和脂肪组织分解加速等。可作用于多个靶点，如骨髓、心肌细胞、肝细胞、脂肪细胞、内皮细胞和神经元，产生一系列复杂的生物反应，导致消耗。

已证明 IL-6 能刺激肝脏的急性期反应，循环 IL-6 水平与肿瘤患者体重减轻和生存相关。TNF- α 同时抑制脂肪细胞和心肌细胞的分化，刺激脂肪分解，损害胰岛素信号通路，影响食物摄入量，直接导致肌肉萎缩；已证明它可以激活细胞内 6- 磷酸果糖和 1,6- 二磷酸果糖之间无效的底物循环[7-9]。

总之，高代谢通常与肿瘤恶病质的炎症相关，炎症影响大多数器官和细胞水平的能量消耗，对恶病质的发展至关重要。

4.2　针对能量代谢异常的治疗

了解肿瘤恶病质能量代谢改变分子机制方面的进展，可能引入新的治疗方法，为我们确定有效的治疗策略提供思路。目前临床上使用较多的方法是食欲刺激剂、抗炎类药物（非甾体抗炎药、沙利度胺、n-3 多不饱和脂肪酸）等药物治疗及非药物干预措施[25]。

4.2.1　食欲刺激剂

营养干预对恶病质的效果不如人们想象的那么有效，部分原因是依从性差。一项含 10 例受试者的研究显示，强化的、基于体成分分析的膳食指导足以改善恶病质和延长肿瘤恶病质患者的生命[26]。

用于改善恶病质患者厌食症的相关药物干预措施详见第 11 章"肿瘤恶病质的药物治疗"。

4.2.2　抗炎类药物

布洛芬、阿司匹林是最常见的非甾体抗炎药，可以抑制前列腺素所致的炎症反应。有研究证实，其对恶病质有一定的治疗作用，低剂量阿司匹林在临床上可能降低肿瘤患者的病死率[27]。

沙利度胺确切的抗肿瘤机制不清楚，已知它可以对抗 TNF- α，通过阻碍核因子 -κB（nuclear factor-κB，NF-κB）的产生，限制其下游基因的表达，影响了促炎细胞因子的作用，有免疫调节和抗炎特性，有助于改善恶病质的主观症状，如食欲减退和幸福感下降。沙利度胺口服剂量高达 200 mg，每晚一次。其不良反应有：引起胚胎或胎儿发育畸形、深静脉血栓形成和周围神经病变等。沙利度胺治疗肿瘤恶病质的初步研究显示出令人鼓舞的结果，但目前还没有足够的证据支持沙利度胺用于治疗肿瘤恶病质[28]。

n-3 多不饱和脂肪酸可直接抑制 NF-κB 通路，减少 TNF-α、IL-6、LMF、PIF 等多种促炎细胞因子的产生，从而逆转能量代谢异常[29-30]。在鱼油单独提供或作为营养补充剂一部分治疗肿瘤恶病质的临床试验初步报告显示，鱼油对改善食欲、体重和体力状态有积极作用。补充鱼油的安全问题包括增加出血的风险。然而，联合摄入高达 5 g/d 的二十碳五烯酸（eicosapentaenoic acid，EPA）和二十二碳六烯酸（docosahexaenoic acid，DHA）似乎对大多数成年人是安全的[31]。

4.2.3　肠道微生物群

Vrieze 等[32]的一项里程碑式研究表明，从健康人身上转移肠道微生物群可以改善代谢综合征肥胖患者的胰岛素敏感性。因此，给予合生元或移植肠道微生物群可能是未来治疗恶病质的一种有用方法。

未来可能是组合的方法，而不是单一的方法，能更好地治疗肿瘤恶病质。

参考文献

[1] McGreevy J, Orrevall Y, Belqaid K, et al. Characteristics of taste and smell alterations reported by patients after starting treatment for lung cancer. Support Care Cancer, 2014, 22（10）: 2635-2644.

[2] Suzuki H, Asakawa A, Amitani H, et al. Cancer cachexia—pathophysiology and management. J Gastroenterol, 2013, 48（5）: 574-594.

[3] Argilés JM, Alvarez B, López-Soriano FJ. The metabolic basis of cancer cachexia. Med Res Rev, 1997, 17（5）: 477-498.

[4] Argilés JM, Stemmler B, López-Soriano FJ, et al. Inter-tissue communication in cancer cachexia. Nat Rev Endocrinol, 2018, 15（1）: 9-20.

[5] López-Soriano J, Argilés JM, López-Soriano FJ. Lipid metabolism in rats bearing the Yoshida AH-130 ascites hepatoma. Mol Cell Biochem, 1996, 165

（1）: 17-23.

［6］Gomes-Marcondes MC, Honma HN, Areas MA, et al. Effect of Walker 256 tumor growth on intestinal absorption of leucine, methionine and glucose in newly weaned and mature rats. Braz J Med Biol Res, 1998, 31: 1345-1348.

［7］Mithieux G, Andreelli F, Magnan C. Intestinal gluconeogenesis: key signal of central control of energy and glucose homeostasis. Curr Opin Clin Nutr, 2009, 12（4）: 419-423.

［8］Martins HA, Bazotte RB, Vicentini GE, et al. L-Glutamine supplementation promotes an improved energetic balance in Walker-256 tumor-bearing rats. Tumour Biol, 2017, 39（3）: 1010428317695960.

［9］Rohm M, Zeigerer A, Machado J, et al. Energy metabolism in cachexia. EMBO Rep, 2019, 20（4）: e47258.

［10］Habold C, Foltzer-Jourdainne C, Le Maho Y, et al. Intestinal gluconeogenesis and glucose transport according to body fuel availability in rats. J Physiol, 2005, 566（Pt 2）: 575-586.

［11］Chen JA, Splenser A, Guillory B, et al. Ghrelin prevents tumour-and cisplatin-induced muscle wasting: characterization of multiple mechanisms involved. J Cachexia Sarcopenia Muscle, 2015, 6（2）: 132-143.

［12］Argilés JM, Busquets S, Stemmler B, et al. Cancer cachexia: understanding the molecular basis. Nat Rev Cancer, 2014, 14（11）: 754-762.

［13］Temel JS, Greer JA, Muzikansky A, et al. Early palliative care for patients with metastatic non-small-cell lung cancer. N Engl J Med, 2010, 363（8）: 733-742.

［14］Miura S, Tomitsuka E, Kamei Y, et al. Overexpression of peroxisome proliferator-activated receptor gamma co-activator-1alpha leads to muscle atrophy with depletion of ATP. Am J Pathol, 2006, 169（4）, 1129-1139.

［15］Kang Ch, Chung E, Diffee G, et al. Exercise training attenuates aging-associated mitochondrial dysfunction in rat skeletal muscle: role of PGC-1α. Exp Gerontol, 2013, 48（11）, 1343-1350.

［16］Fermoselle C, García-Arumí E, Puig-Vilanova E, et al. Mitochondrial dysfunction and therapeutic approaches in respiratory and limb muscles of cancer cachectic mice. Exp Physiol, 2013, 98（9）, 1349-1365.

［17］Antunes D, Padrão AI, Maciel E, et al. Molecular insights into mitochondrial dysfunction in cancer-related muscle wasting. Biochim Biophys Acta, 2014, 1841（6）: 896-905.

［18］Fontes-Oliveira CC, Busquets S, Toledo M, et al. Mitochondrial and sarcoplasmic reticulum abnormalities in cancer cachexia: altered energetic efficiency? Biochim Biophys Acta, 2013, 1830（3）: 2770-2778.

［19］Zorzano A. Regulation of mitofusin-2 expression in skeletal muscle. Appl Physiol Nutr Metab，2009，34（3）：433-439.

［20］Baothman OA，Zamzami MA，Taher I，et al. The role of Gut Microbiota in the development of obesity and Diabetes. Lipids Health Dis，2016，15：108.

［21］Bindels LB，Neyrinck AM，Claus SP，et al. Synbiotic approach restores intestinal homeostasis and prolongs survival in leukaemic mice with cachexia. ISME J，2016，10（6）：1456-1470.

［22］Puppa MJ，White JP，Sato S，et al. Gut barrier dysfunction in the Apc（Min/＋）mouse model of colon cancer cachexia. Biochim Biophys Acta，2011，1812（12）：1601-1606.

［23］Bindels LB，Neyrinck AM，Loumaye A，et al. Increased gut permeability in cancer cachexia：mechanisms and clinical relevance. Oncotarget，2018，9（26）：18224-18238.

［24］Mi L，Lin J，Zheng H，et al. Bacterial translocation contributes to cachexia from locally advanced gastric cancer. Hepatogastroenterology，2012，59（119）：2348-2351.

［25］王超云，杜成，关欣，等. 肿瘤恶病质的药物治疗研究进展. 肿瘤代谢与营养电子杂志，2019，6（3）：382-385.

［26］Waele ED，Mattens S，Honoré PM，et al.（2015）Nutrition therapy in cachectic cancer patients：the tight caloric control（TiCaCo）pilot trial. Appetite，2015，91：298-301.

［27］Lundholm K，Daneryd P，Korner U，et al. Evidence that long term COX-treatment improves energy homeostasis and body composition in cancer patients with progressive cachexia. Int J Oncol，2004，24（3）：505-512.

［28］Reid J，Mills M，Cantwell M，et al. Thalidomide for managing cancer cachexia. Cochrane Database Syst Rev，2012，2012（4）：CD008664.

［29］Fearon KC，Von Meyenfeldt MF，Moses AG，et al. Effect of a protein and energy dense N-3 fatty acid enriched oral supplement on loss of weight and lean tissue in cancer cachexia：a randomized double blind trial. Gut，2003，52（10）：1479-1486.

［30］Du L，Yang YH，Wang YM，et al. EPA-enriched phospholipids ameliorate cancer-associated cachexia mainly via inhibiting lipolysis. Food Funct，2015，6（12）：3652-3662.

［31］Mattox TW. Cancer cachexia：cause，diagnosis，and treatment. Nutr Clin Pract，2017，32（5）：599-606.

［32］Vrieze A，Nood EV，Holleman F，et al. Transfer of intestinal microbiota from lean donors increases insulin sensitivity in individuals with metabolic syndrome. Gastroenterology，2012，143（4）：913-916.e7.

5

肿瘤恶病质糖代谢改变及治疗

　　肿瘤恶病质时期，机体的内分泌和代谢发生了一系列变化，比如胰岛素产生延迟致血糖升高、能量再循环致乳酸水平升高、因蛋白质分解旺盛致循环中寡肽、寡核糖酸和 5- 羟色胺水平升高等；其中糖代谢发生了深刻变化，包括胰岛素敏感性受损，葡萄糖耐受性降低，肌肉及肝脏中糖原储备少，稍有饥饿感即可耗尽，通过糖异生为神经细胞及红细胞提供能量等。糖代谢异常是最早发现的肿瘤患者代谢异常，是最重要的代谢异常之一，也是肿瘤诱导恶病质的中心原因，与病死率密切相关。

5.1　葡萄糖及其代谢产物的作用

　　葡萄糖是机体主要能量来源，人体 50% ～ 70% 能量由糖代谢提供。正常状态下，骨骼肌首先以葡萄糖作为能量来源，肌细胞摄取血葡萄糖经氧化分解产生 ATP，多余葡萄糖以肌糖原的形式储存。肌糖原含量约为 180 ～ 300 g，为肝糖原的 3 ～ 4 倍。肌糖原主要为肌肉收缩提供能量。骨骼肌细胞合成和分解糖原主要受细胞能量状态、肾上腺素水平以及钙离子浓度等的调节。静息状态时葡萄糖合成糖原，活动应激时肌糖原分解。血葡萄糖只能维持 5 min 的肌肉供能，随后肝糖原分解释放出葡萄糖，以供应肌肉能量需求；锻炼 20 min 后脂肪开始动员，释放出脂肪酸和甘油，肌细胞摄取脂肪酸经氧化分解供能。肌肉细胞内含有较高活性的酮体分解酶，可以利用肝脏释放出的酮体获取能量。

　　糖代谢产物为机体细胞合成各种生物分子提供碳源，参与重要结构成分的组成，参与细胞信息传递，糖衍生物还是一些重要的生物活性物质，如烟酰胺腺嘌呤二核苷酸（NAD$^+$）、黄素腺嘌呤二核苷酸（FAD）、三磷酸腺苷（ATP）等。

5.2　葡萄糖代谢途径

　　葡萄糖代谢途径包括：①糖有氧氧化；②糖酵解；③磷酸戊糖途径；④糖异生；⑤糖原合成和分解（图5-1）。糖的分解代谢包括

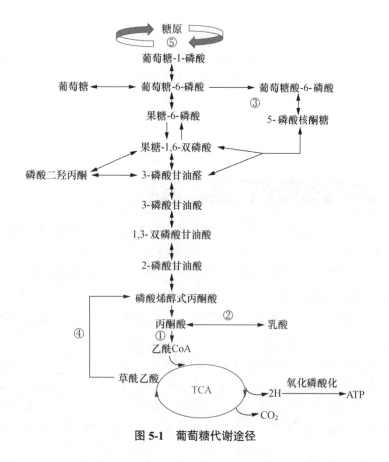

图 5-1　葡萄糖代谢途径

①②③，糖异生是指非糖物质（乳酸、甘油、生糖氨基酸等）转变为葡萄糖或糖原的过程，糖原合成是指餐后血糖浓度升高时，葡萄糖可在肝和肌肉等组织中合成糖原。

5.3　肿瘤细胞糖代谢异常

肿瘤细胞的一个普遍特性是糖代谢发生了改变。在大多数哺乳动物细胞，氧气的存在抑制了糖酵解作用，这使线粒体将丙酮酸氧化为二氧化碳和水，这种抑制作用被称为巴斯德效应。葡萄糖在氧气存在的情况下经糖酵解途径转化为丙酮酸，然后再转化为乳酸，称为有氧糖酵解（Warburg 效应）。沃堡（Warburg）在 1920 年首次报道了这种现象，这使他提出了这样的假说：肿瘤是由线粒体新陈代谢受损导致的。尽管已证明 Warburg 假说是错误的，但即使在有氧的情况下，肿瘤细胞糖酵解增加的现象已得到反复验证。肿瘤细胞糖代谢异常主要表现为，葡萄糖利用效率低下、肝脏葡萄糖异生增强、胰岛素抵抗、糖耐量异常和血糖升高、肝糖原及骨骼肌糖原合成明显减少、肝糖原降解增加。

5.3.1　葡萄糖利用效率低下

肿瘤细胞糖代谢特点之一是摄取葡萄糖增多、糖酵解活性升高，进而导致乳酸堆积，又经乳酸循环（Cori 循环）至肝脏重新合成葡萄糖，再次被肿瘤组织利用。肿瘤细胞糖酵解能力是正常细胞的 20 ~ 30 倍，在氧气充足情况下优先选择无氧糖酵解代谢途径。肿瘤细胞可从糖酵解代谢中获益，包括：①肿瘤细胞受局部缺氧等内外因素的影响，线粒体氧化磷酸化过程受到抑制，虽然糖酵解产生 ATP 效率低，但在缺氧情况下可为机体迅速提供能量，有利于肿瘤细胞快速增殖，这使得肿瘤细胞对氧的依赖性降低了，而依赖氧化磷酸化产生 ATP 的细胞则不耐受缺氧；②肿瘤细胞通过糖酵解获取中间代谢产物，为肿瘤细胞合成代谢（脂肪、蛋白质和核酸）提供了碳源；③糖酵解通过影响线粒体外膜通透性使肿瘤细胞抗细胞凋亡的能力增强，比如，使肿瘤细胞耐受放化疗等促凋亡作用；④糖酵解产生大量乳酸，导致局部微环境酸化，有助于肿瘤侵袭和免疫逃逸。酸化微环境在早期对肿瘤细胞生存不利，当耐酸细胞株形成后，对肿瘤细胞有保护作用；⑤糖酵解促进缺氧诱导因子1（HIF-1）的表达，HIF-1通过其下游信号传导途径可促进肿瘤细胞增殖、肿瘤血管新生、逃避细胞凋亡程序等，同时HIF-1反过来可直接促进肿瘤细胞糖酵解。

肿瘤细胞糖代谢的另一条通路——磷酸戊糖通路代谢活性也大大增强，为肿瘤细胞合成代谢提供大量底物和还原当量。

肿瘤组织内发生的这些糖代谢异常有利于肿瘤的恶性生长，糖酵解增强与肿瘤生长速度、侵袭性密切相关，肿瘤细胞这两条葡萄糖代谢通路消耗了大量葡萄糖，但葡萄糖利用效率低下，产生ATP少，消耗ATP多，这是肿瘤恶性发展和发生恶病质的重要因素。

5.3.2　肝脏葡萄糖异生增加

肿瘤患者的葡萄糖代谢显著改变，包括对胰岛素反应的肌肉摄取葡萄糖减少，葡萄糖的氧化和储存受到影响，葡萄糖氧化相关的酶活性降低，肌肉将葡萄糖转化为糖原的能力降低。因此，葡萄糖氧化速率在很大程度上反映了胰岛素刺激的肌肉吸收和氧化葡萄糖的能力。由于肿瘤对葡萄糖的利用增加，这些异常以及肝脏葡萄糖异生增加可能是维持血糖浓度的一种适应机制，但可能导致宿主消耗[1]。

肿瘤患者葡萄糖周转加快，肝脏葡萄糖异生增加，除了乳酸（乳酸-葡萄糖循环增强），甘油（脂肪组织释放）和氨基酸（肌肉组织释放，丙氨酸-葡萄糖循环增强）都是荷瘤宿主肝脏重要的葡萄糖异生底物。由于肝脏葡萄糖异生的底物也来自蛋白质和脂肪分解，在促使肿瘤恶病质患者血糖升高的同时也增加了能量浪费。

5.3.3　血糖升高

肝脏糖异生增加导致肝脏葡萄糖产生增加[1]；在肿瘤患者糖原合成明显减少，骨骼肌的胰岛素抵抗会影响糖原合成，肝糖原及骨骼肌糖原合成明显减少也导致血糖升高，另一个导致大量葡萄糖输出的因素是肝糖原降解增加。

事实上，葡萄糖是肿瘤细胞的最佳能源。肿瘤生长消耗大量的葡萄糖和氨基酸（特别是谷氨酰胺），导致的低血糖和酸中毒激活了肝脏的代偿机制，从而产生更多葡萄糖。主要由胰岛素抵抗和反向调节激素（如糖皮质激素、胰高血糖素）触发，虽然这些是保护患者体内平衡的代偿机制，但一些代谢变化实际上对患者是有害的，是一把"双刃剑"，导致糖代谢效率低下和浪费。

5.3.4　胰岛素抵抗和糖耐量异常

除了葡萄糖产生增加和葡萄糖耐受不良外，肿瘤患者还表现出明显的胰岛素抵抗状态，涉及脂肪组织、骨骼肌和肝脏。正如Tayek 所指出的："肿瘤患者的表现就像 2 型糖尿病，在大量胰岛素存在的情况下骨骼肌无法最大限度地摄取葡萄糖。"对葡萄糖摄取刺激的反应下降似乎不是胰岛素结合缺陷的结果，而是受体后缺陷所致。

人体细胞吸收的葡萄糖通过氧化分解代谢或储存代谢。在非胰岛素依赖型糖尿病（non-insulin-dependent diabetes mellitus，NIDDM）或以胰岛素抵抗为特征的肥胖患者中，葡萄糖氧化和储存均降低。胰岛素抵抗被定义为对给定剂量胰岛素的生物反应小于预期，是与感染和恶性肿瘤相关的一个常见问题。胰岛素敏感性通常是通过使用葡萄糖钳夹技术测量稳态条件下高胰岛素血症下的葡萄糖摄取来确定的。在恶性肿瘤患者中，研究人员使用葡萄糖钳夹已经证实了胰岛素抵抗的存在。葡萄糖储存的减少已被证明是胰岛素抵抗的主要结果。胰岛素抵抗伴随着葡萄糖氧化显著降低，但脂肪氧化增加，由此增加的可用脂肪酸可以被肌肉组织用于产生能量，提示在荷瘤宿主中，外周组织的氧化底物部分从葡萄糖转变为脂肪酸，胰岛素敏感性降低。由此，胰岛素抵抗被认为与可用底物的改变有关，这可能会导致宿主的消耗[1-2]。

在肿瘤恶病质发展过程中，胰岛素抵抗通常会发生并进一步恶化。首先，胰岛素抵抗由肿瘤本身引起，在肿瘤进展过程中胰岛素抵抗会不断恶化。其次，胰岛素抵抗是恶病质进展的高危因素，因为宿主对胰岛素合成代谢作用的抵抗会导致分解代谢状态。胰岛素抵抗被认为是导致糖耐量异常的重要原因，研究显示，葡萄糖耐量随恶病质的发展而恶化，并与肿瘤患者生存时间密切相关[3]。总之，肿瘤恶病质和胰岛素抵抗相互促进，形成恶性循环。

众所周知，胰岛素与受体结合后，会激活酪氨酸激酶的活性，胰岛素受体（insulin receptor，IR）酪氨酸激酶活性是胰岛素生物活性的绝对必要条件，胰岛素受体底物1（insulin receptor substrate 1，IRS-1）被认为是IR酪氨酸激酶活性的重要介质。研究表明，在胰岛素抵抗状态下，脂肪和肌肉中IRS-1的酪氨酸磷酸化水平降低。在某些恶性肿瘤中，已经观察到肿瘤坏死因子-α（tumor necrosis factor，TNF-α）和胰岛素抵抗之间存在相关性。研究显示，TNF-α和其他细胞因子改变了脂肪和骨骼肌细胞，以及肝脏的葡萄糖代谢。脂肪细胞长期暴露于低浓度的TNF-α会强烈抑制胰岛素刺激的葡萄糖摄取。同时，TNF-α处理导致胰岛素刺激的IR自磷酸化水平下降，IRS-1的磷酸化水平显著降低。当TNF-α水平在2.5 ng/ml时，胰岛素刺激的2-脱氧葡萄糖摄取被抑制了80%；当TNF-α高水平时，可观察到这些细胞Glut4蛋白含量显著下降；TNF-α介导的对胰岛素刺激的酪氨酸激酶活性的抑制可以通过增加胰岛素剂量来部分补偿；这些结果表明，TNF-α通过其受体直接干扰胰岛素的信号通路，从而阻断胰岛素的生物学作用[4]，可能部分地解释了TNF-α对抗胰岛素的体内作用机制[2]。

总之，肿瘤患者的糖代谢完全不同于健康个体，主要是因为肿瘤消耗大量葡萄糖，从而激活了肝脏的代偿机制（针对低血糖和酸中毒），导致产生更多的葡萄糖，基本上由胰岛素抵抗和反调节激素（如糖皮质激素或胰高血糖素）的增加所触发[5]。

5.3.5　炎症介质在糖代谢异常中的作用

已证明TNF-α可以激活6-磷酸果糖和1,6-二磷酸果糖之间的无效循环，该循环导致培养的肌细胞中糖酵解活性增加、能量消耗增加[6]。

5.4　针对糖代谢异常的治疗策略

近年来，有学者提出代谢重编程概念，即典型的肿瘤特征可能随着代谢程序重排而发生变化[7-8]。因此，治疗性破坏肿瘤的非代谢性特性可以抑制肿瘤特异性代谢程序，而抑制代谢过程中的关键步骤也会对肿瘤非代谢性特性产生影响。葡萄糖通过葡萄糖转运体（glucose transporter，GLUT）进入细胞，在糖酵解关键酶比如己糖激酶（hexokinase，HKs）、磷酸果糖激酶（phosphofructokinase，PFKs）、丙酮酸激酶（pyruvate kinase，PKs）等限速酶的作用下转变为丙酮酸，生成的丙酮酸经三羧酸循环代谢或由乳酸脱氢酶（lactic dehydrogenase，LDHs）催化生成乳酸。因此整个糖酵解过程存在多个潜在治疗靶点。

5.4.1　控制肿瘤细胞葡萄糖供给

因为肿瘤细胞代谢需要摄入大量葡萄糖，所以降低葡萄糖浓度对含氧量低的肿瘤细胞具有选择性毒性作用。在低浓度葡萄糖培养条件下，肿瘤细胞会快速凋亡。有研究发现，通过给予胰岛素短暂减少血流和间质中的葡萄糖浓度，对于异体移植肿瘤有抑制作用。

5.4.2　胰岛素增敏剂

肿瘤恶病质常伴胰岛素抵抗，使得骨骼肌摄取葡萄糖减少、肝糖原的合成能力下降，同时蛋白质合成减少，进一步加剧肌肉萎缩。有研究证明[9]，二甲双胍可以增加荷瘤恶病质小鼠的进食量，延长小鼠生存期；胰岛素增敏剂罗格列酮能增加荷瘤恶病质小鼠的胰岛素敏感性，减少分解代谢，从而改善体重下降及骨骼肌分解[10]。二甲双胍联合运动锻炼和低糖饮食有助于促进肿瘤恶病质前期患者体重增加。另有研究报道，常规营养支持可改善胰岛素抵抗情况下的蛋白质合成下降[10]。综上所述，胰岛素增敏剂可作为治疗肿瘤恶病质的备选药。

5.4.3 靶向胰岛素抵抗

补充外源性胰岛素似乎可以克服荷瘤宿主的胰岛素抵抗，在动物研究中观察到它可以改善恶病质的程度以及对抗肿瘤治疗的反应，包括手术和化疗。

细胞因子网络和胰岛素作用之间的联系可能解释了病理状态下（如感染、癌症、创伤等）胰岛素抵抗的分子机制，为治疗干预确定了一个潜在的重要靶点。许多抗细胞因子治疗方法正在开发中，TNF-α 或其他细胞因子在胰岛素抵抗中的作用可能为治疗这些严重的代谢性疾病提供了额外的机会。

5.4.4 抑制糖酵解途径中的关键酶

5.4.4.1 己糖激酶 己糖激酶（HKs）是糖酵解途径的第一个关键酶，将 ATP 的磷酸基团转移给葡萄糖，将葡萄糖磷酸化为葡萄糖 -6- 磷酸。肿瘤细胞中 HKs 分子可与线粒体结合成 HKs 颗粒，形成通透性复合物。HK2 可与线粒体外膜电压依赖性阴离子通道（VDAC）结合，增强 ATP 结合线粒体的能力，为肿瘤细胞提供能量。较多研究发现胰腺癌、肺癌和肝癌等多种肿瘤中 HK2 过度表达[11-13]。2- 脱氧葡萄糖（2-deoxy-glucose，2-DG）[14]和 3- 溴丙酮酸（3-bromopyruvate，3-BP）[15]均可阻断 HKs 与线粒体结合，导致肿瘤细胞凋亡。

5.4.4.2 磷酸果糖激酶 磷酸果糖激酶（PFKs）在 ATP 和 Mg^{2+} 作用下可催化果糖 -6- 磷酸转变为果糖 -1,6- 双磷酸。目前已发现 5 种不同的 PFK 同工酶，其中 PFKFB3 的激酶 / 磷酸酶活性比最高，已发现其在多种肿瘤细胞中被激活，并呈高表达趋势。Mondal 等[16]使用新型抑制剂 PFK-158 联合铂类或紫杉醇，可增加卵巢癌的化疗敏感性，通过抑制 PFKFB3 的活性，进而抑制卵巢癌细胞糖酵解，导致肿瘤细胞凋亡。

5.4.4.3 丙酮酸激酶 丙酮酸激酶（PKs）共包含 L、R、M1和 M2 四种同工酶。研究发现 PKM2 在肿瘤组织中高表达。PKM2以四聚体和二聚体两种形式存在，其中二聚体 PKM2 低催化活性可增加糖酵解中间体的产生，间接维持 Warburg 效应。有研究显示，卵泡刺激素（follicle stimulating hormone，FSH）可使卵巢癌细胞 SKOV3 及 OVCAR3 中的 PKM2 上调，如果抑制 PKM2，可影响FSH 诱导的细胞增殖和糖酵解[17]。

5.4.4.4 乳酸脱氢酶 乳酸脱氢酶（LDHs）由 4 个亚基组成，属于四聚体酶。分为 M 型（肌型，LDHA 基因产物）和 H 型（心型，LDHB 基因产物）。人类细胞中含有 5 种 LDH 同工酶，对不同底物有不同的反应性。其中最受重视的是 M4 型即 LDH5。LDH5分布在骨骼肌及肿瘤等糖酵解活跃的组织细胞中，主要功能是催化丙酮酸还原成乳酸及还原型烟酰胺腺嘌呤二核苷酸（NADH），是糖酵解途径最后一步的重要组成部分[18-20]。Li 等[21]研究显示 miR-30a-5p 通过直接靶向 3′-UTR（3′-非编码区）抑制 LDHA 的表达，抑制乳腺癌细胞糖酵解过程。ZY 等[22]研究发现通过 siRNA 减弱 LDHA 的表达或通过 FX11 抑制 LDHA 的活性，可抑制 PC-3 和DU145 细胞的增殖、迁移、侵袭和促进前列腺癌细胞凋亡。

5.4.5 缺氧诱导因子

缺氧诱导因子 -1α（hypoxia inducible factor-1α，HIF-1α）可激活多种靶基因转录，提高葡萄糖转运，增加糖酵解功能及促进血管生成，进而在缺氧或低氧的情况下促进肿瘤细胞增殖、浸润和转移。因此抑制 HIF-1α 的转录是最直接的方法。此外，还有许多治疗方案通过靶向非低氧途径来间接影响 HIF-1α 水平。

正常细胞和恶性肿瘤细胞糖代谢都要经过糖酵解过程，如何筛选和确定肿瘤细胞特异性高表达的糖酵解酶亚型及其功能是关键问题。另外，由于肿瘤细胞异质性和微环境的可变性，糖酵解酶的表达和活性可能会随之变化，而单一糖酵解酶的靶向治疗作用相对有限，采用针对多个糖酵解酶靶点的联合治疗方案，有可能达到肿瘤细胞选择性凋亡而对正常细胞影响最小的理想效果。

参考文献

[1] Yoshikawa T, Noguchi Y, Doi C, et al. Insulin resistance was connected with the alterations of substrate utilization in patients with cancer. Cancer Lett, 1999, 141 (1-2): 93-98.

[2] Rohm M, Zeigerer A, Machado J, et al. Energy metabolism in cachexia. EMBO Rep, 2019, 20 (4): e47258.

[3] Jasani B, Donaldson LJ, Ratcliffe JG, et al. Mechanism of impaired glucose tolerance in patients with neoplasia. Br J Cancer, 1978, 38 (2): 287-292.

[4] Hotamisligil GS, Murray DL, Choy LN, et al. Tumor necrosis factor alpha inhibits signaling from the insulin receptor. Proc Natl Acad Sci USA, 1994, 91 (11): 4854-4858.

[5] Argilés JM, Alvarez B, López-Soriano FJ. The metabolic basis of cancer cachexia. Med Res Rev, 1997, 17 (5): 477-498.

[6] Zentella A, Manogue K, Cerami A. Cachectin/TNF-mediated lactate production in cultured myocytes is linked to activation of a futile substrate cycle. Cytokine, 1993, 5 (5): 436-447.

[7] Wu Z, Wu J, Zhao Q, et al. Emerging roles of aerobic glycolysis in breast cancer. Clin Transl Oncol, 2020, 22 (5): 631-646.

[8] Burns JS, Manda G. Metabolic Pathways of the Warburg effect in health and disease: perspectives of choice, chain or chance. Int J Mol Sci, 2017, 18 (12): 2755.

[9] Ropelle ER, Pauli JR, Zecchin KG, et al. A central role for neuronal adenosine 5′-monophosphate-activated protein kinase in cancer induced anorexia. Endocrinology, 2007, 148 (11): 5220-5229.

[10] Asp ML, Tian M, Wendel AA, et al. Evidence for the contribution of insulin resistance to the development of cachexia in tumor-bearing mice. Int J Cancer, 2010, 126 (3): 756-763.

[11] Hu M, Chen X, Ma L, et al. AMPK Inhibition Suppresses the Malignant Phenotype of Pancreatic Cancer Cells in Part by Attenuating Aerobic Glycolysis. J Cancer, 2019, 10 (8): 1870-1878.

[12] Du B, Sun T, Li X, et al. Effect of IDH3a on glucose uptake in lung adenocarcinoma: A pilot study based on [^{18}F] FDG. Cancer Med, 2019, 8 (11): 5341-5351.

[13] Nwosu ZC, Battello N, Rothley M, et al. Liver cancer cell lines distinctly mimic the metabolic gene expression pattern of the corresponding human

tumours. J Exp Clin Cancer Res，2018，37（1）：211.

［14］Siu MKY，Jiang YX，Wang JJ，et al. Hexokinase 2 regulates ovarian cancer cell migration，invasion and stemness via FAK/ERK1/2/MMP9/NANOG/ SOX9 signaling cascades. Cancers（Basel），2019，11（6）：813.

［15］Sun L，Yin Y，Clark LH，et al. Dual inhibition of glycolysis and glutaminolysis as a therapeutic strategy in the treatment of ovarian cancer. Oncotarget，2017，8（38）：63551-63561.

［16］Mondal S，Roy D，Bhattacharya SS，et al. Therapeutic targeting of PFKFB3 with a novel glycolytic inhibitor PFK158 promotes lipophagy and chemosensitivity in gynecologic cancers. Int J Cancer，2019，144（1）：178-189.

［17］Galardo MN，Gorga A，Merlo JP，et al. Participation of HIFs in the regulation of Sertoli cell lactate production. Biochimie，2017，132：9-18.

［18］Deme D，Telekes A. Prognostic importance of lactate dehydrogenase（LDH）in oncology. Orv Hetil，2017，158（50）：1977-1988.

［19］Mishra D，Banerjee D. Lactate dehydrogenases as metabolic links between tumor and stroma in the tumor microenvironment. Cancers（Basel），2019，11（6）：750.

［20］Feng Y，Xiong Y，Qiao T，et al. Lactate dehydrogenase A：a key player in carcinogenesis and potential target in cancer therapy. Cancer Med，2018，7（12）：6124-6136.

［21］Li L，Kang L，Zhao W，et al. miR-30a-5p suppresses breast tumor growth and metastasis through inhibition of LDHA-mediated Warburg effect. Cancer Lett，2017，400：89-98.

［22］Xian ZY，Liu JM，Chen QK，et al. Inhibition of LDHA suppresses tumor progression in prostate cancer. Tumour Biol，2015，36（10）：8093-8100.

肿瘤恶病质蛋白质代谢改变及治疗

肿瘤恶病质是涉及多因素多器官的综合征，累及骨骼肌、心脏、脂肪组织、大脑、肝脏、肠道等（表 6-1）[1]，其病理生理特

表 6-1 肿瘤恶病质的多器官表现		
器官和（或）组织	改变	主要影响
脑	食欲改变 味道和嗅觉改变	厌食症、负能量平衡
肠道	微生物群改变 生长激素释放肽（ghrelin） 生产改变 肠道屏障功能障碍	吸收不良
肝	急性期蛋白产生增加 白蛋白产生减少	急性期反应
骨	Ca^{2+}动员	破骨细胞活化 高钙血症、虚弱
骨骼肌	蛋白质降解增加 细胞凋亡增加	肌肉萎缩、躯体功能下降
棕色脂肪组织	产热增加	能量消耗
白色脂肪组织	脂肪分解增加 脂肪酸的释放增加 白色脂肪组织褐变	脂肪萎缩
血液	血细胞比容减少	贫血、疲乏
心脏	萎缩 神经支配减少	心功能障碍

注：改自参考文献［1］

征是摄食减少、代谢异常等因素综合作用引起的能量及蛋白质负平衡，肌肉丢失是最核心的特征，外在表现主要是体重下降、消瘦、肌肉萎缩和乏力[2]。体重下降的速度和程度直接关系到患者的生存，当患者体重下降超过 15% 时，总体蛋白质和净蛋白质分解率显著上升；当体重下降大于稳定体重的 30% 时，则死亡不可避免[3-4]。

　　蛋白质丢失的程度与肿瘤恶性程度相关，与患者生存时间有关。骨骼肌是蛋白质丢失的主要部位。蛋白质代谢改变是肿瘤恶病质的关键特征。肿瘤恶病质状态下，骨骼肌消耗的机制包括泛素–蛋白酶体途径和自噬–溶酶体途径激活，肌肉蛋白质分解速率加剧；肌肉蛋白质合成减少；氨基酸摄取减少；支链氨基酸氧化增加；骨骼肌再生能力下降；细胞凋亡增加；线粒体功能障碍等（图 6-1）[5]。体内激素的变化（影响胰岛素敏感性）和炎症介质（由肿瘤或宿主体内激活的免疫细胞产生）负责激活骨骼肌的这些分解代谢过程。

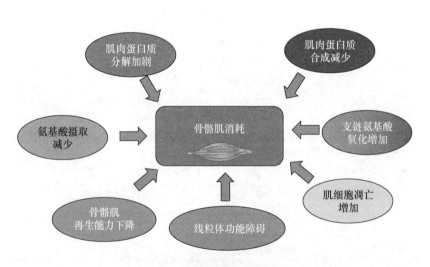

图 6-1　肿瘤恶病质骨骼肌消耗的机制
（引自参考文献［5］）

6.1　人体骨骼肌特征

　　骨骼肌是人体的重要器官，人体由大约 600 块肌肉组成，约占总体重的 40%～50%；是人体最大的蛋白质库，占人体总蛋白质含量的 50%～75%。骨骼肌在机体蛋白质代谢和氮平衡维持中起着十分重要的作用。人体每日更新的蛋白质以骨骼肌蛋白质为主，释放的 70%～80% 的氨基酸被重新利用合成蛋白质，20%～25% 的氨基酸被降解为含氮产物，通过肾排出体外。

　　正常情况下骨骼肌的维持有赖于多种因素多因子信号调控下骨骼肌蛋白质合成和分解代谢的动态平衡。受细胞因子、营养物质和机械的刺激，骨骼肌肥大（肌肉量增加）；受肿瘤恶病质、饥饿、不活动、衰老和神经肌肉疾病等的影响，骨骼肌萎缩（肌肉量减少）。

　　显微镜下骨骼肌有明暗相间的条纹，又称为横纹肌。横纹状外观来自于肌细胞内肌节的规则排列；骨骼肌由肌束组成，肌束由肌细胞（肌纤维）构成，肌细胞由肌细胞核、肌质、肌原纤维、肌膜组成，肌原纤维由粗丝（肌球蛋白，myosin）和细丝（肌动蛋白，actin）一起组成重复的单位，称为肌节。粗丝和细丝有规律地相互平行排列，并在某一区域重叠，形成明暗相间的条纹，其中光线暗的区域为暗带（A 带，粗丝），光线明的区域为亮带（I 带，细丝），I 带中央有一暗线即 Z 线。两条相邻 Z 线间的肌原纤维单位称为肌节，它包括一个完整的 A 带和两个半 I 带。细丝锚定于 Z 线，H 带位于 A 带的中间区域，对应细丝之间的区域，M 线位于 H 带中间，连接相邻的粗丝。当肌节收缩时，Z 线更接近，I 带变小，A 带保持相同的宽度。在完全收缩时，细丝和粗丝重叠。骨骼肌的结构见图 6-2[6]。

6.2　骨骼肌丢失、心肌萎缩

　　肌肉是体内蛋白质储存的主要部位，它既平衡其他器官的代

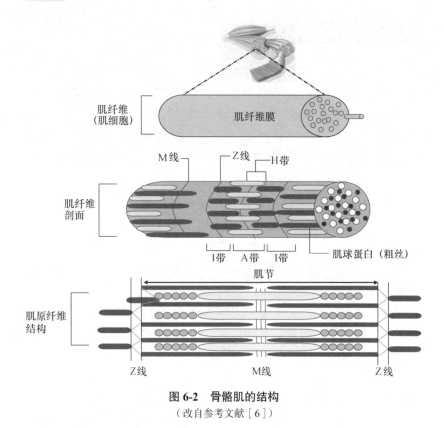

图 6-2　骨骼肌的结构

（改自参考文献［6］）

谢需求，又作为产生能量的蛋白质储备，比如在饥饿时。在肿瘤恶病质等病理条件下，来自宿主或肿瘤的一些因素影响了代谢、损害了肌肉稳态，导致肌肉组织消耗、功能受损。骨骼肌丢失和心肌萎缩是肿瘤恶病质的标志，虚弱或无力是肿瘤恶病质患者的主要表现，与肌肉减少和肌肉功能下降直接相关。30% 的体重下降代表了约 75% 的肌肉减少，肌肉减少和肌肉功能下降严重影响患者生命质量，增加了手术风险，降低了对化放疗的耐受性和治疗反应，是非常强的预后因素。

　　肿瘤恶病质影响心脏的结构和功能。4000 多份尸检报告显示，心脏病造成 20% 以上肿瘤患者死亡；McBride 等报道超过 50% 的多发性骨髓瘤患者经历了心力衰竭；动物实验显示，荷瘤大鼠心脏重量下降，发生类似充血性心力衰竭的心脏功能改变[7]。在小鼠结肠癌和 Lewis 肺癌恶病质模型中[8-9]，观察到小鼠心脏功能减弱，这种功能受损可能与以下因素相关：①心肌纤维化显著增加；②心肌超微结构破坏，比如肌原纤维体积减小、肌质体积增加和脂滴体积增加，以及肌原纤维 / 线粒体比例增加和肌节改变，类似于心力衰竭的改变；③心肌收缩蛋白组成改变，比如肌钙蛋白 I 和肌凝蛋白重链 - α；④心肌神经支配显著减少，比如左心室轴突总数减少。轴突减少与神经生长因子的表达减少有关。所有这些改变都导致心脏功能下降，也可能与心脏萎缩有关。总之，小鼠肿瘤恶病质会导致全身炎症状态、心肌神经支配显著减少和心肌细胞的分解代谢状态。

心肌萎缩的机制似乎与心肌蛋白质水解增加相关，由泛素依赖的蛋白质水解途径驱动。的确，荷瘤恶病质小鼠中，肌肉萎缩蛋白 F-box（muscle atrophy F-box，MAFbx，也称为 Atrogin-1、FBXO32）和肌肉环指蛋白 -1（muscle ring finger protein-1，MuRF-1，也称为 TRIM63）的表达水平升高；也有研究报告指出，心脏蛋白水解由自噬增加引起，这与骨骼肌不一致。有趣的是，抑制核因子 -κB（nuclear factor-κB，NF-κB）可以保护肿瘤诱导的小鼠心肌萎缩。这一发现强化了促炎细胞因子，比如 IL-1、IL-6 和 TNF，在介导心功能障碍中的作用。在小鼠，肿瘤恶病质心肌萎缩也与高亲和力的激活素受体 ⅡB 型（activin receptor type ⅡB，ActRⅡB）表达增加相关，该信号传导通过转化生长因子 - β（transforming growth factor- β，TGF-β）家族配体介导，包括肌生成抑制素、激活素和生长分化因子 -11（GDF-11）等。Zhou XL 等[10]在几种肿瘤恶病质模型中发现，通过药物阻断 ActRⅡB 通路抑制了泛素-蛋白酶体途径的激活和肌肉中萎缩相关泛素连接酶的诱导，并显著刺激了肌肉干细胞的生长；阻断 ActRⅡB 通路不仅可以防止进一步的肌肉萎缩，还可以完全逆转先前的骨骼肌丢失和心肌萎缩，并且显著延长了生存期，即使是在肿瘤生长没有受到抑制，脂肪丢失和促炎细胞因子的产生没有减少的情况下。这些发现在 ActRⅡB 通路的激活和肿瘤恶病质的发展之间建立了重要联系。

据报道，肿瘤患者中存在几种心血管神经激素水平升高，比如，在肿瘤患者已观察到脑钠肽（brain natriuretic peptide，BNP）水平升高，即使他们没有表现出心血管疾病。BNP 参与心脏重构，是一种心室功能调节因子，被广泛用作心脏疾病的诊断标志物和用于心力衰竭的管理。

肾素-血管紧张素系统参与调节血压和液体平衡，在肿瘤恶病质发病机制中起着关键作用。可以观察到肿瘤恶病质期间，血管紧张素 II 水平升高。心房钠尿肽（atrial natriuretic peptide，ANP）抑制肾素的分泌，从而抑制血管紧张素的生产。因此，从恶病质心脏释放 ANP 可能构成对恶病质的反调节机制；但是，ANP 可刺激脂肪组织分解，导致脂肪组织消耗增加。有趣的是，ANP 还通过改变血管内皮细胞，使得癌细胞不容易进入来防止肿瘤转移。

6.3 蛋白质代谢改变

肿瘤恶病质的蛋白质代谢异常是恶性肿瘤区别于良性疾病的一个重要特征，过度的肌肉丢失影响患者的生命质量和生存时间[11]。它在肿瘤增殖以及肿瘤与宿主免疫系统相互作用过程中，由产生的多种炎症介质所引发。主要表现为蛋白质周转速率加快、显著的蛋白质负平衡（总的蛋白质合成远不及蛋白质分解）、肝脏（急性期蛋白质）和肿瘤蛋白质合成增加，最终导致骨骼肌消耗、肌力下降、低蛋白血症的负氮平衡状态；且不能通过增加营养供给来有效地缓解肌肉丢失。有研究显示，全身蛋白质周转速率提高极大地导致了蛋白质的浪费，蛋白质分解在肿瘤恶病质肌肉减少中可能起更重要的作用[12]，骨骼肌蛋白质代谢受多种因素的调控。

6.3.1 蛋白质和氨基酸代谢异常

肿瘤恶病质状态下，蛋白质和氨基酸的代谢异常包括：①全身蛋白质、支链氨基酸（branched-chain amino acids，BCAA）周转率增加。有证据表明肌肉蛋白质消耗与周转率增加相关。负氮平衡是由于合成或分解速率的改变,还是肌肉蛋白质周转两方面的变化所引起,尚存在争议。有研究显示,肿瘤恶病质患者蛋白质合成显著减少,也有一些实验模型清楚地证明,在肿瘤生长过程中,骨骼肌蛋白质的合成几乎没有改变,而肌肉释放 3-甲基组氨酸(肌原纤维蛋白质降解的标志物)增多,即蛋白质分解明显增加。更多研究认为,肿瘤恶病质肌肉丢失是蛋白质合成抑制及蛋白质分解增强两者共同作用的结果。②肝脏白蛋白合成减少,导致低白蛋白血症。③肝脏(急性期蛋白质)和肿瘤蛋白质合成增加。肝脏急性期蛋白质合成增加以减轻肿瘤对自身的损伤,但这一过程主要利用骨骼肌补充内源性氨基酸,导致骨骼肌分解代谢明显增加。④骨骼肌蛋白质分解增加。空腹时,肌肉蛋白质分解以提供氨基酸用于葡萄糖异生;较长时间饥饿状态下,蛋白质分解减少,以保存氮和维持瘦体重。较长时间摄入减少时这种能力对于保存氮是绝对必要的,但恶病质状态下这种能力缺失,且骨骼肌摄取葡萄糖减少,为满足能量需求,肌肉内的非必需氨基酸氧化增加,使得蛋白质分解加快,而肿瘤细胞摄取大量氨基酸,导致宿主蛋白质分解增加、骨骼肌消耗。[注:在肿瘤患者的肝脏和骨骼肌中观察到这种相反的蛋白质代谢模式,即在肝脏蛋白质合成是一个非常活跃的过程,但在骨骼肌其降解优于合成。这种肌肉蛋白质的降解实际上是驱动氮以氨基酸(特别是丙氨酸)的形式从肌肉转移到肝脏的原因[1]。]⑤循环氨基酸模式改变,骨骼肌氨基酸摄取减少。骨骼肌分解产生的丙氨酸主要被运输到肝脏,用于维持葡萄糖异生和合成急性期蛋白质(比如 C 反应蛋白),谷氨酰胺基本上被肿瘤吸收,以维持肿瘤生长所需的能量和氮需求;血浆游离色氨酸水平增高或游离色氨酸与中性氨基酸比值增高,使得大脑 5-羟色胺浓度增高,调节下丘脑饱食中枢,引起厌食;小鼠体内研究表明,高氨血症降低了野生型小鼠的肌肉量和肌肉强度,以 NF-κB 依赖的方式刺激肌生长抑制素的表达[13]。⑥骨骼肌 BCAA 氧化增强,代谢产物用于糖异生,随着糖异生的激活,导致肌肉分解、能量消耗增加。BCAA 既是骨骼肌蛋白质合成的底物，也刺激蛋白质的合成，通过启动信号传导通路，进而启动蛋白质翻译，其中亮氨酸的作用最强。BCAA（如亮氨酸、异亮氨酸和缬氨酸）是人体的必需营养物质，占人体必需氨基酸每日最低所需量的40%，仅亮氨酸就占人体蛋白质的8%。BCAA转氨作用产生的碳骨架是骨骼肌代谢燃料的主要来源。体内研究已证明，在脓毒症和荷瘤动物中，亮氨酸氧化为二氧化碳的作用增强，与氨基酸的周转率增加有关。亮氨酸氧化增加的触发因素尚不清楚，可能与血酮体调节BCAA的肝外氧化有关，也可能是由于低胰岛素血症或外周血胰岛素抵抗所致。⑦有趣的是，即使存在严重营养不良的情况下，肿瘤恶病质患者血浆BCAA浓度也是正常或升高的。这一发现提示肿瘤恶病质和非肿瘤营养不良之间的深刻差异，后者与正常喂养相比，糖异生和BCAA都降低了。

6.3.2　骨骼肌蛋白质水解机制

在肿瘤恶病质，虽然肌肉能量代谢无效循环增加，并可能导致消耗，但它不是导致肌肉萎缩的主要因素。肿瘤恶病质期间的肌肉萎缩主要由泛素-蛋白酶体降解途径（ubiquitin proteasome pathway，UPP）和细胞自噬-溶酶体降解途径（autophagy-lysosome pathway，ALP）激活，导致蛋白质分解增加引起。

6.3.2.1　泛素-蛋白酶体降解途径　UPP是骨骼肌蛋白质降解的主要调节机制，它是一个多步骤反应过程，有多种不同蛋白质参与，可降解肌纤维和可溶性蛋白质，是恶病质骨骼肌萎缩的重要途径。蛋白质先被泛素（多肽）标记，然后被蛋白酶体识别和降解，通过这样一个耗能的过程（需要ATP），细胞以高度特异方式降解不需要的蛋白质。该系统包括泛素、泛素活化酶（ubiquitin-activating enzyme，E1）、泛素缀合酶（ubiquitin-conjugating enzyme，E2）、泛素-蛋白质连接酶（ubiquitin-protein ligase，E3）、26S蛋白酶体、泛素再循环酶。泛素首先被E1激活，活化的泛素经E2传递给E3，E3促使泛素分子连接到靶蛋白上（作为底物降解的靶信号），26S蛋白酶体进而识别泛素化的蛋白质并将其降解。其中E3是泛素化过程的限速酶，在决定 UPP 的选择性和特异性方面起着核心作用，是众所周知的 UPP 活性标记。自 2001 年被鉴定以来，MAFbx 和 MuRF-1 作为肌肉特异性 E3，已被证明与各种病理和生理条件下骨骼肌萎缩的调节相关。MAFbx 的底物主要是涉及生长发育和生存的蛋白质。MuRF-1 参与肌肉结构蛋白质的泛素化和降解，包括肌钙蛋白 I、肌球蛋白重链、肌动蛋白等。在一些肿瘤恶病质小鼠模型中发现这些 E3 显著上调，*MAFbx*、*MuRF-1* 是参与肌肉萎缩的主要基因[14]。Lagirand-Cantaloube 等[15] 报道，敲除小鼠 *MAFbx* 基因，肌肉萎缩下降了 50%；敲除 *MuRF-1* 基因，肌肉萎缩下降了 36%；在肌肉萎缩过程中，MAFbx 靶向真核起始因子 3 亚基 5（eIF3-f），通过泛素化和蛋白酶体降解促使肌肉萎缩；激活 eIF3-f 基因足以导致肌管肥大和阻止萎缩，而阻断 eIF3-f 表达可导致肌管萎缩，由此可见，eIF3-f 是肌肉萎缩期间 MAFbx 的关键靶点，在骨骼肌肥大中起主要作用。

Clarke 等[16] 确定了肌肉萎缩条件下肌球蛋白重链（myosin heavy chain，MYH）的耗竭机制，证明仅抑制 MuRF-1 足以维持这一重要的肌节蛋白。糖皮质激素如地塞米松（dexamethasone，DEX）治疗的副作用之一是骨骼肌萎缩，是皮质醇水平升高相关恶病质的标志。分化肌管经 DEX 处理后 MuRF-1 转录上调，MYH 消耗，而抑制 MuRF-1 表达可以阻止 MYH 的丢失。在体外已证明 MuRF-1 是 MYH 的泛素-蛋白质连接酶（E3）。

Paul 等[17] 在肌肉萎缩期间检测到骨骼肌中肿瘤坏死因子 -α 受体适配器蛋白 6（tumor necrosis factor-α receptor adaptor protein 6，TRAF6）表达水平和自身泛素化增强，TRAF6 是一种参与受体介导的多种信号通路激活的蛋白质。TRAF6 介导 JNK1/2、p38 丝裂原活化蛋白激酶、一磷酸腺苷活化蛋白激酶和 NF-κB 的活化，并诱导失神经骨骼肌中肌肉特异性 E3 和自噬相关分子的表达。在骨骼肌限制性耗竭 TRAF6 可挽救肌原纤维降解，并保留失神经肌原纤维的大小和强度，以及失神经肌肉肌原纤维间和肌筋膜下线粒体的有序模式。在实验小鼠模型中，TRAF6 的缺失可以预防肿瘤恶病质。这是骨骼肌萎缩的一种新机制，提示 TRAF6 是预防骨骼肌萎缩的重要治疗靶点。

UPP 可完全或部分降解细胞中半衰期短的、异常变性的蛋白质，在调节细胞信号传导和转录中有重要功能，并参与多种细胞功能，包括抗原加工、细胞周期调控、诱导细胞凋亡、氨基酸供给和其他关键细胞途径，在介导肌肉萎缩中起重要作用[18]。

6.3.2.2　细胞自噬-溶酶体降解途径　ALP 是机体将细胞内成分和功能障碍的细胞器传递至溶酶体，进行降解和再循环的过程；它可将细胞内损伤的细胞器、大分子蛋白质降解并重新回收利用，是机体应对各种应激的关键适应机制[19]。此过程与 UPP 不同，无需 ATP 参与。自噬在饥饿时被激活，通过再利用细胞内成分以维持线粒体的代谢功能，从而维持能量稳态。回收的物质可以看作是细胞营养的存储，在自噬激活时释放。溶酶体依赖的蛋白质水解在肌肉细胞的分解代谢条件下被激活。

研究显示，小鼠肌肉细胞用结肠癌细胞培养基处理后，自噬活性明显提高。自噬过程的中心因子是哺乳动物雷帕霉素靶蛋白（mammalian target of rapamycin，mTOR）和自噬相关蛋白（Atg）。在荷瘤动物的肌肉和心脏中发现自噬明显增强。自噬也在 Apc（Min/＋）C26 和 Lewis 肺癌小鼠的肌肉萎缩中发挥作用。Penna 等[20]观察到这种蛋白质水解途径在三种不同的肿瘤恶病质模型和糖皮质激素治疗的小鼠肌肉中被诱导。Tardif 等[21]发现，食管癌恶病质患者骨骼肌中 MAFbx 和 MuRF-1 较正常对照组无显著性差异，但自噬-溶酶体途径的活性明显升高，提示 ALP 可能参与了肿瘤恶病质的发展。此外，已知一些自噬标志物如 Atg5、Beclin1 和 Gabarap 在胰腺癌、食管癌和胃癌恶病质患者的骨骼肌中被诱导[20]。也有研究发现[22]，肿瘤恶病质患者骨骼肌中 Beclin-1 和 LC3B-Ⅱ等自噬标志物表达上调的同时，p62 蛋白水平增加，提示可能存在自噬溶酶体清除障碍。自噬无论是过度还是有缺陷，都影响了复杂调节网络，从而导致恶病质肌肉萎缩。

UPP 和 ALP 是两种重要的细胞内降解途径，越来越多的研究表明两者密切联系，在细胞信号通路的多个点相互交叉和沟通，以协调它们在蛋白质平衡和细胞器稳态中的作用[23]。

6.3.2.3　脂肪酸代谢异常　除 UPP 和 ALP 外，过度的脂肪酸氧化已被证明是肾癌小鼠模型中肌肉萎缩的驱动因素。肾癌恶病质细胞株可分泌一组炎症因子，迅速导致脂肪酸过度氧化，激活骨骼肌中 p38 MAPK 反应信号，导致肌肉生长受损，且这一表现早于肌肉萎缩。有趣的是，无论是体外还是体内药物处理该肾癌细胞株以阻断脂肪酸氧化，均可逆转肌肉萎缩；表明脂肪组织和骨骼肌之间可能存在相互对话，脂肪酸诱导的氧化应激可作为预防肿瘤恶病质的靶点[24]。

脂肪酸代谢异常也可能参与了 C26 荷瘤小鼠的心肌萎缩。Schäfer等[25]发现了一组特征性的恶病质因子，包括 Ataxin-10，这对触发异常脂肪酸代谢和心肌萎缩是必要和足够的。肿瘤恶病质患者的血清 Ataxin-10 水平会升高，这可能是心肌萎缩的潜在治疗靶点。

由于恶病质患者常发生于晚期肿瘤阶段，往往不能耐受抗肿瘤治疗，而那些骨骼肌和心肌严重萎缩的患者往往过早死于呼吸衰竭和心脏衰竭，识别肌肉萎缩的细胞外触发信号或细胞内介质对于治疗肿瘤恶病质和延长生存时间至关重要。

6.3.3　肌细胞凋亡增加

肌细胞凋亡在肌肉萎缩中也发挥重要作用。肌原纤维蛋白似乎通过 UPP 上游机制降解，允许肌原纤维释放肌丝，随后肌丝经 UPP 途径降解。

MicroRNAs 是一种小的、非编码的 RNA，调节基因表达，在肿瘤中，通常被包装在分泌的微泡内。研究显示，肿瘤源性微泡可诱导恶病质骨骼肌细胞凋亡，这种促凋亡活性由 MicroRNAs 载体 miR-21 介导，它通过小鼠成肌细胞上的 Toll 样受体 7（Toll-like receptor 7，TLR7）发出信号，促进细胞死亡。此外，肿瘤源性微泡和 miR-21 需要 c-Jun N 末端激酶活性来调节这种凋亡反应。这是肿瘤细胞促进肌肉丢失的独特途径，可能为肿瘤恶病质的治疗方案提供一个很好的视角[26]。

6.3.4 肌细胞再生能力受损

已有研究显示 IGF-1/Akt 通路通过刺激蛋白质合成和抑制蛋白质降解来增加骨骼肌量。胰岛素样生长因子 -1（insulin-like growth factor-1，IGF-1）信号通路是诱导肌肉肥大的最经典机制。IGF-1 通过激活胰岛素受体底物（IGF-1R）/Akt/mTOR 刺激蛋白质合成，诱导骨骼肌肥大。IGF-1/PI3K（磷脂酰肌醇 3 激酶）/Akt/ 叉头转录因子 O（forkhead box O，FOXO）信号通路也主要抑制肌生成抑制素（myostatin）信号传导，通过磷酸化 FOXO 转录因子，随后抑制 FOXO 进入细胞核，阻断 MAFbx 和 MuRF-1 的转录上调，抑制蛋白质降解[27]。调节骨骼肌合成分解的分子信号途径见图 6-3。肌肉消耗过程中，IGF-1 减少，蛋白质合成减少；IGF-1 阻断 MuRF-1 可防止粗丝分解，特别是肌球蛋白重链的分解，后者在糖皮质激素相关骨骼肌萎缩情况下发生不对称丢失。肌生成抑制蛋白（myostatin）诱导肌肉萎缩，通过抑制与分化相关基因的激活，以及阻断 PI3K/Akt 通路起作用。IGF-1 治疗可以抵消 myostatin 的抗分化作用，表明 IGF-1/Akt 通路优于肌生长抑制蛋白通路。

BMP 途径在成人肌肉维持、生长和萎缩中发挥关键作用。Sartori 等[28] 发现，通过 Smad1、Smad5 和 Smad8（Smad1/5/8）作用的骨形态发生蛋白（bone morphogenetic protein，BMP）信号是使小鼠肌肉肥大的重要信号。抑制 BMP 信号导致肌肉萎缩、消除 myostatin 缺乏小鼠的肌肥厚表型，并大大加剧失神经和禁食的影响。BMP-Smad1/5/8 信号传导负调控一个基因（Fbxo30），其编码 E3，又称为 MUSA1（muscle ubiquitin ligase of the SCF complex in atrophy-1）。

现已发现，一些 MicroRNAs 可调控 IGF-1/Akt 通路和 myostatin 信号通路[29]，miRNA 调节骨骼肌合成分解的机制见图 6-4。Akt 通过抑制 GSK3β 和 FOXO 的活性来抑制蛋白降解，FOXO 通过激活 MAFbx 和 MuRF-1 的表达来诱导蛋白降解。研究表明，miR-1、

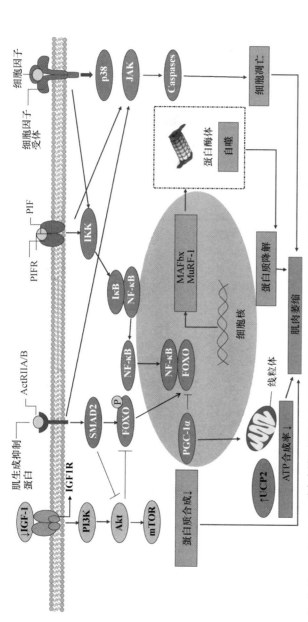

图 6-3 调节骨骼肌合成分解的分子信号途径
（引自参考文献 [6]）

IGF-1, Insulin-like growth factor-1, 胰岛素样生长因子-1; IGF-1R, IGF-1 receptor, 胰岛素样生长因子 1 受体; PI3K, phosphoinositide 3 kinase, 磷脂酰肌醇 3 激酶; Akt, protein kinase B, 蛋白激酶 B; mTOR, mammalian target of rapamycin, 哺乳动物雷帕霉素靶蛋白; UCPs, uncoupling proteins, 解偶联蛋白; ActRIIA/B, activin receptor type II A/B, 激活素受体 II A/B 型; SMAD 2, mothers against decapentaplegic homolog 2, 母亲 DPP 同源物 2; FOXO, forkhead box O, 叉头转录因子 O; P, phosphorylation, 磷酸化; NF-κB, nuclear factor-κB, 核因子-κB; PGC-1α, peroxisome proliferator-activated receptor γ co-activator 1α, 过氧化物酶体增殖物激活受体 γ 共激活体 1α; PIF, proteolysis-inducing factor, 蛋白质水解诱导因子; PIFR, PIF receptor, 蛋白质水解诱导因子受体; IKK, IκB kinase, IκB 激酶; IκB, inhibitor of NF-κB, 核因子-κB 抑制蛋白; MAFbx, muscle atrophy F-box protein, 肌肉萎缩蛋白 F-box; MuRF-1, muscle ring finger protein-1, 肌肉环指蛋白-1; Caspases, 半胱氨酸蛋白酶; JAK, Janus kinase, JAK 激酶。

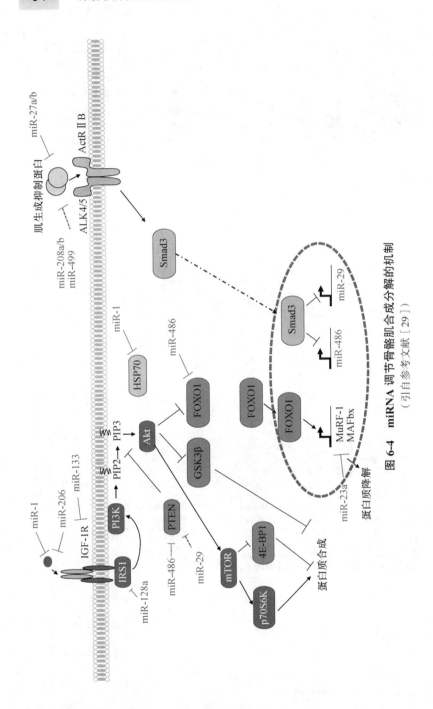

图 6-4 miRNA 调节骨骼肌合成分解的机制
（引自参考文献［29］）

miR-133、miR-206 和 miR-128a 通过靶向 IGF-1/Akt 通路的正调控因子（IGF-1、IGF-1R、IRS1、HSP70 或 p70S6K）负调控 IGF-1/Akt 通路，而 miR-29、miR-486 和 miR-23a 通过靶向负调控因子（PTEN、FOXO、MAFbx 或 MuRF1）正调控 Akt 通路。与 IGF-1/Akt 通路不同，肌生长抑制蛋白（myostatin）信号通路是骨骼肌量的负调控因子。myostatin 激活 Smad3 蛋白，抑制 miR-29 和 miR-486 的转录（miR-29 和 miR-486 抑制 PTEN 和 FOXO 蛋白），进而抑制蛋白质的合成。相反，miR-27a/b、miR-208a/b 和 miR-499 抑制 myostatin 的表达。

在体外和体内，恶病质小鼠和患者的血清因子以 NF-κB 依赖的方式诱导了自我更新转录因子 Pax7，进而损害肌肉微环境中肌原细胞的再生能力，导致肌肉萎缩[30]。过度表达 Pax7 足以诱导正常肌肉萎缩，在肿瘤条件下，减少 Pax7 或外源性增加其下游靶点肌分化因子（myogenic differentiation，MyoD），可通过恢复细胞分化和与受损纤维的融合来逆转消耗。

肌生长抑制蛋白信号通过减少蛋白质合成负调节骨骼肌量。因此，使肌生长抑制蛋白失活的突变会导致动物和人体肌肉肥大。

6.3.5　炎症介质在蛋白质代谢中的作用

系统性炎症是肿瘤的一个标志，是肿瘤恶病质代谢改变背后的主要驱动力[5]。肿瘤恶病质患者蛋白质周转的变化可由促炎细胞因子单独或与应激激素如胰高血糖素、糖皮质激素和儿茶酚胺等联合作用，引起肌质网钙泵过度活化、线粒体形态改变、线粒体解偶联增加、细胞凋亡信号激活等，最终导致肌肉萎缩、低蛋白血症。Johns 等[31] 发现促炎细胞因子和肾素-血管紧张素系统是恶病质肌肉萎缩的生物标志物/介质。

6.3.5.1　炎症介质　恶病质是一个涉及多种介质的多因素过程的结果，肿瘤恶病质状态下，促炎细胞因子水平升高，导致系统性炎症[32]。有学者研究了疾病发展过程中炎症生物标志物（多为细胞因子）的变化，发现与研究开始时相比，接近死亡时患者体内大多数炎症生物标志物的水平均升高，表明炎症仍在持续[33]。促炎细胞因子在肌肉蛋白质降解过程中扮演着重要角色，除了直接作用于肌肉组织，还可以透过血脑屏障，可能在下丘脑存在着密切的相互联系，影响中枢食欲调节作用，引起食物摄入减少并导致恶病质。

恶病质相关的介质包括激素（如瘦素）、神经肽（比如神经肽 Y、黑皮质素）和促炎细胞因子（比如肿瘤坏死因子 -α、白介素 -1、白介素 -6 和 γ 干扰素）[34]，这些介质由激活的免疫细胞和肿瘤产生。肿瘤和肠道都介导了免疫细胞的激活。肠道屏障功能障碍和细菌易位与肿瘤相关，脂多糖（lipopolysaccharide，LPS）和其他细菌毒素的释放激活了免疫细胞合成和释放细胞因子；脂肪组织和骨骼肌中细胞因子促进消耗相关转录因子的激活，从而导致消耗。除细胞因子外，肿瘤源性因子也被认为是肿瘤恶病质相关消耗过程的触发器，其中主要的有脂肪动员因子（lipid mobilizing factor，LMF）和蛋白水解诱导因子（proteolysis-inducing factor，PIF）。另一个与肌肉萎缩相关的分子是 myostatin，它属于 TGF-β 配体，通过激活激活素受体ⅡB（ActRⅡB）介导的信号发挥作用。现在我们知道，不仅骨骼肌和脂肪组织（程度较小）可以释放 myostatin，恶病质的肿瘤组织也可以释放。这些介质可激活多种细胞内信号通路，导致蛋白质合成减少（如白蛋白）、肝脏急性期蛋白质生成增加、蛋白质分解增加、脂肪分解增加、糖异生增加并引起胰岛素抵抗，此时期机体对氨基酸 / 蛋白质的需求明显升高[35]。

TNF 在肿瘤恶病质患者表达增高，是恶病质中分解代谢的重要介质，可能在恶病质的诱导中有重要的作用。TNF-α 的作用机制包括：① TNF-α 使 NF-κB 的抑制物磷酸化而被降解，从而激活 NF-κB，活化的 NF-κB 迅速进入细胞核进而激活 FOXO，使 E3 基因转录增加（比如 MAFbx、MuRF-1），通过 UPP 增加肌肉降解；NF-κB 是诱导肌肉萎缩的重要转录因子，在恶病质患者表达升高，它参与细胞凋亡、炎症和分化等多种细胞生命活动，能被许多炎症因子所激活；②使 myostatin 的表达增加，通过 SMAD2 途径抑制蛋白质的合成；③ MyoD 调节骨骼肌分化（skeletal muscle differentiation，SMD），对修复受损组织至关重要。在分化的 C2C12

心肌细胞，TNF-α 激活 NF-κB，通过在转录后水平抑制 MyoD mRNA 来抑制 SMD，阻碍恶病质患者骨骼肌的生长与分化，影响肌肉组织的损伤修复[36]；④ TNF-α 影响肿瘤恶病质的脂质代谢，抑制脂蛋白脂酶（lipoprotein lipase，LPL）活性，已证明 LPL 活性降低会抑制脂肪组织摄取外源性脂质，增加大鼠循环甘油三酯；⑤ TNF-α 单独或与其他细胞因子联合，介导了恶病质相关的蛋白质代谢。TNF-α 通过 IL-6 的介导，抑制肌肉蛋白质的合成和减少瘦组织；⑥可直接作用于下丘脑激活产热并明显抑制患者食欲[34, 37]。TNF-α 可以模拟肿瘤恶病质期间发现的大多数异常（表 6-2），这些代谢改变有利于肿瘤增殖和适应不利生存环境。然而，仅 TNF-α 不足以解释人体和实验动物中不同类型肿瘤恶病质的所有代谢改变，而且，荷瘤状态下循环 TNF-α 浓度并不总是升高，因此，肿瘤相关因子和细胞因子协同作用诱导了恶病质[7]。

　　IL-6 由体内多种细胞产生，包括激活的单核/巨噬细胞、成纤维细胞和血管内皮细胞。骨骼肌纤维在运动期间和运动后也表达和释放 IL-6。运动后，结缔组织、大脑和脂肪组织中 IL-6 的产生同

表 6-2　TNF-α 触发的宿主体内的代谢改变

宏量营养素	代谢改变
葡萄糖	胰岛素抵抗
	肝脏葡萄糖异生增加
	肌肉葡萄糖摄取减少
脂肪	高脂血症
	白色脂肪组织 LPL 活动下降
	WAT 分解增加
	BAT 产热增加
蛋白质	肌肉蛋白质分解增加
	肌肉氨基酸摄取减少
	肝脏蛋白质合成增加
	BCAA 周转率增加

LPL，脂蛋白脂酶；WAT，白色脂肪组织；BAT，棕色脂肪组织；BCAA，支链氨基酸

样增加。运动诱导的血浆 IL-6 浓度在急性运动结束时或停止后不久达到峰值，并迅速恢复到运动前的水平。肿瘤细胞也可分泌产生 IL-6。IL-6 在转基因小鼠中过表达导致体重下降和胰岛素刺激的骨骼肌摄取葡萄糖受损。IL-6 被认为是促进胰岛素抵抗的促炎细胞因子之一。然而，运动诱导的 IL-6 血浆水平升高导致几种强效抗炎细胞因子循环水平升高，如 IL-1Ra 和 IL-10，这表明 IL-6 可能也具有抗炎特性[38]。IL-6 是肿瘤恶病质的主要参与者，干扰机体的代谢，其作用机制包括：①使患者食欲受到明显抑制；②可能通过溶酶体和非溶酶体途径，引发肌肉萎缩，体重下降；③刺激急性期蛋白合成且抑制 LPL 活性；④在肿瘤恶病质期间，介导了白色脂肪细胞"褐变"[29]。动物实验发现，肿瘤恶病质动物体内 IL-6 明显升高，且升高程度与恶病质呈正相关。Tomofumi 等[39]发现晚期胰腺癌患者血清 IL-6 水平升高，并与骨骼肌减少、肝脏肿瘤负担大、严重疲乏、贫血密切相关。

蛋白水解诱导因子（proteolysis-inducing factor，PIF）/ 锌 -α2 糖蛋白（Zn-α2-glycoprotein，ZAG）仅由肿瘤组织产生，在恶病质中表达增加，有直接的脂解作用，能够使脂肪细胞对脂解刺激敏感，是促进骨骼肌萎缩的主要因子，其作用机制包括[27, 40]：①通过泛素-蛋白酶体途径增加蛋白质降解；②激活 p38、JAK、Caspases MAPK 级联系统，导致 caspase 活性增加，细胞凋亡增加；③通过真核起始因子 2α（eIF2α）的磷酸化抑制蛋白质合成；④ PIF 拮抗剂可预防肿瘤患者肌肉丢失。LMF 可由肿瘤组织和脂肪组织产生，刺激 WAT 的脂解。

TGF-β 信号通路也是恶病质发展过程中的重要一环，myostatin、激活素 A（activin A）属于 TGF-β 家族配体。myostatin（也称为 GDF-8）在骨骼肌中产生（部分在脂肪组织中产生），是一种导致肌肉萎缩的分子。部分肿瘤恶病质患者 myostatin 水平增高，是造成肌肉减少的原因之一，其作用机制包括：①可与 ActRⅡB 结合，导致转录因子 Smad2 和 Smad3 的磷酸化和激活，使 FOXO 磷酸化后易位到细胞核，上调肌肉泛素-蛋白质连接酶（E3）MAFbx 和 MuRF-1，增强泛素-蛋白酶体途径的活性，导致骨骼肌萎缩；②降低 IGF-1/PI3K/Akt 途径的活性[41]。激活素 A 是骨骼肌最有效的负调节因子，通过以下作用机制降低肌肉量和肌肉功能[41]：①增加泛素-蛋白质连接酶（E3）的转录，增强泛素-蛋白酶体途径的活性；②刺激 ActR Ⅱ B 途径；③抑制 Akt/mTOR 通路，减少蛋白质的合成；④促纤维化作用。此外，巨噬细胞抑制因子 -1（MIC-1）和生长分化因子 -15（GDF-15）也是 TGF-β 家族成员，在恶病质患者表达，其含量与骨骼肌总量相关，调控机体骨骼肌的代谢过程。

6.3.5.2 激素异常 肿瘤恶病质的主要激素变化是胰岛素抵抗、胰岛素分泌减少，反向调节激素（糖皮质类固醇、儿茶酚胺类）分泌增加，这些异常可能与系统性炎症相关。

糖皮质激素是体内炎症驱动的肌肉萎缩的决定因素，在肿瘤恶病质的发病机制中起着关键作用[42]，研究显示：①肌肉特异性缺失糖皮质激素受体，对 LPS 诱导的肌肉萎缩有 71% 的保护作用；②糖皮质激素通过降低 IGF-1/PI3K/Akt，增加 FOXO 磷酸化，上调泛素-蛋白酶体通路引起肌肉萎缩；③激活肌肉其他转录因子，如 C/EBP-β 和 -δ，以及激活因子蛋白 -1（AP-1）；④钙参与糖皮质激素诱导的肌肉蛋白降解作用；⑤伴有肌肉内 myostatin 表达增加。

6.3.5.3 神经内分泌异常 在肿瘤恶病质患者，神经内分泌出现异常，导致胰岛素抵抗、合成代谢减少、糖皮质激素增加，这种异常可能与系统性炎症有关。

在下丘脑的弓状核有两组神经元：NPY 系统和黑皮质素系统，NPY 本身刺激食欲，还增加其他促食欲介质的释放。各种炎症介质可抑制 NPY 的活性，导致厌食和饱腹感；黑皮质素系统包括促肾上腺皮质激素和各类黑色素细胞刺激素（MSH），其神经元释放 α- 黑色素细胞刺激素（α-MSH）可抑制食欲，增加基础代谢率，降低瘦体重。动物实验发现，阻断中枢黑皮质素的受体可以纠正厌食。

瘦素（leptin）。leptin 由脂肪细胞分泌，主要作用于下丘脑的 ob- 受体，可抑制下丘脑促食欲神经肽 Y（neuropeptide Y，NPY）的释放，调节进食量；leptin 升高可引起负能量平衡（能量消耗超过能量摄入），leptin 下降可引起正能量平衡（能量摄入超过能量消耗）。生理状况下，进食减少和体重下降会抑制 leptin 的分泌；荷瘤状态下此负反馈机制被打破。由肿瘤分泌或机体免疫系统反应产生大量的细胞因子，如 TNF-α、IL-1、IL-6：①这些细胞因子可提高 leptin mRNA 在脂肪组织的表达和血浆水平；②这些细胞因子在结构上与 leptin 相似，可作用于下丘脑 ob- 受体，产生类似 leptin 的效应——抑制促食欲神经肽表达，刺激抑食欲神经肽表达，导致厌食、肌肉萎缩、体重下降的恶病质状态。

　　生长激素释放肽（ghrelin）。ghrelin 是生长激素释放激素受体 -1a（growth hormone secretagogue receptor-1a，GHSR-1a）的天然配体，是一种促食欲肽，又称脑肠肽，因最早从胃中发现，又称胃饥饿素。研究发现，神经内分泌癌、胃癌、肺癌合并恶病质患者，ghrelin 升高，有助于促进患者食欲。其作用机制如下：① ghrelin 存在酰化及去酰化两种形式；②酰化 ghrelin 与下丘脑弓状核 NPY/AgRP 神经元上的 GHSR-1a 结合，刺激食欲、促进生长激素（GH）的释放；③ ghrelin 直接作用于骨骼肌，防止肌肉萎缩，这种活性独立于 GHSR-1a，对食欲和 GH 释放没有影响，由非乙酰化形式的 ghrelin 发挥作用。研究显示，ghrelin 通过非 GHSR-1a 依赖途径抑制阿霉素诱导的骨骼肌细胞凋亡[43]。因此，酰化和非酰化形式的 ghrelin 都有治疗骨骼肌萎缩的潜力[44]。生理情况下，当机体饥饿或能量消耗大于摄入时，血浆 ghrelin 水平升高，同时下丘脑弓状核 NPY/AgRP 神经元的 GHSR-1a 受体表达升高，刺激食欲；在进餐后 1 h，血浆 ghrelin 水平迅速降低。在荷瘤情况下，大鼠血浆中酰化 ghrelin 水平升高，但出现 ghrelin 抵抗现象，即刺激食欲作用下降。多项研究表明，注射 ghrelin 是治疗恶病质的有效方法，可能通过恢复正能量平衡来改善肌肉量和肌肉功能。

　　5- 羟色胺（5-hydroxytryptamine，5-HT）。血浆及大脑中色氨酸（5-HT 的前体）升高，增强肿瘤恶病质 5-HT 活性；5-HT 与 POMC 神经元上的 5-HT2C 受体亚型结合，刺激 POMC 神经元，使 α-MSH 水平升高，从而激动黑皮质素受体，引起饱腹感、进食量减少。

总之，多种因素共同作用促使机体产生炎症，诱导蛋白质降解或细胞凋亡，进一步影响肿瘤恶病质的发生发展。

6.3.6 肠道屏障功能障碍

在肿瘤期间经常观察到肠道屏障功能障碍，除肿瘤相关原因外，部分原因是放疗和（或）化疗的影响。这由肠道上皮屏障的破裂和渗漏引起，利于细菌细胞壁成分（内毒素或 LPS）或完整的细菌进入循环，进而导致全身性炎症[1]。

肠壁上巨噬细胞浸润或肿瘤生长通过改变上皮紧密连接来影响胃肠道通透性。紧密连接蛋白如 ZO1 和 occludin 的减少增加了肠道的通透性，允许 LPS 等大分子进入淋巴循环。此外，肠道屏障功能障碍还与营养物质吸收不良、腹泻和其他并发症相关，导致肿瘤患者负能量平衡。

6.3.7 组织器官间的交流

6.3.7.1 大脑介质和肿瘤厌食症 一项纳入 1853 例肿瘤患者的研究未发现导致食欲下降的常见基因异常，因此，越来越清晰地表明，循环细胞因子和肿瘤源性因子的增加，以及神经内分泌变化（比如下丘脑炎症），是调节肿瘤恶病质患者食欲抑制的关键信号。

下丘脑炎症与全身炎症反应相关，而全身炎症反应主要由促炎细胞因子介导。下丘脑炎症已被证明深刻地改变了下丘脑核的活动，下丘脑核参与能量稳态的调节。有研究显示，GDF-15 作用于大脑的食欲调节中心，导致厌食症，随着时间的推移导致恶病质，进而影响肿瘤患者的体重下降和死亡率。2018 年的一项研究显示，脑干胰高血糖素样肽 1（glucagon-like peptide 1，GLP1）信号通路似乎在大鼠肿瘤厌食症中起作用。GLP1 刺激胰岛素的分泌，主要在肠道产生，也由一些脑干神经元对膳食作出反应而产生。因此，GLP1 很好地反映了肠-脑间的交流。特别是，下丘脑内的促炎细胞因子似乎可以抑制下丘脑噬菌体神经元的活性，同时通过增加可用的血清素来增强下丘脑厌食神经元的活性。因此，下丘脑炎症是肿瘤患者常见的厌食症的基础。

下丘脑还参与调节肿瘤恶病质的代谢改变，比如 IL-1β 通过激活下丘脑-垂体-肾上腺轴导致糖皮质激素的释放，从而刺激骨骼肌蛋白质降解；下丘脑可能通过黑皮质素系统的神经元输出导致肌肉萎缩。

总之，大脑是肿瘤患者能量平衡改变的关键器官，大脑介质积极参与了肿瘤厌食症和代谢变化。

6.3.7.2　骨骼肌和脂肪组织之间的交流　骨骼肌产生和释放自身、旁位和内分泌介质被称为肌因子，类似于脂肪组织产生的脂肪因子。这些分泌因子可能对非肌肉组织产生深远的影响。从肌肉和脂肪组织释放的信号可以相互参与到脂肪和肌肉组织量的调节。比如，骨骼肌释放的肌因子 IL-6 和 IL-15，会干扰脂质代谢；同样的，白色脂肪细胞释放的脂肪因子 TNF-α 直接影响肌肉代谢。研究表明，肌因子和脂肪因子平衡的改变可能与肿瘤恶病质相关。有研究发现，脂肪的分解先于骨骼肌蛋白质的分解。抑制脂肪分解导致骨骼肌保存这一事实表明，在脂肪细胞甘油三酯分解过程中产生的一些信号可能激活肌肉蛋白质的水解。由于游离脂肪酸是脂解的最终产物，提示其是促进肌肉消耗的重要信号。

许多途径参与白色脂肪组织（white adipose tissue，WAT）褐变的调控。比如，鸢尾素，一种运动后在骨骼肌和脂肪组织中合成的蛋白质，能够刺激 WAT 褐变。鸢尾素的释放与转录共激活因子 PGC-1α 有关。有趣的是，myostatin 阻滞剂可激活 PGC-1α-鸢尾素途径驱动的 WAT 褐变。除了肌因子，骨骼肌分泌的某些代谢物也可激活 WAT 褐变，比如，乳酸（从肿瘤释放的葡萄糖代谢产物）可诱导小鼠和人体脂肪细胞产热基因表达。

脂肪细胞浸润骨骼肌组织似乎也促进肌肉萎缩。有报道肿瘤患者腹直肌肌细胞内脂滴的增加与体重减轻相关[1]。

6.3.7.3　骨骼肌和骨骼之间的交流　在许多肿瘤患者中可观察到肌肉和骨骼的丢失和功能障碍（骨量减少或骨质疏松）同时存

在。事实上，骨丢失是肿瘤恶病质的一个特征，这取决于肿瘤的类型、负荷和分期。骨源性因子在肿瘤恶病质中对骨骼肌萎缩的作用是一个新兴的领域。

在骨转移性肿瘤中，转移导致破骨细胞激活，通过骨质溶解释放 TGF-β。此外，SMAD3 磷酸化（TGF-β 信号传递到细胞核的关键步骤，在荷瘤恶病质动物的肌肉中增强）代表了骨质溶解调节肌肉丢失的一种新机制。这些数据证实存在骨骼肌-骨骼之间的交流。

一个有趣的发现是，在肿瘤患者，高钙血症与生存率降低独立相关。

现在人们已经认识到，骨骼肌可以通过多种方式调节骨量，而不仅仅是通过机械负荷。一项溶骨性肿瘤小鼠模型的研究显示，骨骼肌无力与 ryanodine 受体 1（ryanodine receptor 1，RyR1）氧化相关。RyR1 位于肌质网膜上的钙释放通道，是骨骼肌和心肌细胞兴奋-收缩偶联过程的关键蛋白质。在肌肉正常收缩期间，RYR1 被激活，这导致肌质网释放钙和肌肉收缩。然后，在肌肉松弛过程中，由肌质网 / 内质网钙 ATP 酶（sarcoplasmic/endoplasmic reticulum calcium ATPase，SERCA）将钙泵回肌质网。RyR1 的生理氧化在骨骼肌中是一种正常的信号，而在肿瘤恶病质中观察到的 RyR1 的病理氧化会导致钙通道渗漏和肌肉无力。这种恶病质相关的氧化增强受还原型烟酰胺腺嘌呤二核苷酸磷酸（NADPH）氧化酶的调节，后者是一种组成型活化的氧化酶和 TGF-β 靶基因。

此外，有一组研究表明，肌肉和骨骼代谢都受到神经元信号和骨骼信号通路的调节，影响肌肉对骨的交流，以及可能的骨对肌肉的交流。虽然这种交流发生在正常生理条件下，但可能与恶病质发病机制相关。比如，骨骼肌过度分泌 IL-15 可减少骨丢失，但在恶病质期间，IL-15 的分泌是异常的[1]。

6.4 针对蛋白质代谢异常的治疗策略

骨骼肌不仅严重影响肿瘤患者的生命质量和抗肿瘤治疗的耐

受性，而且是患者不良临床结局和生存时间的独立决定因素。了解恶病质肌肉丢失的根本原因对于制定保存肌肉量和肌肉功能的策略和疗法至关重要。目前的主要干预措施包括筛查肌少症、营养支持（重点是高质量蛋白质）、运动锻炼以及药物干预等方式。仅营养补充可能无法逆转恶病质引起的肌肉丢失，若结合促合成代谢制剂，可能可以减缓肌肉丢失。很多干预措施仍处于探索阶段，有待更多循证研究的支持。

6.4.1　筛查肌少症

恶病质造成的后果比较严重且尚无有效干预手段逆转其进程，所以肿瘤患者一旦确诊定期检测其体成分显得尤为重要。应动态观察患者骨骼肌变化，尽早发现并及时干预肌少症。

6.4.2　促进食欲

详见本书第 11 章"肿瘤恶病质的药物治疗"。

6.4.3　补充氨基酸 / 蛋白质

由于肿瘤恶病质的特征是蛋白质减少，因此提高蛋白质供给、补充优质蛋白质、水解蛋白质等是一个最直接的治疗手段。研究表明肿瘤恶病质患者在体重下降时合成代谢仍可能存在，但常规营养补充剂往往无法有效刺激肌肉蛋白质的合成，可以通过特殊的营养补充剂（含鱼油、高蛋白、亮氨酸和特定低聚糖）来促进肌肉蛋白质合成[45]。

对于能够自主进食的患者，可以提高饮食的蛋白质比例或应用含免疫营养素及微生态制剂的口服营养补充剂。有研究显示，高蛋白饮食喂养小鼠时，肿瘤生长缓慢，血糖、胰岛素及乳酸水平均降低，低糖高蛋白喂养具有协同抗肿瘤效应；添加鱼油、微量营养素和益生菌的口服营养补充制剂较普通制剂可以更好地稳定头颈癌恶病质患者的体重[46]；口服水解蛋白质较整蛋白更易消化、吸收，餐后氨基酸利用率更高，改善氮平衡更快，使得蛋白质更多地参与肌肉蛋白质合成[47]。BCAA 可促进蛋白质合成、抑制蛋白质分解，改善患者食欲，增加膳食摄入。研究发现，给予腹腔腺癌患者富含 BCAA 的全肠外营养（TPN），患者蛋白质和血清白蛋白的合成均增加[48]。n-3 多不饱和脂肪酸（n-3 polyunsaturated fatty acids，n-3 PUFA）有抗炎作用，Fearon 等[49]开展的一项国际、多中心、随机对照研究，观察到富含 n-3 多不饱和脂肪酸（n-3 PUFA）和抗氧化剂（维生素 A、维生素 E、维生素 C 和硒）的口服营养补充剂可改善胰腺癌患者的体重、瘦体重和生命质量[49]。此外，摄入左旋肉碱可改善肿瘤恶病质患者的食欲、增加瘦体重和缓解疲劳[50]。

因肿瘤生长过程中对必需氨基酸的需求很大，人们已经试图通过改变摄入饮食的氨基酸组成引起一种氨基酸失衡的状态，来抑制肿瘤的发展。已经有研究表明，维持缬氨酸耗尽的饮食可使大鼠肿瘤生长延迟；然而，这对宿主的营养状态也产生了负面的影响。

对于大多数肿瘤恶病质患者，并非总能及时发现其饮食摄入不足情况，并且口服营养补充剂通常依从性较低，在部分患者，口服营养补充剂仅用于进餐时间代替食物摄入，因此，针对肿瘤恶病质患者，积极的营养管理非常重要[51]。具体营养治疗策略是增加蛋白质（特别是 BCAA 等必需氨基酸）、n-3 PUFA 以及左旋肉碱的摄入。

6.4.4 运动锻炼

详见第 9 章"肿瘤恶病质的多模式管理"9.2.4 部分。

6.4.5 抑制肌肉分解

如前所述，UPP 和 ALP 在蛋白质分解系统中起重要作用。已证明阻断泛素依赖的蛋白质水解系统时（比如，使用蛋白酶体抑制剂硼替佐米）可保留肌肉，但阻断自噬会导致肌无力和肌纤维紊乱。UPP 中泛素-蛋白连接酶（E3）起关键的作用，对 UPP 的降解效率和特异性起到了决定性作用，可针对此设计靶向药物[52]，比如 β2 受体激动剂（特别是克伦特罗）能够抑制 UPP 的激活、抑制骨骼肌 BCAA 氧化。

泛素-蛋白质连接酶（E3）MAFbx 或 MuRF-1 在肌肉萎缩过程中被显著诱导表达。也可通过抑制 MAFbx 或 MuRF-1 的表达来抑制 UPP，防止骨骼肌萎缩[14]。Cohen 等[53]发现 MuRF-1 可选择性促进肌节粗丝的泛素化，如肌球蛋白重链（MYH），抑制 MuRF-1 足以维持这种重要的肌节蛋白（细丝的减少不通过 MuRF1 机制）。抑制 NF-κB 可使肌肉丢失显著减少，动物实验证实部分是通过阻滞 MuRF-1 的上调。在小鼠模型中，TRAF6 的缺失可以预防肿瘤恶病质，这是骨骼肌萎缩的一种新机制，提示 TRAF6 是预防骨骼肌萎缩的重要治疗靶点。肿瘤恶病质骨骼肌减少中 UPP 和 ALP 存在交互作用，针对这种交互作用，可为将来发展新型药物促进肌肉生长，防止肌肉萎缩，改善恶病质状态提供思路和靶点。

myostatin 过表达可使成年小鼠表现出与恶病质患者相似的肌肉萎缩和脂肪消耗，这表明 myostatin 是治疗恶病质的潜在药理学靶点[54]。2016 年 12 月上海生命科学研究院营养科学研究所丁秋蓉研究组发表的研究成果提出，通过 CRISPR/Cas9 技术，特异性靶向敲除肌肉组织中的 myostatin，可以达到延缓严重肌肉萎缩患者肌肉萎缩的目的[55]。

ActRⅡB 是 myostatin、激活素 A 的受体，主要调节肌肉生长。ActRⅡB 通路阻断剂阻断了肌肉中泛素-蛋白酶体途径的激活和特异性泛素-蛋白质连接酶的诱导。基于肿瘤恶病质患者伴有高水平激活素 A，ActRⅡB 拮抗剂是治疗肿瘤恶病质的一种有前途的新方法。有研究报道，通过 sActRⅡB（ActRⅡB 的一种可溶性形式）治疗，可以失活 myostatin 和其他 TGF-β 家族蛋白，从而减轻荷瘤小鼠肿瘤恶病质的症状。

Kir 等[56]应用 Lewis 肺癌恶病质模型证明，肿瘤源性甲状旁腺激素相关蛋白（parathyroid hormone-related protein，PTHrP）通过驱动脂肪组织中产热相关基因的表达，在肌肉消耗中起重要作用。中和荷瘤小鼠体内 PTHrP 可阻止脂肪组织褐变以及肌肉量和肌肉力量的损失。提示中和 PTHrP 的治疗可能有希望改善肿瘤恶病质并提高患者生存率。

此外，研究显示，PIF 拮抗剂可预防肿瘤患者肌肉丢失。脂肪酸诱导的氧化应激可作为预防肿瘤恶病质的靶点，肿瘤恶病质患者的血清 Ataxin-10 水平会升高，这可能是心脏萎缩的潜在治疗靶点。

6.4.6 促进肌肉肥大

促进肌肉生长的治疗策略有：① IGF-1 治疗可以抵消 myostatin 的抗分化作用，表明 IGF-1/Akt 通路优于肌生长抑制素通路。② eIF3-f 是肌肉萎缩期间 MAFbx 的关键靶点，在骨骼肌肥大中起主要作用，eIF3-f 似乎是一个有吸引力的治疗肌肉萎缩的靶点。③在肿瘤条件下，减少 Pax7 或外源性增加其下游靶点 MyoD，可通过恢复细胞分化和与受损纤维的融合来逆转消耗。④研究肿瘤恶病质中肌肉组织和非肌肉组织间通信的影响，有助于开发新的治疗策略。

6.4.7 抗炎类药物

引起肿瘤患者体重减轻的机制多种多样，包括营养摄入减少、炎症反应、代谢异常和能量消耗增加。炎症反应是恶病质期间的共同特征，在体重丢失患者中炎症反应强烈，炎症反应介导了高分解代谢，消耗了大量能量、肌肉及脂肪组织，促进肿瘤恶病质的发生发展。

6.4.7.1 靶向促炎细胞因子 多种促炎细胞因子（比如 TNF-α、IL-6、IL-1 以及 IFN-γ 等）参与了肿瘤恶病质的发生，炎性反应的强弱与患者生存期及预后呈负相关。因此，阻断炎症反应可能对肌肉萎缩有积极的作用。利用细胞因子拮抗剂或抑制细胞因子合成可能逆转恶病质体重下降及骨骼肌消耗；通过药物干预细胞因子的表达或细胞因子信号的神经传导也可能是一种有效的治疗策略[34]。比如，IL-6 可以引发肌肉萎缩，体重下降；TNF-α 可以通过 IL-6 的介导，抑制肌肉蛋白质的合成和减少瘦体重的增加。应用 IL-6 免疫单抗可抑制恶病质的发展，应用 TNF-α 合成抑制剂（沙利度胺、己酮可可碱、罗利普兰）可能逆转肿瘤恶病质相关的代谢异常。

6.4.7.2 *n*-3 多不饱和脂肪酸 *n*-3 PUFA 是一种亚麻酸类必需

脂肪酸，主要包括二十二碳六烯酸（docosahexaenoic acid，DHA）和二十碳五烯酸（eicosapentaenoic acid，EPA），有抗炎效应，可以有效抑制恶病质相关细胞因子的产生，减轻机体炎性状态、改善异常代谢、纠正恶病质相关症状以及增加体重。EPA 有抗炎、减少 PIF 的产生、阻止骨骼肌分解的作用。n-3 PUFA、EPA 应用于恶病质有较多的临床研究[46, 57-58]。Shirai Y[58] 等发现富含鱼油的营养可能改善胃肠道肿瘤恶病质患者的炎症状态、瘦体重，增加化疗耐受性，改善患者预后；Solís-Martínez O[59] 等发现头颈癌患者在抗肿瘤治疗期间补充 EPA 2 克 / 天，可调节血清促炎细胞因子、体重、瘦体重，并改善生命质量。

6.4.7.3 传统抗炎药物 下调炎性反应可在一定程度上延缓肿瘤恶病质的进程。研究发现[60-61]，非甾体抗炎药，比如选择性环氧合酶（COX）-2 抑制剂，单独应用或与甲羟孕酮、口服营养补充剂联合应用，能够延缓肿瘤恶病质患者的体重减轻，对维持患者的体能状态（performance status）有一定效果。体外试验提示[62]，非甾体抗炎药抑制环氧化酶可增强 EPA 的抗肠癌作用，尤其是肿瘤内环氧化酶的抑制可能对这种药物–营养的相互作用至关重要。一项前瞻性 II 期临床研究结果显示[63]，24 例晚期肿瘤患者应用塞来昔布 300 mg/d 治疗 4 个月后，其 TNF-α 降低、瘦体重增加、握力增加，生命质量改善，格拉斯哥预后评分（GPS）下降。

6.4.7.4 调控 NF-κB 途径的药物 NF-κB 在炎症反应中具有中枢性作用，所有炎症反应类型中均可见 NF-κB 活性增高，当其活性被抑制后炎症的病理过程也被阻止，因此，抑制 NF-κB 信号通路的激活是一种有效的抗炎策略。在结肠 26 荷瘤小鼠实验中，NF-κB 抑制剂吡咯烷二硫代氨基甲酸盐（pyrrolidine dithiocarbamate，PDTC）可有效地改善恶病质，即通过抑制肿瘤组织 NF-κB 的激活，进而抑制促炎细胞因子 IL-6 的合成，从而改善恶病质[64]。蛋白酶体抑制剂 MG132 可以降低 NF-κB 的活性和增加核因子 κB 抑制蛋白 α（IκBα）的 mRNA 水平，并降低血清 TNF-α 和 IL-6 水平，提示其对恶病质有潜在的治疗和预防作用[65]。这些动物实验研究提示 NF-κB 途径的激活在肿瘤恶病质中起重要作用，但目前尚缺乏临床应用数据。

6.4.7.5　靶向器官间分子通信的药物　虽然一些关键的代谢途径（比如，脂肪组织脂解和骨骼肌蛋白降解）可能是治疗的理想靶点，但没有一种药物能完全成功地治疗肿瘤恶病质。比如，ghrelin 类似物阿那莫林可以改善瘦体重，但不能改善肿瘤恶病质患者的肌肉功能。选择理想的组合不仅需要考虑影响骨骼肌代谢途径的阻断，还应该考虑一些参与器官间通信的分子。比如，肠道微生物群被认为是肌肉萎缩的一个新的治疗靶点。在寻找针对脂肪-骨骼肌轴的新治疗方法时，研究人员应该考虑到脂肪分解对激活肌肉消耗的可能作用。此外，骨源性因子在肿瘤骨骼肌萎缩中起着重要作用，靶向骨源性因子可能代表了一种良好的治疗方法来阻止肿瘤恶病质。

肿瘤恶病质的治疗可分为两种不同的类别：一种旨在改善食物摄入量，另一种旨在使代谢紊乱正常化。由于恶病质的多因素影响，任何基于增加食物摄入量的治疗方法都必须与药物策略相结合，以抵抗炎症反应和防止骨骼肌的代谢异常。此外，时机非常重要，在设计治疗方法时必须认真考虑。任何营养/代谢/药物治疗都应该在疾病过程的早期，在严重的体重减轻发生之前开始。因此，一个明确的研究方向是，探索生物学、免疫学、化学、遗传学或行为学上识别恶病质的非侵入性标志物。这些标志物，除了用于识别恶病质前期，还可作为恶病质预后判断、治疗成功的检测指标。

而对于大多数接受姑息性治疗的肿瘤恶病质患者来说，他们往往已经进入恶病质难治期，在对中国恶病质患者的姑息性治疗中需要考虑这一点，良好的姑息治疗本身就是减轻终末期患者恶病质相关症状的最好策略。应由有经验的肿瘤科医生评估，评估内容包括是否对抗肿瘤治疗抗拒，以及代谢异常促进肿瘤发展的严重程度。恶病质难治期的治疗目标不再是逆转体重的下降或单纯补充某种营养素，而是着重于有效治疗恶病质相关症状，减轻疼痛及其他躯体症状。

参考文献

［1］Argilés JM, Stemmler B, López-Soriano FJ, et al. Inter-tissue communication in cancer cachexia. Nat Rev Endocrinol. 2018, 15（1）: 9-20.

［2］Evans WJ. Skeletal muscle loss: cachexia, sarcopenia, and inactivity. Am J Clin Nutr. 2010, 91（4）: 1123S-1127S.

［3］Tisdale MJ. Mechanisms of cancer cachexia. Physiol Rev, 2009, 89（2）: 381-410.

［4］Tisdale MJ. Cancer cachexia. Curr Opin Gastroenterol. 2010, 26（2）: 146-151.

［5］Argilés JM. The 2015 ESPEN Sir David Cuthbertson lecture: Inflammation as the driving force of muscle wasting in cancer. Clin Nutr, 2017, 36（3）: 798-803.

［6］Argilés JM, Busquets S, Stemmler B, et al. Cancer cachexia: understanding the molecular basis. Nat Rev Cancer, 2014, 14（11）: 754-762.

［7］Argilés JM, Alvarez B, López-Soriano FJ. The metabolic basis of cancer cachexia. Med Res Rev. 1997, 17（5）: 477-498.

［8］Tian M, Nishijima Y, Asp ML, et al. Cardiac alterations in cancer-induced cachexia in mice. Int J Oncol, 2010, 37（2）: 347-353.

［9］Mühlfeld C, Das SK, Heinzel FR, et al. Cancer induces cardiomyocyte remodeling and hypoinnervation in the left ventricle of the mouse heart. PLoS One, 2011, 6（5）: e20424.

［10］Zhou XL, Wang JL, Lu J, et al. Reversal of cancer cachexia and muscle wasting by ActRⅡB antagonism leads to prolonged survival. Cell, 2010, 142（4）: 531-543.

［11］Yoon HG, Oh D, Ahn YC, et al. Prognostic Impact of Sarcopenia and Skeletal Muscle Loss During Neoadjuvant Chemoradiotherapy in Esophageal Cancer. Cancers（Basel）, 2020, 12（4）: 925.

［12］MacDonald AJ, Johns N, Stephens N, et al. Habitual Myofibrillar Protein Synthesis Is Normal in Patients with Upper GI Cancer Cachexia. Clin Cancer Res, 2015, 21（7）: 1734-1740.

［13］Qiu J, Thapaliya S, Runkana A, et al. Hyperammonemia in cirrhosis induces transcriptional regulation of myostatin by an NF-κB-mediated mechanism. Proc Natl Acad Sci USA, 2013, 110（45）: 18162-18167.

［14］Rom O, Reznick AZ. The role of E3 ubiquitin-ligases MuRF-1 and MAFbx in loss of skeletal muscle mass. Free Radic Biol Med, 2016, 98: 218-230.

［15］Lagirand-Cantaloube J, Offner N, Csibi A, et al. The initiation factor eIF3-f is a major target for atrogin1/MAFbx function in skeletal muscle atrophy.

EMBO J, 2008, 27（8）: 1266-1276.

[16] Clarke BA, Drujan D, Willis MS, et al. The E3 Ligase MuRF1 degrades myosin heavy chain protein in dexamethasone-treated skeletal muscle. Cell Metab, 2007, 6（5）: 376-385.

[17] Paul PK, Gupta SK, Bhatnagar S, et al. Targeted ablation of TRAF6 inhibits skeletal muscle wasting in mice. J Cell Biol, 2010, 191（7）: 1395-1411.

[18] Bilodeau PA, Coyne ES, Wing SS. The ubiquitin proteasome system in atrophying skeletal muscle: roles and regulation. Am J Physiol Cell Physiol, 2016, 311（3）: C392-C403.

[19] Yang Y, Klionsky DJ. Autophagy and disease: unanswered questions. Cell Death Differ, 2020, 27（3）: 858-871.

[20] Rohm M, Zeigerer A, Machado J, et al. Energy metabolism in cachexia. EMBO Rep, 2019, 20（4）: e47258.

[21] Nicolas, Tardif, Maria, et al. Autophagic-lysosomal pathway is the main proteolytic system modified in the skeletal muscle of esophageal cancer patients. Am J Clin Nutr, 2013, 98（6）: 1485-1492.

[22] Aversa Z, Pin F, Lucia S, et al. Autophagy is induced in the skeletal muscle of cachectic cancer patients. Sci Rep, 2016, 6: 30340.

[23] Dikicl I. Proteasomal and Autophagic Degradation Systems. Annu Rev Biochem, 2017, 86: 193-224.

[24] Fukawa T, Yan-Jiang BC, Min-Wen JC, et al. Excessive fatty acid oxidation induces muscle atrophy in cancer cachexia. Nat Med, 2016, 22（6）: 666-671.

[25] Schäfer M, Oeing CU, Rohm M, et al. Ataxin-10 is part of a cachexokine cocktail triggering cardiac metabolic dysfunction in cancer cachexia. Mol Metab, 2015, 5（2）: 67-78.

[26] He WA, Calore F, Londhe P, et al. Microvesicles containing miRNAs promote muscle cell death in cancer cachexia via TLR7. Proc Natl Acad Sci USA, 2014, 111（12）: 4525-4529.

[27] Glass DJ. Signaling pathways perturbing muscle mass. Curr Opin Clin Nutr Metab Care, 2010, 13（3）: 225-229.

[28] Sartori R, Schirwis E, Blaauw B, et al. BMP signaling controls muscle mass. Nat Genet, 2013, 45（11）: 1309-1318.

[29] Hitachi K, Tsuchida K. Role of microRNAs in skeletal muscle hypertrophy. Front Physiol, 2014, 4: 408.

[30] He WA, Berardi E, Cardillo VM, et al. NF-κB-mediated Pax7 dysregulation in the muscle microenvironment promotes cancer cachexia. J Clin Invest, 2013,

123（11）：4821-4835.

［31］Johns N，Stretch C，Tan BHL，et al. New genetic signatures associated with cancer cachexia as defined by low skeletal muscle index and weight loss. J Cachexia Sarcopenia Muscle，2017，8（1）：122-130.

［32］Argilés JM，Busquets S，Toledo M，et al. The role of cytokines in cancer cachexia. Curr Opin Support Palliative Care，2009，3（4）：263-268.

［33］Bye A，Wesseltoft-Rao N，Iversen P O，et al. Alterations in inflammatory biomarkers and energy intake in cancer cachexia：a prospective study in patients with inoperable pancreatic cancer. Med Oncol，2016，33（6）：54.

［34］Ramos EJB，Suzuki S，Marks D，et al. Cancer anorexia-cachexia syndrome：cytokines and neuropeptides. Curr Opin Clin Nutr Metab Care，2004，7（4）：427-434.

［35］Aoyagi T，Terracina KP，Raza A，et al. Cancer cachexia，mechanism and treatment. World J Gastrointest Oncol，2015，7（4）：17-29.

［36］Guttridge DC，Mayo MW，Madrid LV，et al. NF-KappaB-induced loss of MyoD messenger RNA：possible role in muscle decay and cachexia. Science，2000，289（5488）：2363-2366.

［37］Michaelis KA，Zhu X，Burfeind KG，et al. Establishment and characterization of a novel murine model of pancreatic cancer cachexia. J Cachexia Sarcopenia Muscle，2017，8（5）：824-838.

［38］Schnyder S，Handschin C. Skeletal muscle as an endocrine organ：Pgc-1α，myokines and exercise. Bone，2015，80：115-125.

［39］Miura T，Mitsunaga S，Ikeda M，et al. Characterization of patients with advanced pancreatic cancer and high serum interleukin-6 levels. Pancreas，2015，44（5）：756-763.

［40］Tisdale MJ. Are tumoral factors responsible for host tissue wasting in cancer cachexia? Future Oncol，2010，6（4）：503-513.

［41］Chen JL，Walton KL，Winbanks CE，et al. Elevated expression of activins promotes muscle wasting and cachexia. FASEB J，2014，28（4）：1711-1723.

［42］Braun TP，Grossberg AJ，Krasnow SM，et al. Cancer-and endotoxin-induced cachexia require intact glucocorticoid signaling in skeletal muscle. FASEB J，2013，27（9）：3572-3582.

［43］Yu AP，Pei XM，Sin TK，et al. Acylated and unacylated ghrelin inhibit doxorubicin-induced apoptosis in skeletal muscle. Acta Physiol，2014，211（1）：201-213.

［44］Reano S，Graziani A，Filigheddu N. Acylated and unacylated ghrelin administration to blunt muscle wasting. Curr Opin Clin Nutr Metab Care，

2014, 17 (3), 236-240.

[45] Deutz NEP, Safar A, Schutzler S, et al. Muscle protein synthesis in cancer patients can be stimulated with a specially formulated medical food. Clin Nutr, 2011, 30 (6): 759-768.

[46] Yeh KY, Wang HM, Chang JWC, et al. Omega-3 fatty acid-, micronutrient-, and probiotic-enriched nutrition helps body weight stabilization in head and neck cancer cachexia. Oral Surg Oral Med Oral Pathol Oral Radiol, 2013; 116 (1): 41-48.

[47] Koopman R, Crombach N, Gijsen AP, et al. Ingestion of a protein hydrolysate is accompanied by an accelerated in vivo digestion and absorption rate when compared with its intact protein. Am J Clin Nutr, 2009, 90 (1): 106-115.

[48] Hunter DC, Weintraub M, Blackburn GL, et al. Branched chain amino acids as the protein component of parenteral nutrition in cancer cachexia. Br J Surg, 1989, 76 (2): 149-153.

[49] Fearon KCH, Meyenfeldt MFV, Moses AGW, et al. Effect of a protein and energy dense N-3 fatty acid enriched oral supplement on loss of weight and lean tissue in cancer cachexia: a randomised double blind trial. Gut, 2003, 52 (10): 1479-1486.

[50] Gramignano G, Lusso MR, Madeddu C, et al. Efficacy of l-carnitine administration on fatigue, nutritional status, oxidative stress, and related quality of life in 12 advanced cancer patients undergoing anticancer therapy. Nutrition, 2006, 22 (2): 136-145.

[51] Hébuterne X, Lemarié E, Michallet M, et al. Prevalence of malnutrition and current use of nutrition support in patients with cancer. JPEN J Parenter Enteral Nutr, 2014, 38 (2): 196-204.

[52] Bruggeman AR, Kamal AH, LeBlanc TW, et al. Cancer Cachexia: Beyond Weight Loss. J Oncol Pract, 2016, 12 (11): 1163-1171.

[53] Cohen S, Brault JJ, Gygi SP, et al. During muscle atrophy, thick, but not thin, filament components are degraded by MuRF1-dependent ubiquitylation. J Cell Biol, 2009, 185 (6): 1083-1095.

[54] Zimmers TA, Davies MV, Koniaris LG, et al. Induction of cachexia in mice by systemically administered myostatin. Science, 2002, 296 (5572): 1486-1488.

[55] Wei Y, Chen Y, Qiu Y, et al. Prevention of muscle wasting by CRISPR/ Cas9-mediated disruption of myostatin in vivo. Mol Ther, 2016, 24 (11): 1889-1891.

[56] Kir S, White JP, Kleiner S, et al. Tumour-derived PTH-related protein triggers adipose tissue browning and cancer cachexia. Nature, 2014, 513

（7516）: 100-104.

[57] Feijó PM, Rodrigues VD, Viana MS, et al. Effects of ω-3 supplementation on the nutritional status, immune, and inflammatory profiles of gastric cancer patients: A randomized controlled trial. Nutrition, 2019, 61: 125-131.

[58] Shirai Y, Okugawa Y, Hishida A, et al. Fish oil-enriched nutrition combined with systemic chemotherapy for gastrointestinal cancer patients with cancer cachexia. Sci Rep, 2017, 7（1）: 4826.

[59] Solís-Martínez O, Plasa-Carvalho V, Phillips-Sixtos G, et al. Effect of Eicosapentaenoic Acid on Body Composition and Inflammation Markers in Patients with Head and Neck Squamous Cell Cancer from a Public Hospital in Mexico. Nutr Cancer, 2018, 70（4）: 663-670.

[60] Lai V, George J, Richey L, et al. Results of a pilot study of the effects of celecoxib on cancer cachexia in patients with cancer of the head, neck, and gastrointestinal tract. Head Neck, 2008, 30（1）: 67-74.

[61] Cerchietti LCA, Navigante AH, Peluffo GD, et al. Effects of celecoxib, medroxyprogesterone, and dietary intervention on systemic syndromes in patients with advanced lung adenocarcinoma: a pilot study. J Pain Symptom Manage, 2004, 27（1）: 85-95.

[62] Volpato M, Ingram N, Perry SL, et al. Cyclooxygenase activity mediates colorectal cancer cell resistance to the omega-3 polyunsaturated fatty acid eicosapentaenoic acid. Cancer Chemother Pharmacol, 2021, 87（2）: 173-184.

[63] Mantovani G, Macciò A, Madeddu C, et al. Phase Ⅱ nonrandomized study of the efficacy and safety of COX-2 inhibitor celecoxib on patients with cancer cachexia. J Mol Med（Berl）, 2010, 88（1）: 85-92.

[64] Nai YJ, Jiang ZW, Wang ZM, et al. Prevention of cancer cachexia by pyrrolidine dithiocarbamate（PDTC）in colon 26 tumor-bearing mice. JPEN J Parenter Enteral Nutr, 2007, 31（1）: 18-25.

[65] Zhang L, Tang H, Kou Y, et al. MG132-mediated inhibition of the ubiquitin-proteasome pathway ameliorates cancer cachexia. J Cancer Res Clin Oncol, 2013, 139（7）: 1105-1115.

7

肿瘤恶病质脂质代谢改变及治疗

脂肪组织是机体重要的内分泌器官，有内分泌和旁分泌（局部分泌）功能[1-3]，有机械缓冲和储存能量的作用[4-5]。它从食欲、炎症、胰岛素敏感性和脂质代谢等多个方面调节机体能量平衡和体内稳态[6]。研究发现，肿瘤恶病质患者脂质代谢发生了改变，脂肪组织与肿瘤之间存在着密切联系[7-8]。

7.1 人体脂肪组织

根据分布，人体脂肪组织分为皮下脂肪组织（subcutaneous adipose tissue，SCAT）和内脏脂肪组织（visceral adipose tissue，VAT）。两者的功能存在明显差异，多余能量在 SCAT 积聚，SCAT 占全身脂肪的 80% 左右，瘦素（leptin）主要来源于 SCAT[9]；然而，VAT 代谢更活跃，脂肪分解活性更大，胰岛素抵抗能力更强[10-11]。

根据位置和病理生理特点，人体脂肪组织分为白色脂肪组织（white adipose tissue，WAT）、棕色脂肪组织（brown adipose tissue，BAT）和米色脂肪组织（beige/brite adipose tissue）。WAT 是脂肪组织的最大组成部分，主要以甘油三酯的形式贮存于脂肪并调节游离脂肪酸（free fatty acids，FFAs）[1]；进食后，脂蛋白脂酶（lipoprotein lipase，LPL）分解脂蛋白，释放出 FFAs，它们被酯化成相对惰性的甘油三酯（triglycerides，TG，triacylglycerol or triacylglyceride，TAG），储存于脂滴中。脂肪细胞中 FFAs 进出量恒定，TAG 的含量取决于脂肪生成（TAG 在细胞质中的合成和储存）和脂肪分解（TAG 被水解为 FFAs 和甘油）的净平衡，后者主要受交感神经系统和胰岛素调节[12-13]。在高能量需求时，如禁食和运动，TAG 储存库动员以释放 FFAs，这些 FFAs 被输送到外周组织，通过 β- 氧化生成 ATP[14]。内脏脂肪被认为是有害的 WAT，它与代谢紊乱、心血管疾病和肿瘤的发生相关[15]。BAT 存在于成年人的上背部、颈部、锁骨和肩之间以及脊柱旁，随着年龄的增长而快速退化[1, 16]；BAT 含有丰富的血管树、密集的毛细血管网[6]；棕色脂肪细胞含有大量脂滴和线粒体，其显著的特征是消耗能量，主要是由于线粒体内膜解偶联蛋白 1（UCP1）高表达，以产热的形式消耗能量[17-19]；BAT 通过消耗脂肪酸和葡萄糖来调节能量稳态，在脂质代谢和糖代谢中发挥关键作用[20-21]。经典棕色脂肪细胞来自 myf-5 细胞系，白色脂肪细胞来自非 myf-5 细胞系[22]。多种途径可促使白色脂肪细胞转变为米色脂肪细胞[23-24]，米色脂肪和 BAT 相似，含有大量脂滴和 UCP1 阳性线粒体。在小鼠模型中，多数 WAT 中米色脂肪细胞的形成是机体对环境因素（比如长期暴露于低温）的反应[25]；在多种肿瘤恶病质模型中，米色脂肪细胞的形成可由炎症介质（比如 IL-6）[26]和肿瘤源性因子（比如甲状旁腺激素相关蛋白 PTHrP）[27-28]触发。总之，WAT 和 BAT 的生理功能相反，WAT 通过脂滴积累能量，BAT 通过产热消耗能量，WAT 褐变和 BAT 活化是机体对抗肥胖和代谢综合征的有效方法。

7.2　脂质代谢

机体主要通过脂肪合成和脂肪分解两个途径调节脂质代谢。脂肪组织消耗时，脂肪细胞总数不变而脂肪细胞体积变小[29]。不同病情下脂肪分布模式不同，肥胖、皮质醇增多症主要引起内脏脂肪增多，发生胰岛素抵抗、心血管并发症的风险增加；恶病质或严重营养不良情况下，脂肪组织消耗增加，再加上瘦素（leptin）和其他脂肪因子缺乏，可能导致多器官功能障碍。瘦素是一种由脂肪组织分泌的激素，参与脂肪、糖和能量的代谢调节，使人体进食减少、能量消耗增加，并抑制脂肪细胞合成，使体重减轻。瘦素是一种"脂肪稳定器"，循环中的瘦素水平反映机体的肥胖程度，通过瘦素将信号传递到大脑，调节局部信号和大脑中枢信号，促进外周组织脂质氧化和线粒体生成，从而抑制食物摄入和促进机体能量消耗[30-31]。

7.3 肿瘤恶病质的脂质代谢异常

晚期肿瘤恶病质患者，无论体重如何，脂肪减少均与不良预后相关[32-33]。已证明脂质代谢异常在肿瘤恶病质中占有重要地位[34]。脂肪高分解状态是肿瘤患者和啮齿类动物恶病质的重要特征[35-36]，导致脂肪组织减少、循环 FFAs 升高和高脂血症[37]。大鼠恶病质模型的研究数据显示，脂肪组织的减少出现在食物摄入减少和骨骼肌减少之前[38]。一项胃肠道肿瘤患者体成分（双能 X 线吸收法）相关研究表明，脂肪组织的减少较瘦体重减少发生的更快、更早，优先发生在躯干，其次是腿部和手臂[33]。脂肪组织的减少是由于脂肪储备减少致脂肪细胞明显变小，而不是由于细胞数量的减少（细胞死亡）。脂肪萎缩的机制主要包括内源性脂肪分解增加、脂肪氧化增加、外源性脂肪水解减弱，脂肪生成减少、脂蛋白酶活性降低、脂肪沉积减少和 WAT 褐变等[34, 39]，最终造成机体脂肪减少、体重下降。

7.3.1 白色脂肪组织分解增加

恶病质期间，白色脂肪组织急剧丢失。WAT 脂解活性增加是肿瘤恶病质患者脂肪减少的主要原因，其在肿瘤恶病质病程中具有重要地位[40]。具体机制包括：① WAT 脂解依靠三种脂肪酶，脂肪甘油三酯脂肪酶（adipose triglyceride lipase，ATGL）、激素敏感性脂肪酶（hormone-sensitive triglyceride lipase，HSL）和单甘酯脂肪酶，它们分解甘油三酯释放大量 FFAs 和甘油[41]。大量证据表明，肿瘤恶病质患者 WAT 中 ATGL 和 HSL 过度表达[29, 42]，可促进 WAT

脂解[36, 43]。比较基因识别58（comparative gene identification-58，CGI-58）是ATGL调节机制之一。在高能量需求时，脂肪分解相关介质，比如儿茶酚胺和心房钠尿肽，分别与脂肪细胞上β3-肾上腺素能受体（beta-adrenergic receptor，β3-AR）和心房钠尿肽受体A（natriuretic peptide receptor A，NPRA）结合，激活蛋白激酶A（protein kinase A，PKA）和蛋白激酶G（protein kinase G，PKG），分别促进HSL和紫苏苷A（一种与脂滴相关的结构蛋白）的磷酸化。磷酸化的紫苏苷A导致CGI-58释放，CGI-58与ATGL结合可促使其激活（ATGL是CGI-58激活的唯一脂肪酶）[44]。另一方面，G0S2（G0/S2开关基因2）被认为是ATGL的主要选择性抑制剂，在脂肪组织和分化的脂细胞中高表达。G0S2定位于脂滴并阻止ATGL介导的脂肪降解。此外，G0S2通过其疏水结构域和ATGL的Patatin样结构域发生特异的相互作用，抑制ATGL的活性。内源性G0S2被敲除后，可加速脂肪分解，而G0S2的过度表达降低了脂肪组织的脂解速率。由此，G0S2在体外和体内都能减弱ATGL的作用，并通过这种机制调节TAG水解[45]。磷酸化的HSL能够移位到脂滴中，与ATGL一起加速脂肪分解。ATGL和HSL负责约95%甘油三酯的水解。脂肪分解过程的激活产生大量FFAs，随后被线粒体氧化，因此，在动物模型和恶病质患者中都可以观察到调节线粒体脂质氧化的相关基因表达上调[39, 46]。除典型途径外，还可以通过降解紫苏苷来调节脂肪分解[47]。②在空腹、能量需求增加状态下，脂肪细胞上脂解激素受体的表达明显增加[42]，脂肪细胞对儿茶酚胺和心房钠尿肽的反应增加，这些肽激活脂肪分解。从恶病质患者体内分离得到的脂肪细胞显示出更强的儿茶酚胺和利尿钠肽诱导的脂解作用[29]。③恶病质患者常出现胰岛素抵抗或胰岛素分泌减少[48]，可能是由于肿瘤恶病质状态下，脂肪细胞上胰岛素受体减少或对胰岛素反应低下，机体阻止胰岛素发挥其抗脂肪分解作用。脂肪组织中缺乏胰岛素受体的小鼠模型表现出严重脂肪营养不良，证明胰岛素对维持脂肪组织的重要性[49]。④脂肪动员因子（lipid-mobilizing factor，LMF），是一种锌-α2糖蛋白（Zn-α2-glycoprotein，ZAG），可促进 WAT 分解；通过上调激动型 G 蛋白（Gαs）/ 抑制型 G 蛋白（Gαi）比率和 HSL 的表达量，使机体对脂肪分解刺激物的敏感性增强；可上调 UCPs 的表达[34, 50]。⑤ miRNAs 刺激脂肪组织分解[50]。脂肪细胞 miR-378 的表达与儿茶酚胺刺激脂肪分解密切相关，而抑制 miR-378 的表达减弱了脂肪分解，并降低 LIPE、PLIN1 和 PNPLA2 等基因（一组脂肪分解关键调节因子）的表达。⑥炎症是 WAT 脂解的重要驱动力。肿瘤或脂肪组织产生的促炎细胞因子，比如 IL-6 或 TNF-α 通过直接激活脂解作用和降低胰岛素敏感性来加速脂肪丢失[36, 51-52]，此外，还可促进 WAT 的褐变以及减少脂肪生成。

7.3.2 白色脂肪组织褐变增加

脂肪组织类型之间的转换是肿瘤恶病质的一个有趣特征。白色脂肪组织褐变（WAT browning）指从 WAT 转变成 BAT，其名称来源于与线粒体相关的深色。在哺乳动物中，适应性产热主要发生在棕色脂肪和米色脂肪[25]。WAT 褐变促进线粒体呼吸产热而不是生成 ATP，使能量消耗增加，并促进脂肪酸分解代谢[26-27]；米色脂肪可在极度寒冷[53]、肾上腺素能刺激[54]和前列腺素合成酶（环氧合酶 2）[55]刺激下出现。褐变过程上调显著促进总能量消耗、脂肪分解和恶病质发生发展[26-27, 56-57]。

肥胖相关研究发现，中枢神经系统特别是下丘脑是 WAT 褐化的重要调节器官[54]。WAT 转化为米色脂肪受复杂转录机制的调控，转录因子比如过氧化物酶体-增殖物激活受体 γ（peroxisome proliferators-activated receptor γ，PPARγ）[58]、PPARγ 共激活因子 1α（PGC-1α）[59]、PR 结构域家族的第 16 个成员（positive regulatory domain zinc finger protein 16，PRDM16）[60]和 CCAAT 增强子结合蛋白 β（C/EBPβ）的上调促进 WAT 转化[61]，导致 UCP1 表达上调、产热增加、ATP 合成减少和脂肪分解代谢增加[62]。

此外，细胞外刺激，比如儿茶酚胺[63]、响尾蛇胺（Crotamine）[64]、前列腺素[55]、成纤维细胞生长因子 21（fibroblast growth factor 21，

FGF21）[65]、LMF/ZAG[66]、骨形态发生蛋白质（bone morphogenetic protein，BMP）[67]和乙醇−维甲酸轴（alcohol-retinoic acid axis）[68]据报道可促进 WAT 褐变过程。

随着恶病质的发展，宿主免疫系统或肿瘤分泌促炎细胞因子，如白细胞介素 -6（interleukin-6，IL-6）、肿瘤坏死因子 - α（tumor necrosis factor- α，TNF- α）和甲状旁腺激素相关蛋白（parathyroid-hormone-related protein，PTHrP）等，形成促炎微环境，促使 WAT 褐变、激活 BAT，从而在肿瘤恶病质病程中发挥重要作用[27, 51, 69-72]。在基因工程肿瘤恶病质小鼠中，观察到 IL-6 和 β3-AR 的激活与肿瘤恶病质 WAT 褐变相关；利用腺病毒载体在大脑中引入 IL-6 可显著增加交感神经支配（innervated）BAT 中 UCP1 的表达，而不增加去神经支配（denervated）BAT 中 UCP1 的表达，提示 IL-6 可能通过 β3-AR 信号通路激活 BAT[71]；在胃癌和结肠癌恶病质患者，可观察到 IL-6 通过增加 UCP1 的表达和激活脂肪酸 β- 氧化产热，在激活 BAT 方面发挥了重要作用。

肿瘤源性 PTHrP 可激活米色细胞产热，使骨骼肌萎缩，导致体重下降。在 Lewis 小鼠肺癌恶病质模型中，已证明 PTHrP 可调节部分基因表达，这些基因涉及脂肪组织产热、脂肪分解和肌肉萎缩；在非小细胞肺癌或结直肠癌患者可观察到 PTHrP 水平较高与瘦体重低和静息能量消耗较高相关[27]。此外，PTHrP 与 β3-AR 激动剂共享 G- 蛋白偶联受体信号通路，从而在蛋白质水平上调 WAT 和 BAT 中 UCP1 的表达[27]。

研究显示，WAT 萎缩、褐变可发生在恶病质早期，WAT 褐变过程较骨骼肌萎缩更早发生[26, 70, 73]。BAT 减少可能会促使 WAT 褐变，提示棕色脂肪细胞、米色脂肪细胞和白色脂肪细胞之间存在代偿机制[74]。此外，在 Lewis 小鼠肺癌模型中发现，WAT 的褐变效率存在异质性，比如腹股沟 WAT 对褐变刺激敏感，内脏脂肪对褐变刺激不敏感。提示不同部位脂肪库对肿瘤恶病质的影响可能存在差异。

7.3.3 棕色脂肪组织被激活

BAT 活性升高导致高代谢，以及部分荷瘤小鼠体重下降[7]，因此，BAT 活性升高被认为是肿瘤患者静息能量消耗（REE）增加的主要原因之一[37]。

由于成年人 BAT 含量少、分布不均匀，以及影像学检测方法的限制，目前关于 BAT 参与肿瘤恶病质的临床证据非常有限。对皮下移植人 A431 表皮样癌和 U251 胶质母细胞瘤细胞的小鼠模型，应用 18F-FDG 进行正电子发射断层扫描 / 计算机断层扫描（PET/CT），发现骨骼肌 18F-FDG 的摄取量为 3 倍，棕色脂肪组织为 13 倍，心肌为 15 倍[75]。大量研究表明，恶病质条件下 BAT 被激活，BAT 的代谢活性与肿瘤状态密切相关[76]。具体机制包括：① BAT 中线粒体含量高和 UCP1 表达增加，UCP1 通过解偶联三磷酸腺苷（ATP）电子传递链导致产热增加、脂肪分解，促进恶病质的发展[27, 69-70]。②甲状旁腺激素相关蛋白（PTHrP）、儿茶酚胺水平与 BAT 活性相关[27, 77]。恶病质小鼠 BAT 中儿茶酚胺信号传导增强，激活 β3-AR，进而激活 PKA，UCP1 表达增加，从而激活 BAT 的脂解作用[78]。③ LMF/ZAG 通过与 β3-AR 结合，并通过 G 蛋白偶联受体——环磷酸腺苷（cyclic adenosine monophosphate，cAMP）细胞信号通路，刺激脂肪水解[79]。④ FFAs 水平升高，激活 UCP1 并诱导其表达增加，使线粒体产热增加。

7.3.4 脂肪从头合成减少

荷瘤状态下脂肪组织从头合成减少，导致酯化反应降低，脂质沉积减少，这也是肿瘤恶病质患者脂肪量减少的原因之一。具体机制包括：①脂肪分解过程中产生的脂肪酸主要分布到其他器官以供能，同时，一些脂肪酸也会重新酯化为甘油三酯生成脂肪，形成一个徒劳循环，由单磷酸腺苷（adenosine 5′-monophosphate，AMP）依赖的蛋白激酶（AMP-activated protein kinase，AMPK）通路介导。恶病质脂肪组织中 AMPK 通路活性降低，增强脂肪分解–

脂肪生成的徒劳循环[43]。②肿瘤恶病质动物实验模型显示，脂肪生成过程减弱，脂肪生成转录因子表达减少，与 TNF-α 表达较高相关[34, 46, 80-82]。

7.3.5 脂质（甘油三酯）沉积减少

脂质沉积减少也是肿瘤恶病质患者脂肪量减少的原因之一。肿瘤病灶附近脂肪组织中脂肪酸合成酶（fatty acid synthase，FAS）和 LPL 活性显著降低，强调了肿瘤微环境对脂肪组织脂质代谢的影响[80, 83]。LPL 负责将 WAT 中的内源性和外源性甘油三酯（存在于脂蛋白中）分解成甘油和脂肪酸，该酶的活性允许脂肪酸进入WAT，因此，LPL 活性显著降低严重阻碍了脂质的摄取和沉积。

7.3.6 循环游离脂肪酸水平升高

恶病质患者经常表现出高水平的循环游离脂肪酸和甘油，这是由于 WAT 通过激活的 ATGL 和 HSL 这两种酶参与甘油三酯的分解代谢而造成的[84, 62]。WAT 脂解产生大量 FFAs，其作用包括：①FFAs 浓度升高诱导 BAT、WAT 和肌肉组织中 UCPs 表达增加；②脂肪组织大量分解产生的 FFAs 大部分被用于直接氧化产热，而不是产生 ATP 供能；③脂肪组织分解产生的甘油用于肝葡萄糖异生，FFAs 被其他组织用作葡萄糖的替代底物；④FFAs 增加对多种器官产生毒性，造成肝脏、骨骼肌、胰腺和心脏的脂肪毒性[85]；⑤促进肿瘤细胞对 FFAs 的摄取和 β - 氧化，促进肿瘤细胞增殖，在禁食模型中也观察到 FFAs 可促进肿瘤细胞的增殖[86]；⑥与饥饿期间观察到的不同（补充葡萄糖使脂肪酸的氧化速率恢复正常），荷瘤状态下脂肪酸的氧化没有被葡萄糖抑制。

7.3.7 高脂血症

荷瘤状态下的高脂血症是甘油三酯和胆固醇水平同时升高的结果。荷瘤恶病质动物研究显示，高甘油三酯血症是 LPL 活性降低的结果；WAT 中 LPL 活性显著降低，该酶负责切割内源性（白色脂肪组织）和外源性甘油三酯（脂蛋白中），生成甘油和脂肪酸；这导致内源性（以 VLDL 形式运输）和外源性甘油三酯的血浆清除率均下降，导致血甘油三酯水平升高[83]。Muscaritoli 等已清楚地表明，给肿瘤患者外源性甘油三酯负荷后，其部分清除率和最大清除能力均显著降低[87]。在恶病质严重的荷瘤动物，LPL 的活性降低与高甘油三酯血症之间有重要关联。另一个可能导致循环甘油三酯升高的因素是肝脏脂肪生成增加。

肿瘤患者的胆固醇异常包括脂蛋白谱的变化，特别是高密度脂蛋白（high density lipoproteins，HDL）中运输的胆固醇量显著减少。这一发现在实验动物和人体上均有观察到。因此，HDL-胆固醇水平低可能至少在一定程度上，与肿瘤组织中胆固醇的利用和（或）储存增加有关，导致胆固醇外排到 HDL 的量减少，HDL 在将多余的胆固醇从肝外运输到肝脏再利用或排泄到胆汁中（反向胆固醇转运）起重要作用[87]。然而，由于 HDL 的前体被认为来自富含甘油三酯的脂蛋白的分解，比如 VLDL 和乳糜颗粒，有报道血浆 HDL-胆固醇与脂肪组织中 LPL 活性显著正相关，因此，在肿瘤生长过程中，HDL-胆固醇浓度低可能是由于 LPL 活性受抑制，导致甘油三酯从血浆清除减少也要考虑。

血胆固醇（cholesterol）水平升高也常见于荷瘤动物和肿瘤患者。多数肿瘤细胞显示其胆固醇生物合成调节异常，对 HMG-CoA 还原酶（羟甲基戊二酰辅酶 A 还原酶，胆固醇合成的限速酶）缺乏反馈控制。

因此，高脂血症似乎是荷瘤的一个标志，一些作者认为血浆脂质水平可被用于肿瘤患者的筛查。

7.3.8　促炎细胞因子、激素的作用

大量证据证实肿瘤恶病质与炎症相关，动物模型显示肿瘤恶病质与促炎细胞因子升高之间有很强的相关性，甚至提出促炎细胞因子可能作为诊断肿瘤恶病质的生物标志物[36]。

活化的宿主免疫细胞（巨噬细胞 / 淋巴细胞）和肿瘤细胞都

会释放促炎细胞因子或激素，比如 IL-6[88]、TNF-α[89-90]、LMF/ZAG[66, 91]、糖皮质激素、儿茶酚胺和利尿钠肽[92]等。它们参与调节肿瘤恶病质患者的促炎状态、应激反应、厌食、疾病行为和高代谢，促进肌肉和脂肪组织的分解代谢[62, 73, 93]。

肿瘤恶病质期间，大量脂肪分解，WAT 发生"褐变"，细胞的这一转变，可由 IL-6、PTHrP 和儿茶酚胺触发，驱动 UCP1 的表达增加，促进解偶联，致使产热增加而能量利用效率低下。荷瘤动物实验中可观察到血 IL-6 水平与肿瘤负荷相关；54% 胰腺癌患者 IL-6 高表达，且与疾病进展相关；注射 IL-6 可激活骨骼肌降解[27]。在荷瘤小鼠中和 PTHrP，可阻止脂肪组织褐变、肌肉量减少和肌肉力量丢失。

肿瘤恶病质患者 LMF/ZAG 水平明显升高，促进患者体重下降[94-95]。LMF/ZAG 是一种脂肪因子，与肥胖呈负相关[96]。IL-6、TNF-α 和 IL-1β 可促进脂肪分解、脂肪氧化、脂肪生成减少以及 WAT 褐变（米色脂肪组织）。IFN-γ 是一种多效性细胞因子，在肿瘤恶病质脂质代谢中起着重要作用。在啮齿类肿瘤模型中，IFN-γ 升高与肿瘤进展过程中的厌食和体重下降相关[73]；在恶病质患者，IFN-γ 通过阻滞葡萄糖摄取介导胰岛素抵抗，导致 WAT 的脂质分解增强[97]。糖皮质激素和利尿钠肽激活脂肪分解；胰岛素有抑制脂肪分解的功能，恶病质患者常出现胰岛素抵抗或胰岛素分泌减少。

7.3.9   脂肪细胞-骨骼肌细胞的交流

已经证明，脂肪组织作为内分泌器官，其表达的分子参与代谢调节，在能量稳态中起着核心作用。骨骼肌在代谢控制方面具有类似的功能，已证明该组织中表达的一些分子可以调节脂质代谢。来自这两种组织的细胞因子可能在维持骨骼肌与脂肪的适当比例方面发挥重要作用，从而有助于保持能量稳态，防止代谢性疾病的发生。可能的机制包括，①棕色脂肪细胞与骨骼肌细胞有相同的细胞来源，可能对类似的信号作出反应[98]。②肿瘤恶病质患者肌细胞内脂滴的数量和大小增加，并随着体重下降 / 其他身体部位脂肪量的减少而进一步增加[99]。③抑制肿瘤恶病质小鼠 ATGL 或 HSL 的表达不仅可保留 WAT，还可减少骨骼肌丢失，提示脂肪组织和骨骼肌存在重要的相互调节作用[36, 62]。④脂肪细胞分泌的细胞因子可刺激肌肉，导致肌肉萎缩；HSL 失活也导致肌肉泛素化-蛋白酶体通路失活，提示脂肪分解先于骨骼肌蛋白质[100]。⑤肌动蛋白，如鸢尾素（Irisin）和 FGF21，可促使 WAT 褐变和脂肪减少[24, 101]。⑥机体通过下丘脑 AMPK 信号介导，控制瘦素、脂联素和胰岛素的分泌[102]。⑦ IL-15（一种在骨骼肌高度表达的细胞因子）、TNF-α 和瘦素可能在脂肪组织和骨骼肌之间的"对话"中起决定性作用[103]。⑧体内外药物阻断脂肪酸氧化，可以逆转肌肉萎缩，表明脂肪组织和骨骼肌之间存在相互影响[104]。

7.3.10 脂肪细胞-非脂肪细胞间的交流

脂肪组织是一个促炎、抗炎和内分泌信号组成的网络，这些信号调节脂质代谢和能量稳态。脂肪组织（WAT 和 BAT）、肌肉、大脑、肝脏、心脏、肠道和肿瘤之间相互作用，涉及多个信号通路[70]。

脂肪细胞-非脂肪细胞相互作用包括：①脂肪细胞与肿瘤细胞也存在相互影响，比如脂肪细胞的脂解作用能够刺激肿瘤生长[86]。②脂肪细胞-免疫细胞相互作用也可能导致恶病质[105]。③在骨髓，脂肪细胞可以负性调节周围的髓细胞[106]。研究发现，在脂肪消耗的背景下，骨髓脂肪细胞可以不经历脂肪分解，而是矛盾地膨胀[107]。④活化的宿主免疫细胞和肿瘤细胞释放促炎细胞因子，促进肿瘤恶病质患者脂肪消耗。肿瘤细胞分泌的细胞因子或激素有促褐变作用[26-27, 66]。恶病质期间，肿瘤分泌多种介质，如 TNF-α、IL-6、IFN-γ 和白血病抑制因子（leukemia inhibitory factor，LIF）。TNF-α 属于恶病质素[108]，也可从脂肪组织释放，并通过减少葡萄糖转运蛋白 4（GLUT4）的表达来介导肿瘤恶病质，而 GLUT4 又可抑制葡萄糖转运和脂肪生成[30]。⑤研究表明 C26 荷瘤小鼠心肌萎缩可能与脂肪酸代谢异常有关，这项研究确定了包括 Ataxin-10 在内的"恶病质素"成分足以触发异常脂肪酸代谢和心肌萎缩[109]。

Ataxin-10 血清水平在肿瘤恶病质患者中明显升高，可能是治疗心脏衰竭的潜在靶点[109]。

7.4　针对脂质代谢异常的治疗策略

脂肪减少是肿瘤恶病质的一个重要特征。除了食物摄入不足外，脂肪减少还可能归因于脂肪摄取减少、脂肪生成减少和促脂肪分解作用的增强[110]。目前，针对肿瘤恶病质脂质代谢异常尚缺乏理想药物。研究主要集中于针对脂肪的分解代谢和合成代谢途径[93]。中和代谢改变是克服恶病质的首要任务，包括控制脂质代谢异常。

7.4.1　靶向白色脂肪组织分解

从靶向脂解的角度来看，有效的、低毒的脂解抑制剂可能是一个合理的考虑策略。在脂解方面，HSL 是一种限速酶，催化甘油三酯的分解，在恶病质患者中可以检测到 HSL 被激活[29]。另一种关键的脂溶酶，敲除 ATGL 可以预防荷瘤小鼠脂肪丢失[36]。这些研究表明，选择性抑制 ATGL 或 HSL 的表达可能是肿瘤恶病质潜在的治疗靶点。

此外，脂肪细胞 miR-378 的表达与儿茶酚胺刺激脂肪分解密切相关，而抑制 miR-378 的表达可减弱脂肪分解；中和 IL-6 或 β3-AR 可显著改善恶病质[26]；肿瘤源性生长分化因子 15（growth differentiation factor 15，GDF-15）在动物模型中可以触发恶病质表型，抗 GDF-15 抗体治疗可逆转恶病质小鼠的体重下降，恢复肌肉和脂肪组织量[111]。IFN-γ 可介导胰岛素抵抗、增强 WAT 的脂质分解；LIF 通过结合受体 LIFR-α 激活 JAK/STAT 信号，活化的 JAK/STAT 导致脂肪降解关键酶 ATGL 上调，从而诱导脂解[112]；这些都可能是肿瘤恶病质潜在的治疗靶点。

通过药物治疗将炎症抑制到基线水平，可能是炎症相关影响脂肪分解的新药靶点[113-114]。此外，活化的大麻素受体 1（cannabinoid receptors，CB1）有助于维持 WAT，并抑制棕色脂肪组织和米色脂肪组织产热[115]。这种作用可能是由 CB1 抑制交感紧张介导的。研究证明脂肪细胞 CB1 在脂肪细胞、免疫细胞和交感神经系统之间的相互作用中发挥了关键的调节作用[116]。因此，CB1 的活化可能是治疗肿瘤恶病质的潜在靶点。

7.4.2 靶向白色脂肪组织褐变

由于脂肪褐变被解释为"能量效率低下"，这是恶病质的一个重要组成部分，针对这一过程的治疗方法，即预防 WAT 褐变可能有效地治疗肿瘤恶病质患者。

已发现多种机制，比如自噬、菌群、外泌体和长的非编码 RNA，参与 WAT 褐变过程。破坏肿瘤源性外泌体可缓解荷瘤小鼠的脂肪丢失[117]，提示褐变阻滞剂有抗肿瘤恶病质的作用。应用 β3-AR 拮抗剂、单克隆抗 IL-6 抗体预防白色脂肪组织褐变可改善机体消耗[26]。转录因子 PRDM16 上调促进 WAT 褐变，PRDM16 缺乏的 Lewis 肺癌小鼠模型表现为 WAT 褐变、产热和脂肪萎缩均减少[27]。研究显示，PTHrP 通过驱动脂肪组织中产热相关基因的表达，在脂肪萎缩中起重要作用。在 Lewis 肺癌小鼠模型中，即使在肿瘤进展情况下，应用中和抗体阻断 PTHrP 能够阻断脂肪组织褐变、减轻肌肉量和力量的损失。因此，中和 PTHrP 可能有望改善肿瘤恶病质并提高患者生存率[27]。应用特定肽靶向 WAT-AMPK-Cidea 的相互作用，以阻止脂肪组织丢失等，都是很有前景的治疗方法[43]。

7.4.3 靶向棕色脂肪组织的形成

棕色脂肪组织的调节取决于多种细胞因子，阻滞棕色脂肪组织形成可能是治疗肿瘤恶病质的一种潜在方法[42]。潜在的位点包括：①Prep1 是一种脂肪-成骨（adipo-osteogenesis）调节因子，可诱导白色脂肪组织减少，它与棕色脂肪组织密度增加和成骨减少相关[118]。②棕色脂肪细胞与米色脂肪细胞的基因特征部分重叠[119]。与米色脂肪细胞相比，棕色脂肪细胞 UCP1 表达水平更高[22]。从发育角度看，棕色脂肪细胞由 Myf5[98]和 Pax7[120]标记，类似于肌生成前体细胞。表达早期 B 细胞因子 2（EBF2）和血小板衍生生长因子受体 α（PDGFRα）的棕色脂肪前体细胞可分化为成熟棕色脂肪细胞[121]。③去甲肾上腺素通过 β1-肾上腺素能受体（ADRB1）诱导棕色脂肪组织形成[122]。ADRB1 的表达与肿瘤恶病质患者脂肪分解率相关。

参考文献

［1］Cinti S. The adipose organ at a glance. Dis Model Mech，2012，5（5）：588-94.

［2］Romacho T，Elsen M，Röhrborn D，et al. Adipose tissue and its role in organ crosstalk. Acta Physiol（Oxf），2014，210（4）：733-753.

［3］McGown C，Birerdinc A，Younossi ZM. Adipose tissue as an endocrine organ. Clin Liver Dis，2014，18（1）：41-58.

［4］Deng T，Lyon CJ，Bergin S，et al. Obesity，inflammation，and cancer. Annu Rev Pathol，2016，11：421-449.

［5］Dahlman I，Elsen M，Tennagels N，et al. Functional annotation of the human fat cell secretome. Arch Physiol Biochem，2012，118（3）：84-91.

［6］Cinti S. The adipose organ. Prostaglandins Leukot Essent Fatty Acids，2005，73（1）：9-15.

［7］Brooks SL，Neville AM，Rothwell NJ，et al. Sympathetic activation of brown-adipose-tissue thermogenesis in cachexia. Biosci Rep，1981，1（6）：509-517.

［8］Shellock FG，Riedinger MS，Fishbein MC. Brown adipose tissue in cancer patients：Possible cause of cancer-induced cachexia. J Cancer Res Clin Oncol，1986，111（1）：82-85.

［9］Wajchenberg BL. Subcutaneous and visceral adipose tissue：Their relation to the metabolic syndrome. Endocr Rev，2000；21（6），697-738.

［10］Abate N，Garg A，Peshock RM，et al. Relationships of generalized and regional adiposity to insulin sensitivity in men. J Clin Invest，1995，96（1）：88-98.

［11］Frayn KN. Visceral fat and insulin resistance—causative or correlative? Br J Nutr，2000，83 Suppl 1：S71-77.

［12］Nielsen TS，Jessen N，Jørgensen JO，et al. Dissecting adipose tissue lipolysis：Molecular regulation and implications for metabolic disease. J Mol Endocrinol，2014，52（3）：R199-222.

［13］Arner P. Human fat cell lipolysis：Biochemistry，regulation and clinical role.

Best Pract Res Clin Endocrinol Metab, 2005, 19（4）: 471-482.

［14］Lass A, Zimmermann R, Oberer M, et al. Lipolysis-a highly regulated multi-enzyme complex mediates the catabolism of cellular fat stores. Prog Lipid Res, 2011, 50（1）: 14-27.

［15］Yang X, Sui W, Zhang M, et al. Switching harmful visceral fat to beneficial energy combustion improves metabolic dysfunctions. JCI Insight, 2017, 2（4）: e89044.

［16］Giralt M, Villarroya F. White, brown, beige/brite: Different adipose cells for different functions？Endocrinology, 2013, 154（9）: 2992-3000.

［17］Schulz TJ, Tseng YH. Emerging role of bone morphogenetic proteins in adipogenesis and energy metabolism. Cytokine Growth Factor Rev, 2009, 20（5-6）: 523-531.

［18］Nicholls DG, Rial E. A history of the first uncoupling protein, UCP1. J Bioenerg Biomembr, 1999, 31（5）: 399-406.

［19］Klingenberg M, Huang SG. Structure and function of the uncoupling protein from brown adipose tissue. Biochim Biophys Acta, 1999, 1415（2）: 271-296.

［20］Townsend KL, Tseng YH. Brown fat fuel utilization and thermogenesis. Trends Endocrinol Metab, 2014, 25（4）: 168-177.

［21］Cypess AM, Lehman S, Williams G, et al. Identification and importance of brown adipose tissue in adult humans. N Engl J Med, 2009, 360（15）: 1509-1517.

［22］Wu J, Boström P, Sparks LM, et al. Beige adipocytes are a distinct type of thermogenic fat cell in mouse and human. Cell, 2012, 150（2）: 366-376.

［23］Celi FS, Le TN, Ni B. Physiology and relevance of human adaptive thermogenesis response. Trends Endocrinol Metab, 2015, 26（5）: 238-247.

［24］Boström P, Wu J, Jedrychowski MP, et al. A pgc1-α-dependent myokine that drives brown-fat-like development of white fat and thermogenesis. Nature, 2012, 481（7382）: 463-468.

［25］Ikeda K, Maretich P, Kajimura S. The common and distinct features of brown and beige adipocytes. Trends Endocrinol Metab, 2018, 29（3）: 191-200.

［26］Petruzzelli M, Schweiger M, Schreiber R, et al. A switch from white to brown fat increases energy expenditure in cancer-associated cachexia. Cell Metab, 2014, 20（3）: 433-447.

［27］Kir S, White JP, Kleiner S, et al. Tumour-derived pth-related protein triggers adipose tissue browning and cancer cachexia. Nature, 2014, 513（7516）: 100-104.

［28］Kir S，Komaba H，Garcia AP，et al. Pth/pthrp receptor mediates cachexia in models of kidney failure and cancer. Cell Metab，2016，23（2）：315-323.

［29］Agustsson T，Rydén M，Hoffstedt J，et al. Mechanism of increased lipolysis in cancer cachexia. Cancer Res，2007，67（11）：5531-5537.

［30］Choe SS，Huh JY，Hwang IJ，et al. Adipose tissue remodeling：Its role in energy metabolism and metabolic disorders. Front Endocrinol（Lausanne），2016，7：30.

［31］Smitka K，Marešová D. Adipose tissue as an endocrine organ：An update on pro-inflammatory and anti-inflammatory microenvironment. Prague Med Rep，2015，116（2）：87-111.

［32］Murphy RA，Wilke MS，Perrine M，et al. Loss of adipose tissue and plasma phospholipids：Relationship to survival in advanced cancer patients. Clin Nutr，2010，29（4）：482-487.

［33］Fouladiun M，Körner U，Bosaeus I，et al. Body composition and time course changes in regional distribution of fat and lean tissue in unselected cancer patients on palliative care—correlations with food intake，metabolism，exercise capacity，and hormones. Cancer，2005，103（10）：2189-2198.

［34］Ebadi M，Mazurak VC. Evidence and mechanisms of fat depletion in cancer. Nutrients，2014，6（11）：5280-5297.

［35］Zuijdgeest-van Leeuwen SD，van den Berg JW，Wattimena JL，et al. Lipolysis and lipid oxidation in weight-losing cancer patients and healthy subjects. Metabolism，2000，49（7）：931-936.

［36］Das SK，Eder S，Schauer S，et al. Adipose triglyceride lipase contributes to cancer-associated cachexia. Science，2011，333（6039）：233-238.

［37］Tisdale MJ. Mechanisms of cancer cachexia. Physiol Rev，2009，89（2）：381-410.

［38］Byerley LO，Lee SH，Redmann S，et al. Evidence for a novel serum factor distinct from zinc alpha-2 glycoprotein that promotes body fat loss early in the development of cachexia. Nutr Cancer，2010，62（4）：484-494.

［39］Dahlman I，Mejhert N，Linder K，et al. Adipose tissue pathways involved in weight loss of cancer cachexia. Br J Cancer，2010，102（10）：1541-1548.

［40］Rydén M，Agustsson T，Laurencikiene J，et al. Lipolysis—not inflammation，cell death，or lipogenesis—is involved in adipose tissue loss in cancer cachexia. Cancer，2008，113（7）：1695-1704.

［41］Arner P，Langin D. Lipolysis in lipid turnover，cancer cachexia，and obesity-induced insulin resistance. Trends Endocrinol Metab，2014，25（5）：255-262.

［42］Cao DX, Wu GH, Yang ZA, et al. Role of beta1-adrenoceptor in increased lipolysis in cancer cachexia. Cancer Sci, 2010, 101（7）: 1639-1645.

［43］Rohm M, Schäfer M, Laurent V, et al. An amp-activated protein kinase-stabilizing peptide ameliorates adipose tissue wasting in cancer cachexia in mice. Nat Med, 2016, 22（10）: 1120-1130.

［44］Schweiger M, Schreiber R, Haemmerle G, et al. Adipose triglyceride lipase and hormone-sensitive lipase are the major enzymes in adipose tissue triacylglycerol catabolism. J Biol Chem, 2006, 281（52）: 40236-40241.

［45］Yang X, Lu X, Lombès M, et al. The G（0）/G（1）switch gene 2 regulates adipose lipolysis through association with adipose triglyceride lipase. Cell Metab, 2010, 11（3）: 194-205.

［46］Bing C, Russell S, Becket E, et al. Adipose atrophy in cancer cachexia: Morphologic and molecular analysis of adipose tissue in tumour-bearing mice. Br J Cancer, 2006, 95（8）: 1028-1037.

［47］Kovsan J, Ben-Romano R, Souza SC, et al. Regulation of adipocyte lipolysis by degradation of the perilipin protein: Nelfinavir enhances lysosome-mediated perilipin proteolysis. J Biol Chem, 2007, 282（30）: 21704-21711.

［48］Rofe AM, Bourgeois CS, Coyle P, et al. Altered insulin response to glucose in weight-losing cancer patients. Anticancer Res, 1994, 14（2B）: 647-650.

［49］Qiang G, Kong HW, Xu S, et al. Lipodystrophy and severe metabolic dysfunction in mice with adipose tissue-specific insulin receptor ablation. Mol Metab, 2016, 5（7）: 480-490.

［50］Kulyté A, Lorente-Cebrián S, Gao H, et al. MicroRNA profiling links miR-378 to enhanced adipocyte lipolysis in human cancer cachexia. Am J Physiol Endocrinol Metab, 2014, 306（3）: E267-E274.

［51］Han J, Meng Q, Shen L, et al. Interleukin-6 induces fat loss in cancer cachexia by promoting white adipose tissue lipolysis and browning. Lipids Health Dis, 2018, 17（1）: 14.

［52］Vegiopoulos A, Rohm M, Herzig S. Adipose tissue: Between the extremes. EMBO J, 2017, 36（14）: 1999-2017.

［53］Loncar D, Bedrica L, Mayer J, et al. The effect of intermittent cold treatment on the adipose tissue of the cat. Apparent transformation from white to brown adipose tissue. J Ultrastruct Mol Struct Res, 1986, 97（1-3）: 119-129.

［54］Cao L, Choi EY, Liu X, et al. White to brown fat phenotypic switch induced by genetic and environmental activation of a hypothalamic-adipocyte axis. Cell Metab, 2011, 14（3）: 324-338.

［55］Vegiopoulos A，Müller-Decker K，Strzoda D，et al. Cyclooxygenase-2 controls energy homeostasis in mice by de novo recruitment of brown adipocytes. Science，2010，328（5982）：1158-1161.

［56］Yoneshiro T，Aita S，Matsushita M，et al. Recruited brown adipose tissue as an antiobesity agent in humans. J Clin Invest，2013，123（8）：3404-3408.

［57］Abdullahi A，Jeschke MG. White adipose tissue browning：A double-edged sword. Trends Endocrinol Metab，2016，27（8）：542-552.

［58］Rosen ED，Hsu CH，Wang X，et al. C/ebpalpha induces adipogenesis through ppargamma：A unified pathway. Genes Dev，2002，16（1）：22-26.

［59］Puigserver P，Wu Z，Park CW，et al. A cold-inducible coactivator of nuclear receptors linked to adaptive thermogenesis. Cell，1998，92（6）：829-839.

［60］Seale P，Kajimura S，Yang W，et al. Transcriptional control of brown fat determination by prdm16. Cell Metab，2007，6（1）：38-54.

［61］Ohno H，Shinoda K，Spiegelman BM，et al. Ppar γ agonists induce a white-to-brown fat conversion through stabilization of prdm16 protein. Cell Metab，2012，15（3）：395-404.

［62］Dalal S. Lipid metabolism in cancer cachexia. Ann Palliat Med，2019，8（1）：13-23.

［63］Nguyen KD，Qiu Y，Cui X，et al. Alternatively activated macrophages produce catecholamines to sustain adaptive thermogenesis. Nature，2011，480（7375）：104-108.

［64］Marinovic MP，Campeiro JD，Lima SC，et al. Crotamine induces browning of adipose tissue and increases energy expenditure in mice. Sci Rep，2018，8（1）：5057.

［65］Dutchak PA，Katafuchi T，Bookout AL，et al. Fibroblast growth factor-21 regulates ppar γ activity and the antidiabetic actions of thiazolidinediones. Cell，2012，148（3）：556-567.

［66］Elattar S，Dimri M，Satyanarayana A. The tumor secretory factor zag promotes white adipose tissue browning and energy wasting. FASEB J，2018，32（9）：4727-4743.

［67］Tseng YH，Kokkotou E，Schulz TJ，et al. New role of bone morphogenetic protein 7 in brown adipogenesis and energy expenditure. Nature，2008，454（7207）：1000-1004.

［68］Wang B，Zhang F，Zhang H，et al. Alcohol intake aggravates adipose browning and muscle atrophy in cancer-associated cachexia. Oncotarget，2017，8（59）：100411-100420.

［69］Kir S，Spiegelman BM. Cachexia & brown fat：A burning issue in cancer. Trends Cancer，2016，2（9）：461-463.

［70］Daas SI, Rizeq BR, Nasrallah GK. Adipose tissue dysfunction in cancer cachexia. J Cell Physiol, 2018, 234（1）: 13-22.

［71］Li G, Klein RL, Matheny M, et al. Induction of uncoupling protein 1 by central interleukin-6 gene delivery is dependent on sympathetic innervation of brown adipose tissue and underlies one mechanism of body weight reduction in rats. Neuroscience, 2002, 115（3）: 879-889.

［72］Knudsen JG, Murholm M, Carey AL, et al. Role of il-6 in exercise training- and cold-induced ucp1 expression in subcutaneous white adipose tissue. PLoS One, 2014, 9（1）: e84910.

［73］Petruzzelli M, Wagner EF. Mechanisms of metabolic dysfunction in cancer-associated cachexia. Genes Dev, 2016, 30（5）: 489-501.

［74］Schulz TJ, Huang P, Huang TL, et al. Brown-fat paucity due to impaired bmp signalling induces compensatory browning of white fat. Nature, 2013, 495（7441）: 379-383.

［75］Fueger BJ, Czernin J, Hildebrandt I, et al. Impact of animal handling on the results of 18f-fdg pet studies in mice. J Nucl Med, 2006, 47（6）: 999-1006.

［76］Huang YC, Chen TB, Hsu CC, et al. The relationship between brown adipose tissue activity and neoplastic status: An（18）f-fdg pet/ct study in the tropics. Lipids Health Dis, 2011, 10: 238.

［77］Wang Q, Zhang M, Ning G, et al. Brown adipose tissue in humans is activated by elevated plasma catecholamines levels and is inversely related to central obesity. PLoS One, 2011, 6（6）: e21006.

［78］Tsoli M, Moore M, Burg D, et al. Activation of thermogenesis in brown adipose tissue and dysregulated lipid metabolism associated with cancer cachexia in mice. Cancer Res, 2012, 72（17）: 4372-4382.

［79］Russell ST, Hirai K, Tisdale MJ. Role of beta3-adrenergic receptors in the action of a tumour lipid mobilizing factor. Br J Cancer, 2002, 86（3）: 424-428.

［80］Notarnicola M, Miccolis A, Tutino V, et al. Low levels of lipogenic enzymes in peritumoral adipose tissue of colorectal cancer patients. Lipids, 2012, 47（1）: 59-63.

［81］Batista Jr ML, Neves RX, Peres SB, et al. Heterogeneous time-dependent response of adipose tissue during the development of cancer cachexia. J Endocrinol, 2012, 215（3）: 363-373.

［82］Tsoli M, Schweiger M, Vanniasinghe AS, et al. Depletion of white adipose tissue in cancer cachexia syndrome is associated with inflammatory signaling and disrupted circadian regulation. PLoS One, 2014, 9（3）: e92966.

［83］López-Soriano J，Argilés JM，López-Soriano FJ. Lipid metabolism in rats bearing the yoshida AH-130 ascites hepatoma. Mol Cell Biochem，1996，165（1）：17-23.

［84］Argilés JM，Stemmler B，López-Soriano FJ，et al. Inter-tissue communication in cancer cachexia. Nat Rev Endocrinol，2018，15（1）：9-20.

［85］van Herpen NA，Schrauwen-Hinderling VB. Lipid accumulation in non-adipose tissue and lipotoxicity. Physiol Behav，2008，94（2）：231-241.

［86］Sauer LA，Nagel WO，Dauchy RT，et al. Stimulation of tumor growth in adult rats in vivo during an acute fast. Cancer Res，1986，46（7）：3469-3475.

［87］Argilés JM，Alvarez B，López-Soriano FJ. The metabolic basis of cancer cachexia. Med Res Rev，1997，17（5）：477-498.

［88］Strassmann G，Fong M，Kenney JS，et al. Evidence for the involvement of interleukin 6 in experimental cancer cachexia. J Clin Invest，1992，89（5）：1681-1684.

［89］Oliff A，Defeo-Jones D，Boyer M，et al. Tumors secreting human tnf/cachectin induce cachexia in mice. Cell，1987，50（4）：555-563.

［90］Patel HJ，Patel BM. Tnf-α and cancer cachexia：Molecular insights and clinical implications. Life Sci，2017，170：56-63.

［91］Bing C，Bao Y，Jenkins J，et al. Zinc-alpha2-glycoprotein，a lipid mobilizing factor，is expressed in adipocytes and is up-regulated in mice with cancer cachexia. Proc Natl Acad Sci USA，2004，101（8）：2500-2505.

［92］Kalra PR，Tigas S. Regulation of lipolysis：Natriuretic peptides and the development of cachexia. Int J Cardiol，2002，85（1）：125-132.

［93］Argilés JM，Busquets S，Stemmler B，et al. Cancer cachexia：Understanding the molecular basis. Nat Rev Cancer，2014，14（11）：754-762.

［94］Mracek T，Stephens NA，Gao D，et al. Enhanced zag production by subcutaneous adipose tissue is linked to weight loss in gastrointestinal cancer patients. Br J Cancer，2011，104（3）：441-447.

［95］Todorov PT，McDevitt TM，Meyer DJ，et al. Purification and characterization of a tumor lipid-mobilizing factor. Cancer Res，1998，58（11）：2353-2358.

［96］Bing C，Mracek T，Gao D，et al. Zinc-α2-glycoprotein：An adipokine modulator of body fat mass？Int J Obes（Lond），2010，34（11）：1559-1565.

［97］Honors MA，Kinzig KP. The role of insulin resistance in the development of muscle wasting during cancer cachexia. J Cachexia Sarcopenia Muscle，2012，3（1）：5-11.

［98］Seale P，Bjork B，Yang W，et al. Prdm16 controls a brown fat/skeletal muscle switch. Nature，2008，454（7207）：961-967.

［99］Stephens NA，Skipworth RJE，Macdonald AJ，et al. Intramyocellular lipid droplets increase with progression of cachexia in cancer patients. J Cachexia Sarcopenia Muscle，2011，2（2）：111-117.

［100］Pellegrinelli V，Rouault C，Rodriguez-Cuenca S，et al. Human adipocytes induce inflammation and atrophy in muscle cells during obesity. Diabetes，2015，64（9）：3121-3134.

［101］Véniant MM，Sivits G，Helmering J，et al. Pharmacologic effects of fgf21 are independent of the "browning" of white adipose tissue. Cell Metab，2015，21（5）：731-738.

［102］Schnyder S，Handschin C. Skeletal muscle as an endocrine organ：Pgc-1α，myokines and exercise. Bone，2015，80：115-125.

［103］Argilés JM，López-Soriano J，Almendro V，et al. Cross-talk between skeletal muscle and adipose tissue：a link with obesity? Med Res Rev，2005，25（1）：49-65.

［104］Fukawa T，Yan-Jiang BC，Min-Wen JC，et al. Excessive fatty acid oxidation induces muscle atrophy in cancer cachexia. Nat Med，2016，22（6）：666-671.

［105］Baazim H，Schweiger M，Moschinger M，et al. CD8 [+] T cells induce cachexia during chronic viral infection. Nat Immunol，2019，20（6）：701-710.

［106］Naveiras O，Nardi V，Wenzel PL，et al. Bone-marrow adipocytes as negative regulators of the haematopoietic microenvironment. Nature，2009，460（7252）：259-263.

［107］Bredella MA，Fazeli PK，Miller KK，et al. Increased bone marrow fat in anorexia nervosa. J Clin Endocrinol Metab，2009，94（6）：2129-2136.

［108］Uversky VN，El-Baky NA，El-Fakharany EM，et al. Functionality of intrinsic disorder in tumor necrosis factor-α and its receptors. FEBS J，2017，284（21）：3589-3618.

［109］Schäfer M，Oeing CU，Rohm M，et al. 'Corrigendum to "ataxin-10 is part of a cachexokine cocktail triggering cardiac metabolic dysfunction in cancer cachexia"［molecular metabolism 5（2）（2015）67-78］'. Mol Metab，2020，35：100970.

［110］Fearon KCH，Glass DJ，Guttridge DC. Cancer cachexia：Mediators，signaling，and metabolic pathways. Cell Metab，2012，16（2）：153-166.

［111］Lerner L，Tao J，Liu Q，et al. Map3k11/gdf15 axis is a critical driver of cancer cachexia. J Cachexia Sarcopenia Muscle，2016，7（4）：467-482.

[112] Arora GK, Gupta A, Narayanan S, et al. Cachexia-associated adipose loss induced by tumor-secreted leukemia inhibitory factor is counterbalanced by decreased leptin. JCI Insight, 2018, 3（14）: e121221.

[113] Braune J, Weyer U, Hobusch C, et al. Il-6 regulates m^2 polarization and local proliferation of adipose tissue macrophages in obesity. J Immunol, 2017, 198（7）: 2927-2934.

[114] Braune J, Weyer U, Matz-Soja M, et al. Hedgehog signalling in myeloid cells impacts on body weight, adipose tissue inflammation and glucose metabolism. Diabetologia, 2017, 60（5）: 889-899.

[115] Silvestri C, Di Marzo V. The endocannabinoid system in energy homeostasis and the etiopathology of metabolic disorders. Cell Metab, 2013, 17（4）: 475-490.

[116] de Azua IR, Mancini G, Srivastava RK, et al. Adipocyte cannabinoid receptor cb1 regulates energy homeostasis and alternatively activated macrophages. J Clin Invest, 2017, 127（11）: 4148-4162.

[117] Hu W, Ru Z, Xiao W, et al. Adipose tissue browning in cancer-associated cachexia can be attenuated by inhibition of exosome generation. Biochem Biophys Res Commun, 2018, 506（1）: 122-129.

[118] Maroni G, Panetta D, Luongo R, et al. The role of prep1 in the regulation of mesenchymal stromal cells. Int J Mol Sci, 2019, 20（15）: 3639.

[119] Waldén TB, Hansen IR, Timmons JA, et al. Recruited vs. Nonrecruited molecular signatures of brown, "brite," and white adipose tissues. Am J Physiol Endocrinol Metab, 2012, 302（1）: E19-31.

[120] Lepper C, Fan CM. Inducible lineage tracing of pax7-descendant cells reveals embryonic origin of adult satellite cells. Genesis, 2010, 48（7）: 424-436.

[121] Wang W, Kissig M, Rajakumari S, et al. Ebf2 is a selective marker of brown and beige adipogenic precursor cells. Proc Natl Acad Sci USA, 2014, 111（40）: 14466-14471.

[122] Lee YH, Petkova AP, Konkar AA, et al. Cellular origins of cold-induced brown adipocytes in adult mice. FASEB J, 2015, 29（1）: 286-299.

肿瘤恶病质维生素与微量元素代谢改变及治疗

Penet 等通过动物实验揭示了肿瘤恶病质的代谢特征，恶病质期肿瘤摄取葡萄糖的能力远高于非恶病质期肿瘤；荷瘤恶病质小鼠正常组织的脂质大量消耗，包括皮下脂肪和骨骼肌中的脂肪，主要是由于脂肪分解增加，这与胆碱代谢密切相关；荷瘤恶病质小鼠的正常组织与荷瘤非恶病质小鼠的相比，胆碱含量无明显差异，但肿瘤组织中的胆碱含量却是非恶病质肿瘤组织的两倍[1]。因此，肿瘤恶病质不仅是宿主半饥饿和营养摄入缺乏的结果，更是复杂的代谢问题[2]。

肿瘤恶病质难治期患者除了宏量营养素的不足，还存在微量营养素的不足。Walsh 等采用连续五天称重法评估晚期肿瘤患者的饮食摄入情况，结果显示恶病质难治期患者每日能量、三大营养素、膳食纤维以及某些微量元素（如铁）的摄入量明显低于推荐量[3]。维生素和微量元素是维持正常代谢必不可少的营养素，在动物模型和人体试验中均观察到荷瘤恶病质机体及肿瘤组织对某些维生素和微量元素的摄入及利用发生了显著变化[4]。与健康人群相比，很多肿瘤患者体内的一些 B 族维生素、维生素 C、D、E 含量降低。肿瘤患者体内微量营养素缺乏，一方面影响伤口愈合，增加术后并发症发生的风险，另一方面某些 B 族维生素缺乏会增加患抑郁症的概率，而且，微量营养素缺乏会影响人体免疫功能。因此，肿瘤患者摄入适量微量营养素是必要的。

8.1   维生素的代谢改变

B 族维生素（维生素 B_1、B_2、B_3、B_5、B_6、B_7、B_9 和 B_{12}）是人体必需的微量营养素。世界卫生组织（WHO）建议成人饮食维生素 B 的每日摄入量为 B_1：$1.1 \sim 1.2\ mg$；B_2：$1.0 \sim 1.3\ mg$；B_3：$11 \sim 12\ mg$；B_5：$5\ mg$；B_6：$1.3 \sim 1.7\ mg$；B_7：$30\ \mu g$；B_9：$400\ \mu g$ 和 B_{12}：$2.4\ \mu g$[5]。

8.1.1   维生素 B_1

维生素 B_1 是最早发现的必需水溶性 B 族维生素，又称"硫胺素"，是碳水化合物代谢中不可或缺的辅酶。天然存在于许多食品中，包括面包、鱼、肉、蛋、豆类和牛奶，成年男性和女性膳食营养素参考摄入量（dietary reference intakes，DRIs）约为 $1 \sim 1.5\ mg/d$。健康人循环维生素 B_1 水平在 $10 \sim 20\ nmol/L$ 之间。

多项临床个案报道肿瘤恶病质难治期患者发生韦尼克脑病（Wernicke encephalopathy）[6-9]。韦尼克脑病是维生素 B_1 缺乏引起的一种神经系统疾病，其经典的三联征是眼肌麻痹、共济失调以及精神异常（谵妄）。除此之外，韦尼克脑病患者还可出现多种症状。研究表明，眼部症状占 $29\% \sim 93\%$，共济失调占 $23\% \sim 70\%$，谵妄占 $82\% \sim 90\%$，约 16% 的患者表现经典三联征，19% 的患者没有临床体征[7]。一般人群中只有 $0.06\% \sim 0.13\%$ 的患者被诊断，$0.8\% \sim 2.8\%$ 尸检样本中可观察到这种病，主要是由于韦尼克脑病常与慢性酒精滥用相关，因营养不良导致的韦尼克脑病可能被忽略[7-8]。

在终末期肿瘤患者中诊断韦尼克脑病很困难。第一，韦尼克脑病的临床表现多样，缺乏典型的临床体征；第二，终末期肿瘤患者体能状态差使神经系统的异常表现不明显，难以觉察；第三，尽管营养状况差是发生韦尼克脑病的唯一前提条件，但终末期肿瘤患者普遍存在营养不良，可能被忽视。也有报道发现终末期肿瘤患者在饮食充足的情况下患韦尼克脑病，临床表现为谵妄[8]。对于终末期肿瘤患者，当营养状况不佳并出现不明原因的谵妄时，临床医生须警惕维生素 B_1 缺乏的可能性。谵妄是晚期肿瘤患者常见的精神神经并发症，见于 28% ～ 34% 的终末期患者、68% ～ 85% 的临终患者。谵妄导致死亡率更高和住院时间更长，给家庭成员和护理人员带来了严重的困扰[7]。此外，在维生素 B_1 储备较少的情况下，终末期患者摄入碳水化合物后可能发生再喂养综合征[7]。

尽管韦尼克脑病是一种潜在的可逆性疾病，但如果不及时治疗，会对大脑造成严重且不可逆的损害（Korsakoff 综合征），导致死亡，死亡率约 10% ～ 20%[7]。维生素 B_1 50 ～ 100 mg 静脉注射持续数天，可防止疾病进展，再继以维生素 B_1 口服维持治疗[7]。如果有任何怀疑，可以在确诊前静脉注射维生素 B_1，早期干预可纠正症状并防止发生不可逆的脑损伤，从而改善患者的生命质量[7]。

8.1.2 维生素 B_{12}

维生素 B_{12}，又称钴胺素，是一种普遍存在的辅酶，主要参与 DNA 合成和同型半胱氨酸合成蛋氨酸的反应。人体无法自身合成维生素 B_{12}，除了从食物补充外，可通过人体共生菌的合成获得。摄入的维生素 B_{12} 与胃壁细胞分泌的内因子结合，在回肠末端与特异性 cubam 受体结合，以主动、饱和的机制吸收。一般认为，恶性贫血或全胃切除术后患者由于缺乏内因子-维生素 B_{12} 吸收机制，必须经胃肠外途径补充维生素 B_{12}，但事实上有 1% 的游离维生素 B_{12} 是被动吸收的，与内因子及 cubam 受体无关，也就是说部分恶性贫血或全胃切除术后患者口服维生素 B_{12} 是有效的[10]。

维生素 B_{12} 与反钴胺素（transcobalamins，TCBs）结合，在血液中运输，被组织和肝脏摄取，TCB Ⅰ 和 TCB Ⅲ 负责 80% 的循环维生素 B_{12}，TCB Ⅱ 负责转运 20% 的维生素 B_{12} 到组织和肝脏发挥作用。临床上检测到的维生素 B_{12} 是有生物学活性的与 TCB Ⅱ 结合的全反钴胺素 Ⅱ。TCB Ⅱ 主要在肝细胞产生，其次是内皮细胞。维生素 B_{12} 在肝脏贮存，肠肝循环（每天 5 ～ 7 mg）和近端肾小管的重吸收有助于维生素 B_{12} 的生理储备（最多 5 年）[10]。

体内维生素 B_{12} 异常可能为维生素 B_{12} 缺乏，也可能为功能性维生素 B_{12} 缺乏。功能性维生素 B_{12} 缺乏是指高血清维生素 B_{12} 伴有维生素 B_{12} 功能缺陷，临床后果与维生素 B_{12} 缺乏症相似。诊断维生素 B_{12} 功能缺陷的关键生物标志物是甲基丙二酸（methylmalonic acid）和同型半胱氨酸（homocysteinemia），这是因为维生素 B_{12} 是甲基丙二酸辅酶 A 向琥珀酰辅酶 A 转化，以及同型半胱氨酸转化为蛋氨酸的辅酶，当维生素 B_{12} 功能缺陷时，会导致甲基丙二酸和同型半胱氨酸水平升高[10]。

维生素 B_{12} 缺乏会导致巨幼细胞性贫血以及神经功能障碍[10]，而很多疾病会导致血清维生素 B_{12} 升高，肿瘤中最常见的是肝细胞癌、继发性肝癌、乳腺癌、结肠癌、胃癌和胰腺癌。在某些病例中观察到，肿瘤负荷，尤其是肝脏肿瘤，与维生素 B_{12} 升高程度相关。Solomon 研究发现[11]，终末期恶性肿瘤患者中，低血清维生素 B_{12} 占 17%，高血清维生素 B_{12} 多达 30%，其中 16% 的患者血清维生素 B_{12} 值高达 1500 pg/ml 以上，54% 的患者甲基丙二酸和（或）同型半胱氨酸升高，提示终末期恶性肿瘤患者功能性维生素 B_{12} 缺乏症更为常见。高血清维生素 B_{12} 水平是预后不良的肿瘤标志物。研究发现，高血清维生素 B_{12}（ > 900 pg/ml）对姑息阶段恶性肿瘤患者的死亡率有很强的独立预测价值，随着血清维生素 B_{12} 水平的升高，患者的生存时间缩短[12]。Kelly 等的研究显示，维生素 B_{12}/C 反应蛋白指数（BCI）有助于判断晚期恶性肿瘤患者的预后，BCI 升高（ > 40 000）预示患者的生存期较短[13]，Tavares 进一步验证了 BCI 的预测作用[14]。由于日常关注维生素 B_{12} 缺乏症较多，高维生素 B_{12} 血症往往被低估，需警惕高维生素 B_{12} 血症背后的潜在严重疾病。早期发现高维生素 B_{12} 血症对判断疾病预后非常重要[10]。

晚期恶性肿瘤患者接受维生素 B_{12} 治疗，可降低血清甲基丙二酸值，并缓解患者的神经系统症状[11]。有文献报道，终末期恶性肿瘤患者口服氰钴胺素 2.0 mg qd 或肌内注射 1.0 mg qw（每周 1 次），血清甲基丙二酸值降低，甚至恢复正常，同型半胱氨酸下降，治疗后神经系统症状得到改善，但肾功能不全者治疗后同型半胱氨酸反而升高。目前临床尚无诊断维生素 B_{12} 缺乏症的"金标准"，因此，当临床表现与维生素 B_{12} 缺乏症相符时，有必要进行试验性治疗。需要注意，长期胃肠外给予维生素 B_{12} 可能引起抗 TCB Ⅱ 自身抗体的产生，使 TCB Ⅱ 清除率升高，导致 TCB Ⅱ 减少，进而影响维生素 B_{12} 的转运[10]。

8.1.3　维生素 C

维生素 C，又称抗坏血酸，是一种存在于所有组织中的水溶性抗氧化剂和还原剂，它的主要作用是将脯氨酸羟化为羟脯氨酸，这对于形成胶原蛋白必不可少。它也参与铁和铜的代谢以及维持氧化还原状态。人体内维生素 C 池约为 1500 mg，当体内维生素 C 池小于 300 mg 同时摄入的饮食中缺乏维生素 C 持续 4 周，就会出现坏血病。相反，摄入的维生素 C 达 1 g/d 或更大剂量，则有潜在的副作用，表现为腹部不适和腹泻[15]。

Mayland 等的研究发现，肿瘤恶病质难治期患者的维生素 C 缺乏症患病率较高，约 30% 严重缺乏，42% 存在缺乏风险。血浆维生素 C 水平低的患者与血浆水平正常的患者相比，其预后更差，生存期更短，而且这种关系比生存率与 C 反应蛋白或饮食摄入维生素 C 量的关系更强[15]。

Yeom 等发现[16]，晚期恶性肿瘤患者两次静脉注射 10 g 维生素 C，间隔 3 天，每天口服 4 g 维生素 C 共一周，其整体状况及生命质量、所有功能（体能、角色、情感，认知和社交）和某些症状（疲劳、恶心/呕吐、疼痛、睡眠障碍和食欲不振）均得到改善。Carr 等观察到，终末期恶性肿瘤患者静脉注射维生素 C（每疗程 30 g），用药 7 天后与用药前比较，患者疲劳减轻 37%，疼痛、恶心/呕吐和失眠完全缓解，食欲减退改善，患者整体生命质量提高。虽然该研究不能排除安慰剂效应，但是晚期癌症患者的姑息治疗中给予维生素 C 还是可以考虑的[17]。改善生活质量所需的最佳维生素 C 剂量，可能低于通常用于癌症治疗方案的药理剂量[17]。数据回顾表明，口服维生素 C 和静脉注射维生素 C 的联合支持疗法是安全的，可以作为无法治愈的晚期恶性肿瘤患者的支持治疗方法[18]。

8.1.4 维生素 D

维生素 D 具有多种生物学效应，是一种调节体内钙磷代谢的激素，它在骨骼健康和钙稳态中发挥重要作用，还参与调节身体多种功能，包括免疫系统、神经系统和心血管系统。人体维生素 D 的主要来源是表皮与真皮中含有的 7- 脱氢胆固醇经阳光中的紫外线（UV）B 光照射后，转变为维生素 D_3。饮食可提供少量维生素 D，如肉和鱼中的维生素 D_3，又称胆钙化醇、胆钙化固醇；植物中的维生素 D_2，又称麦角钙化醇。在阳光照射普遍减少的冬季，骨骼肌是维生素 D 的储存库[19-20]。

维生素 D 在体内经过两次羟基化被激活，在肝脏 25 羟化酶（基因型 CYP2R1）催化下生成 25- 羟基维生素 D，即 25-（OH）-VitD，在肾脏经肾小管上皮细胞线粒体内 1-α 羟化酶（基因型 CYP27B1）的作用生成维生素 D 的活化形式 1,25- 羟基维生素 D_3，即 1,25-（OH）$_2D_3$[21]。活化维生素 D 在血液中与维生素 D 结合蛋白结合，到达其目标组织发挥内分泌作用，后者由维生素 D 受体（vitamin D receptor，VDR）介导，VDR 是转录因子核受体家族中的一员，在不同的组织中表达，VDR 敲除小鼠表现出严重的维生素 D 缺乏，VDR 是骨骼肌发育和分化的重要调控因子[20]。维生素 D 的经典功能是调节钙和磷酸盐代谢，主要作用于骨组织、肠道和肾脏。现已证明维生素 D 在一些生理和病理过程中发挥作用，比如免疫反应和肿瘤进展。维生素 D 缺乏会引起骨骼肌异常，导致肌肉萎缩，比如肌动蛋白含量降低，线粒体 Ca^{2+} 水平降低，肌质网摄取 Ca^{2+} 减少和血清肌酸激酶水平低。

25-（OH）-VitD 的半衰期约 3 周，1,25-（OH）$_2D_3$ 的半衰期仅约 4 小时。血清 25-（OH）-VitD 较为稳定，可反映个体的维生素 D 状态。美国医学研究所提出血清 25-（OH）-VitD 水平低于 50 nmol/L 表示维生素 D 不足，美国内分泌学会建议低于 75 nmol/L 为维生素 D 不足。虽然维生素 D 不足的定义有争议，但是血清 25-（OH）-VitD < 25 nmol/L 可定义为维生素 D 缺乏症，这个标准是一致的[19]。

维生素 D 不足或缺乏是全世界最常见的营养缺乏症之一。To 调查了澳大利亚临终关怀人群中维生素 D 缺乏症的流行情况，该研究将维生素 D 缺乏症定义为维生素 D 含量低于 60 nmol/L，结果显示，平均维生素 D 水平为 47.5 nmol/L，维生素 D 缺乏占 72%[22]。

肿瘤患者发生维生素 D 缺乏比较常见。研究发现，恶性肿瘤患者的维生素 D 水平普遍低于健康人群，30% 的肿瘤患者血浆 1,25-（OH）$_2$D$_3$ 明显减少（< 25 nmol/L），70% 的肿瘤患者血浆 1,25-（OH）$_2$D$_3$ 轻度减少（25 ～ 50 nmol/L）；Bjorkhem-Bergman 等发现[19]，晚期肿瘤患者 25-（OH）-VitD 水平中位数为 40 nmol/L（22 ～ 58 nmol/L）。低维生素 D 水平与恶性肿瘤发生率及死亡率增加相关，比如 25-（OH）-VitD 与结直肠癌风险之间呈负相关。2011 年发表的四项荟萃分析均表明，25-（OH）-VitD 水平越高，发生结肠癌和直肠癌的风险越低[23-26]。

在伴有恶病质或疲乏的晚期肿瘤患者中，维生素 D 水平低非常普遍。有研究将血清 25-（OH）-VitD < 20 ng/ml 定义为缺乏，20 ng/ml ≤ 25-（OH）-VitD < 30 ng/ml 定义为不足，发现 47% 的晚期肿瘤患者伴有维生素 D 缺乏，70% 的患者伴有维生素 D 不足[27]。循环维生素 D 低水平与肌肉萎缩、肌肉力量和体能下降有关。1,25-（OH）$_2$D$_3$ 可逆转肿瘤细胞介导的线粒体耗氧和蛋白酶体活性的变化，而不改变丙酮酸脱氢酶的活性，1,25-（OH）$_2$D$_3$ 有望治疗肿瘤恶病质相关的虚弱和肌无力[27-28]。

然而，Camperi 等发现[29]，在不同的肿瘤恶病质实验模型，与对照组相比，循环维生素 D 水平可能会降低（AH130 肝癌宿主）、不变（Lewis 肺癌宿主）或增加（C26 宿主），而且无论循环 VitD 如何，肿瘤的存在总是与肌肉维生素 D 受体（vitamin D receptor，VDR）mRNA 表达上调相关。荷瘤动物 VDR 过表达可能主要通过影响肌生成因子的表达（比如肌生成素），使肌生成受损，导致肌肉萎缩。而用维生素 D 处理 C2C12 肌细胞后，成肌细胞不能正常分化，仅部分融合，形成形状异常、肌凝蛋白重链含量低的多核结构。观察到维生素 D 治疗可导致 VDR 过表达和肌原蛋白下调。在 C2C12 培养物中沉默 VDR 的表达可以消除维生素 D 处理对分化的抑制。提示 VDR 可能在恶病质的发生和（或）进展中发挥作用，对涉及肌肉再生的慢性疾病患者，补充维生素 D 时应予以注意。

血清 25-（OH）-VitD 低水平已被证明与 2 型糖尿病风险增加相关。一项Ⅲ期随机对照研究显示[30]，对胰岛素抵抗（insulin resistance，IR）妇女提高维生素 D 状态可改善其 IR、增加胰岛素敏感性，但不会改变胰岛素分泌。研究结果提示，降低 IR 的最佳维生素 D 浓度为 80 ～ 119 nmol/L，这为适当提高推荐水平提供了进一步的证据。

研究发现，25-（OH）-VitD 低水平与疼痛和阿片类药物剂量增加存在显著相关，提示若肿瘤姑息患者维生素 D 不足（< 50 nmol/L），补充维生素 D 可能对改善健康状况并减轻疼痛方面有益[19]。Helde-Frankling 等发现，肿瘤姑息患者每天补充维生素 D3 4000 IE（= 100 μg）持续 1 个月，36% 的患者减少了阿片类药物的每日剂量，未报告任何不良反应，包括高钙血症[31]。应用维生素 D 是否可治疗肿瘤恶病质肌少症，需要认真评估[20]。给肿瘤患者补充 600 ～ 800 国际单位（DRIs）维生素 D 对于预防肌肉萎缩可能有益，但需要进一步的研究。鉴于维生素 D 缺乏普遍存在，科学家们建议健康个体血 25-（OH）-VitD 应保持在 75 nmol/L 以上。

8.1.5 维生素 K

维生素 K 是凝血所需的营养素，它是将谷氨酸（Glu）残基翻译为肝凝血蛋白（包括凝血酶原和凝血因子Ⅱ、Ⅶ、Ⅸ和Ⅹ）的 γ - 羧基谷氨酸（Gla）残基的必须辅助因子，因此，维生素 K 缺乏使依赖维生素 K 的凝血因子功能失常，导致出血倾向。近年来研究发现，维生素 K 还是预防骨质疏松症、动脉粥样硬化和肝癌的潜在保护剂。经典（临床）维生素 K 缺乏症易引起出血，而亚临床维生素 K 缺乏多与骨骼、脉管系统和局部肝癌细胞有关[32]。

维生素 K 在自然界中以两种形式存在：维生素 K_1（叶绿醌）和维生素 K_2（甲基萘醌）。维生素 K_1 由植物和藻类产生，广泛分布于绿叶蔬菜中；维生素 K_2 来源于微生物，存在于肉类、鸡蛋、凝乳、奶酪和发酵大豆中。在凝血功能方面，维生素 K_1 和维生素 K_2 的作用非常相似或基本相同，而一些证据表明维生素 K_1 和维生素 K_2 在非凝血方面的作用可能有所不同[32]。

血清维生素 K_1 的浓度反映了维生素 K 的储存和运输，用于评估维生素 K 状态。血清中诱导维生素 K 缺乏蛋白（protein-induced vitamin K absence，PIVKA）是组织水平上功能性维生素 K 缺乏的敏感标志物，PIVKA- II 为维生素 K 亚临床缺陷提供了一种非常灵敏的测量方法。

Harrington 等的研究发现，接受姑息治疗的晚期恶性肿瘤患者中，22% 的患者维生素 K1 低于参考范围下限（0.33 nmol/L），78% 的患者有某种程度的功能性维生素 K 缺乏，表现为 PIVKA- II 升高（参考范围上限 0.2AU/ml，200 ng/ml），提示晚期肿瘤患者容易发生维生素 K 缺乏，虽然通常是亚临床缺乏，但很可能发展为临床相关的凝血国际标准化比值（international normalised ratio，INR）延长，可能导致晚期肿瘤患者出血风险增加[33-34]。

适当补充维生素 K 可能减少晚期肿瘤患者出血并发症的发生率。有文献报道，根据严重程度，建议使用 2.5 ～ 10 mg 的剂量，但最佳给药途径不确定。Whitling 等评估了四种不同的维生素 K 给药途径以避免过度抗凝：高剂量静脉注射（1 ～ 10 mg）、低剂量静脉注射（≤ 0.5 mg）、皮下注射（1 ～ 10 mg）和口服（2.5 ～ 5 mg），以上均达到抗凝效果，且未报道出血或血栓并发症[35]。

8.2 微量元素的代谢改变

矿物质存在于自然环境中，通过各种途径进入人体，包括大气、水、食物等，其中铁、硒、锌、铜、钼、锰、钴等是较受关注的几种微量元素。

8.2.1 铁

铁是人体细胞生长必需的微量元素，也是肿瘤和微生物持续生长所必需的营养素。在恶性肿瘤情况下，铁代谢的变化最接近于感染和炎症期间观察到的变化。研究发现，放射性标记铁从荷瘤患者血浆中消失的速度明显加快，该比率随着肿瘤播散而增加。恶性疾病患者的平均血清铁水平显著低于良性疾病患者。尽管肿瘤细胞获得营养物质的能力超过正常细胞，但恶性肿瘤的铁含量和铁饱和度均低于正常组织。同时，临床证据表明，在铁过量的状态下，肿瘤的发生率会增加，铁可能对携带肿瘤的宿主产生不利影响[4]。

晚期肿瘤患者中贫血很常见，可能的原因很多，且并不总是伴有症状。Robertson 等的研究发现，晚期肿瘤患者贫血患病率为65%。但缺铁的患病率仅9%，另有41%的患者缺铁证据不确定，这些患者中仅 3 名（27%）有典型的缺铁红细胞指数。

对接受姑息治疗的贫血患者，不应随意开出或拒绝铁替代疗法（iron-replacement therapy，IRT），不应仅根据红细胞指数做出决定。当伴有症状的贫血患者的一般情况提示其可接受 IRT，应充分评估铁的状态。在铁蛋白升高的情况下，若其他参数表明缺铁，可进行IRT 试验性治疗[36]。

从肠细胞吸收到巨噬细胞循环到肝细胞储存，达到铁稳态需要通过多种机制的调节。铁有双重作用，既可促进肿瘤生长又可诱导细胞死亡。与正常细胞相比，肿瘤细胞对铁的依赖性更强。巨噬细胞可将铁传递给肿瘤细胞，从而促进肿瘤发生。线粒体可利用细胞内的铁合成辅因子，包括血红素和铁硫簇。后者由参与 DNA 合成和修复、氧化还原反应和其他细胞过程的必需酶组成。然而，铁浓度升高又通过膜脂质过氧化导致细胞死亡，称为铁死亡[37]。铁结合和铁调节蛋白，如 hepcidin、lipocalin-2/NGAL、血红素加氧酶 -1、铁蛋白和铁硫簇，在特定条件下和特定肿瘤类型中显示抗肿瘤特性。此外，奶蛋白中的乳铁蛋白与其他抗癌剂在肿瘤预防和治疗中起协同作用[38]。

Zhou 等[39] 研究胃癌根治术后恶病质中肌肉萎缩的机制发现，恶病质伴肌细胞减少组中骨骼肌铁含量和铁蛋白表达显著增加（与正常组、无恶病质组相比），并受 hepcidin-ferroportin 轴调控，且肌肉中的氧化应激增加，抗氧化应激系统减弱。说明铁超载可能与胃癌恶病质患者的肌肉损失有关。铁蛋白升高的胃癌患者更易出现肌肉萎缩。

8.2.2 硒

硒（selenium，Se）是人体和动物的必需微量元素。在体内含量约 14 ~ 21 mg，广泛分布于脂肪组织以外的所有组织中。主要以含硒蛋白质形式存在。人体每日硒的需要量为 50 ~ 200 μg。硒在十二指肠吸收，入血后与 α 和 β 球蛋白结合，小部分与极低密度脂蛋白（very low density lipoprotein，VLDL）结合运输，主要随尿液及汗液排泄。

因为发现硒水平与某些肿瘤发生风险呈负相关，20 世纪 60 年代首次提出硒有抗癌作用。后来大量研究表明硒确实发挥了预防肿瘤的作用，可抑制肝癌、乳腺癌、皮肤癌、结肠癌、鼻咽癌及肺癌等。近年来的一些研究提示硒预防肿瘤发生的机制可能包括以下几方面：硒蛋白抗氧化作用、改变肿瘤代谢、增强机体免疫监督、调节细胞增殖和肿瘤细胞的侵袭以及抑制肿瘤发生等。

有证据表明甲基硒醇（CH3SeH）可能是一种关键抗癌代谢物，当用砷阻断 Se 甲基化后减少了 CH3SeH 代谢前体分子，促进含硒蛋白质表达，而抑制了 Se 抗癌效应。这说明 Se 的抗癌效应，至少在哺乳动物鼠的模型中依赖于硒甲基化代谢物的产生。

硒有抗癌潜力。食品和营养保健品中硒的主要形式是 SeMet 和 SeCys，以及少量甲基化硒化物。无机硒盐，包括亚硒酸盐和硒酸盐广泛用于实验，以及家畜喂养。任何一种硒化合物都可用于硒的营养补充。然而，它们的生物学效应依赖于用量和化学类型。在低剂量时，Se 是含硒蛋白质分子中 SeCys 的一个必需组分，可促进细胞增殖，对机体免疫反应非常重要。在未达毒性的较高剂量时，Se

能降低肿瘤发生风险，这与其阻滞细胞周期、促进细胞凋亡和抑制肿瘤细胞侵袭和转移有关。

Roth 等[40]认为硒（50 μg）可以增强免疫反应，降低肿瘤发病率。Kiremidjian Schumacher 和 Roy[41]报道补充硒可增强淋巴细胞活性，如显著增强细胞毒性 T 淋巴细胞（cytotoxic lymphocytes，CTL）驱动的肿瘤溶解、丝裂原诱导的淋巴细胞增殖和混合淋巴细胞反应（mixed lymphocyte reaction，MLR）增殖。有研究发现[42]，恶病质前状态下细胞介导的免疫功能显著降低，提示体重减轻前免疫功能受损。

Wang 等[43]研究了肺癌小鼠恶病质模型，其典型表现为体重下降、慢性炎症及免疫功能紊乱。结果显示，荷瘤小鼠脾脏中 Tregs 和 MDSCs 升高与肿瘤负荷呈正相关，食用鱼油或硒对 Tregs 和 MDSCs 水平没有影响，同时补充鱼油和硒呈现协同效应，可减少荷瘤小鼠脾脏中 Tregs 和 MDSCs 的数量，对 B 细胞，单核细胞和巨噬细胞无影响，显著减轻了体重和肌肉 / 脂肪的损失。通过补充免疫营养素可调节肿瘤恶病质患者的炎症和免疫抑制[44]。Wang 等[45]认为化疗可引起恶病质，在接受化疗的荷瘤小鼠中，补充鱼油和硒可防止 IL-6、TNF- α 以及肌生长抑制素升高和改善肌肉萎缩。

8.2.3　锌

锌是人体必需的微量元素，是许多生物学功能的重要金属酶配体。人体内含锌约 2 ～ 3 g，遍布于全身许多组织，中国居民膳食营养素推荐每日摄入量为男 12.5 mg，女 7.5 mg。锌参与体内多种生理活动，在细胞 DNA 复制、RNA 转录、增殖、分化等活动中起重要作用，同时可调节细胞蛋白质、核酸的代谢，对调节免疫和抗氧化及维持正常的细胞周期也有一定的作用。锌通过锌指基序与约 10%的人类蛋白质结合，作为酶的辅助因子和第二信使发挥作用[46-47]。

动物模型证实锌是肿瘤生长的必需营养素。DeWys 等观察到，用缺锌饮食喂养动物，肿瘤的生长受到抑制。Bates 等发现，在一组缺锌患者中，血清转运蛋白水平降低，如白蛋白、前白蛋白和转铁蛋白。锌缺乏可能通过抑制蛋白质合成影响组织中微量元素的利用，如维生素 A 和铁，因为它们依赖于血清转运蛋白[4]。Stefanini 观察到 1 例晚期转移性喉鳞癌患者和 1 例晚期非霍奇金淋巴瘤患者血清和尿锌水平非常低，没有给予任何额外的治疗，仅通过口服锌患者的出血迅速被控制，出血时间恢复正常，停用锌后再次出现出血和实验室检查结果异常，这些问题通过补锌再次得到纠正。因此，若晚期肿瘤患者出血时间延长是唯一的凝血功能异常时，需排除锌缺乏因素[48]。

高锌或低锌时，核酸蛋白质合成受到抑制，生长素减少，影响全身组织器官生长发育和细胞的增殖分化，骨髓细胞、脾细胞、T淋巴细胞的增生指数，以及外周血中性粒细胞的吞噬指数均显著低于正常值。机体锌正常时，能促进细胞增殖。高锌或低锌时血浆 TNF 水平降低，而机体锌含量正常时，TNF 保持较高水平。提示高锌或低锌均抑制 TNF 产生，适量锌促进 TNF 生成。相关性分析发现，机体锌正常时，血浆 TNF 与骨髓细胞、脾细胞增殖指数及外周血中性粒细胞吞噬指数呈正相关。TNF 是创伤、炎症、肿瘤时的一种应答反应，在维持机体内环境稳定方面起重要作用。这种应答反应在单核-巨噬细胞、骨髓细胞、脾淋巴细胞正常增殖分化情况下才能完成。高锌或低锌抑制了细胞的增殖分化，致使其不能产生正常的 TNF。因此，高锌或低锌均不利于机体的免疫功能。

锌与机体组织细胞癌变呈明显相关性，血清铜/锌比值升高可作为肿瘤诊断的一个重要标志。有研究指出，锌对前列腺癌有保护作用，能抑制肿瘤细胞的生长和侵袭。正常前列腺组织中锌的浓度高于身体其他软组织，而前列腺癌组织样本中锌含量总是低于正常样本。同时，锌还与循环高水平胰岛素样生长因子 1（insulin-like growth factor-1，IGF-1）相关，IGF-1 影响前列腺癌的发展。因此，补充锌可能对部分前列腺癌患者有效。此外，轻、中度锌缺乏会致免疫功能障碍。

有报道称肿瘤恶病质动物模型中存在肌肉锌积累过量。一项临床队列研究发现，体重丢失＞9.5% 的肿瘤恶病质患者肌肉内锌的水平增加近一倍[49-51]。锌的再分配可能是对 IL-1α、胰高血糖素和肾上腺素的反应，有研究显示给予小鼠 IL-1α 6 小时后，血浆锌水平短暂降低（达 25%）与肝脏、骨髓和胸腺摄取锌显著增加相关[52]。

D- 肌醇 -1,2,6- 三磷酸（a- 三肌醇，AT）是一种多阴离子分子，能够螯合二价金属离子，有抗肿瘤和抗恶病质的作用。Russell 应用大鼠 MAC16 肿瘤恶病质模型，同时给予 AT 40 mg/kg 和 ZnSO4，结果显示其能有效抑制肿瘤生长并缓解体重下降，腓肠肌内锌含量随体重增加而增加；而给予 AT 后血浆、骨骼肌和肿瘤中的锌含量降低，给予 ZnSO4 后，腓肠肌内锌含量再次恢复正常；提示锌在肿瘤恶病质中的作用通过 AT 介导，锌可抑制大鼠 MAC16 肿瘤的肿瘤生长和肌肉消耗[51]。

Wang 等[53]认为锌转运蛋白 ZIP14 是导致肿瘤恶病质的关键介质，研究发现，ZIP14 可被 TNF-α 和 TGF-β 诱导，在转移性肿瘤恶病质患者肌肉中上调。ZIP14 介导肌肉祖细胞摄取锌，通过抑制肌分化因子（myogenic differentiation，MyoD）和肌细胞增强因子 2C（myocyte enhancer factor 2，Mef2c）的表达，阻滞肌细胞的分化，重要的是，这个过程诱导了肌球蛋白重链丢失。这些结果提示在晚期肿瘤恶病质，ZIP14 可能是潜在的治疗靶点，可以改善肌少症的发生。85% 以上的胰腺导管腺癌（PDAC）会发生恶病质。Shakri[54]用小鼠 PDAC 细胞系 Pan02 和 FC1242 建成了两个独立的转移性肿瘤模型，观察到肿瘤恶病质肌肉中 ZIP14 异常表达和锌离子水平增加；而且，晚期 PDAC 患者肌肉高水平 ZIP14 与恶病质相关。

Li 等发现[55]，人胰腺癌组织中另一种可将锌导入细胞的金属离子转运体 ZIP4 与邻近的正常组织相比过度表达，FC1242 PDAC 模型肿瘤细胞中 ZIP4 高表达，肿瘤细胞 ZIP4 表达上调和伴随的锌内流增加促进了肿瘤生长，敲除肿瘤细胞 ZIP4 减少了恶病质的发生并延长了小鼠生存期。Yang 等[56]认为，ZIP4 通过刺激 RAB27B 调节的肿瘤细胞胞外小泡的释放，促进了胰腺肿瘤小鼠肌肉萎缩和恶病质。因此，靶向控制 ZIP4 可能是抑制胰腺癌生长的治疗策略。

8.2.4 铜

铜是机体内蛋白质和酶的重要组成部分，是多种酶的激活剂，特别是超氧化物歧化酶、单胺氧化酶等的重要组成成分，是人体保持身体健康和发挥正常功能必需的。研究表明，铜与肿瘤的发生、预后关系密切，可作为某些肿瘤的诊断及预后指标，血清铜升高是肿瘤的共同特征。铜致癌机制尚不清楚，可能是肿瘤患者铜蓝蛋白分解下降导致铜升高；铜可能直接参与了促氧化作用；铜对铜/锌超氧化物歧化酶（superoxide dismutase，SOD）是必需的，在许多肿瘤当中已发现 SOD 量降低，使得细胞易受氧自由基的攻击，导致核酸、蛋白质和酶代谢紊乱，细胞癌变。Zhang 等荟萃分析发现[57] 肺癌患者血清铜水平高于非肺癌对照组，亚洲人和欧洲人的铜水平与肺癌都有显著的相关性。提示高血清铜水平可增加肺癌的危险性，环境铜暴露可能是肺癌发生的危险因素。土耳其作者 Atakul[58] 的研究发现子宫内膜癌患者血清铜和锌水平均低于对照组，且子宫肌层浸润＞ 1/2 与子宫肌层浸润＜ 1/2 的肿瘤患者相比，铜水平较低，说明这些微量元素不平衡可能与子宫内膜癌有关。

8.2.5 其他微量元素

钼是抑癌物质，它可以减少机体对致癌物质的吸收，并加速其分解排泄。当致癌物质进入靶器官时，钼能起到与致癌物竞争的作用。植物缺钼时能导致硝酸盐在植物体内积累，而硝酸盐又用以合成亚硝酸胺，亚硝酸胺是公认的致癌物。缺钼能降低机体免疫功能，引发肿瘤。

锰是人体必需微量元素，许多生物酶的活性中心均含有金属锰，如锰超氧化物歧化酶。近年来研究表明，人体血清锰过低或过高均可引起肿瘤。

钴是一种重金属，正常人体内含量极微，在一定浓度范围可诱导遗传物质发生突变。钴是维生素 B12 极其重要的组成成分，对体内多种生物合成过程起重要作用，尤其是对核酸的生物合成作用。

目前在癌症治疗中，常用钴-60进行放射治疗。

8.3 针对维生素和微量元素代谢异常的治疗

尽管一些研究报告了低 BMI 患者服用维生素和微量元素复合制剂有益，且没有严重不良反应，但目前证据级别尚不足以支持常规给予这些干预措施。从营养生理学安全性和有效性来看，维生素的剂量难以确定。肿瘤患者肿瘤部位、分期以及接受抗肿瘤治疗方式不同，营养不良程度不同，微量营养素缺乏的类型和程度不同，给予微量营养素补充的剂量也应是不同的。2017 年发表的一项随机对照临床试验（RCT）比较了 263 例不可治愈肿瘤恶病质患者使用肌酸与安慰剂的差异[59]，结果未发现肌酸对体重、食欲、生命质量、力量、体成分和生存的益处。因此，基于目前证据，建议对肿瘤恶病质患者，需评估维生素和微量元素是否缺乏；对于每日不能充分摄入所需维生素及微量元素的患者，可以补充以维持平衡，推荐的补充量为 DRIs；如果没有特别缺乏，不鼓励补充高剂量的维生素和微量元素[60-61]；维生素 D 缺乏的肿瘤患者，需同时补充优质蛋白质才更有效[62]。

放化疗期间，肿瘤患者补充抗氧化剂（维生素 C、维生素 E 和硒）是否安全，以及它们的合适剂量，一直存在争议。微量营养素是一类膳食抗氧化剂，有捕获活性氧（reactive oxygen species，ROS）的能力。而肿瘤放化疗的机制之一是 ROS 产生增加。因此，放化疗期间服用膳食抗氧化剂后可能减弱治疗效果、影响患者预后[63]。目前形成的观点认为[64-66]：①服用抗氧化剂不减弱化疗或放疗的治疗效果；②服用抗氧化剂后微弱降低化疗或放疗的治疗效果。事实上，抗氧化剂是否影响化疗或放疗效果取决于若干因素，比如：化疗药形成何种自由基以及形成的自由基对化疗效果的影响；化疗药形成的活性氧化合物类型；化疗药剂量以及活性氧浓度；抗氧化剂类型；抗氧化剂剂量；化疗药使用时间和服用抗氧化剂的时间等。

总之，根据现有的研究，可归纳为以下几点：①肿瘤患者饮食摄入不足情况下，应给予生理剂量的复合维生素和微量元素补充剂。②一般情况下，肿瘤患者放化疗期间，每日摄入 DRIs 范围的维生素和微量元素补充剂是安全的。③肿瘤患者放化疗期间应避免服用较高剂量抗氧化剂（一般规定：维生素 C 2000 mg/d，维生素 E 相当于 250 mg/d 生育酚的量，硒 400 μg/d）。④一般情况下，应避免摄入单一大剂量微量营养素，除外维生素 D。根据血浆 25-（OH）-VitD 的基线水平，每天应摄入维生素 D 1800 ～ 4000 U（相当于 45 ～ 100 μg/d 的维生素 D_3），使大部分肿瘤患者血浆 25-（OH）-VitD 的浓度保持＞ 75 nmol/L。⑤为改善术后伤口愈合，微量营养素 DRIs 为维生素 C 500 ～ 2000 mg，维生素 A 3 mg，维生素 B_6 10 ～ 15 mg，叶酸 0.4 ～ 1.0 mg，锌 4 ～ 10 mg，铜 1 ～ 2 mg。⑥伴体重下降的肿瘤患者，以及肿瘤恶病质患者，每日推荐给予 1.5 ～ 2.0 g n-3 多不饱和脂肪酸。

参考文献

［1］ Penet M，Gadiya MM，Krishnamachary B，et al. Metabolic Signatures Imaged in Cancer-Induced Cachexia. Cancer Res 2011，71（22）：6948-6956.

［2］ Theologides A. Cancer cachexia. Cancer，1979，43（5 Suppl）：2004-2012.

［3］ Walsh TD，Bowman KB，Jackson GP. Dietary intake of advanced cancer patients. Hum Nutr Appl Nutr，1983，37（1）：41-45.

［4］ Hoffman FA. Micronutrient requirements of cancer patients. Cancer，1985，55（1 Suppl）：295-300.

［5］ Peterson CT，Rodionov DA，Osterman，et al. B Vitamins and Their Role in Immune Regulation and Cancer. Nutrients，2020，12（11）：3380.

［6］ Macleod AD. Wernicke's encephalopathy and terminal cancer：case report. Palliat Med，2000，14（3）：217-218.

［7］ Onishi H，Kawanishi C，Onose M，et al. Successful treatment of Wernicke encephalopathy in terminally ill cancer patients：report of 3 cases and review of the literature. Support Care Cancer，2004，12（8）：604-608.

［8］ Yae S，Okuno S，Onishi H，et al. Development of Wernicke encephalopathy in a terminally ill cancer patient consuming an adequate diet：a case report and review of the literature. Palliat Support Care，2005，3（4）：333-335.

［9］Soos Z, Salamon M, Olah R, et al. Wernicke encephalopathy accompanying linitis plastica. Orv Hetil, 2014, 155（1）: 30-33.

［10］Andres E, Serraj K, Zhu J, et al. The pathophysiology of elevated vitamin B12 in clinical practice. QJM, 2013, 106（6）: 505-515.

［11］Solomon LR. Functional vitamin B12 deficiency in advanced malignancy: implications for the management of neuropathy and neuropathic pain. Support Care Cancer, 2016, 24（8）: 3489-3494.

［12］Geissbuhler P, Mermillod B, Rapin CH. Elevated serum vitamin B12 levels associated with CRP as a predictive factor of mortality in palliative care cancer patients: a prospective study over five years. J Pain Symptom Manage, 2000, 20（2）: 93-103.

［13］Kelly L, White S, Stone PC. The B12/CRP index as a simple prognostic indicator in patients with advanced cancer: a confirmatory study. Ann Oncol, 2007, 18（8）: 1395-1399.

［14］Tavares F. Is the B12/CRP index more accurate than you at predicting life expectancy in advanced cancer patients? J Pain Symptom Manage, 2010, 40（1）: e12-e13.

［15］Mayland CR, Bennett MI, Allan K. Vitamin C deficiency in cancer patients. Palliat Med, 2005, 19（1）: 17-20.

［16］Yeom CH, Jung GC, Song KJ. Changes of terminal cancer patients' health-related quality of life after high dose vitamin C administration. J Korean Med Sci, 2007, 22（1）: 7-11.

［17］Carr AC, Vissers MC, Cook J. Parenteral vitamin C for palliative care of terminal cancer patients. N Z Med J, 2014, 127（1396）: 84-86.

［18］Klimant E, Wright H, Rubin D, et al. Intravenous vitamin C in the supportive care of cancer patients: a review and rational approach. Curr Oncol, 2018, 25（2）: 139-148.

［19］Bjorkhem-Bergman L, Bergman P. Vitamin D and patients with palliative cancer. BMJ Support Palliat Care, 2016, 6（3）: 287-291.

［20］Penna F, Camperi A, Muscaritoli M, et al. The role of vitamin D in cancer cachexia. Curr Opin Support Palliat Care, 2017, 11（4）: 287-292.

［21］JEON SM, SHIN EA. Exploring vitamin D metabolism and function in cancer. Exp Mol Med, 2018, 50（4）: 1-14.

［22］To T. Vitamin D deficiency in an Australian inpatient hospice population. J Pain Symptom Manage, 2011, 41（1）: e1-e2.

［23］Gandini S, Boniol M, Haukka J, et al. Meta-analysis of observational studies of serum 25-hydroxyvitamin D levels and colorectal, breast and prostate cancer and colorectal adenoma. Int J Cancer, 2011, 128（6）: 1414-1424.

［24］Lee JE，Li H，Chan AT，et al. Circulating levels of vitamin D and colon and rectal cancer：the Physicians' Health Study and a meta-analysis of prospective studies. Cancer Prev Res，2011，4（5）：735-743.

［25］Ma Y，Zhang P，Wang F，et al. Association between vitamin D and risk of colorectal cancer：a systematic review of prospective studies. J Clin Oncol，2011，29（28）：3775-3782.

［26］Touvier M，Chan DS，Lau R，et al. Meta-analyses of vitamin D intake，25-hydroxyvitamin D status，vitamin D receptor polymorphisms，and colorectal cancer risk. Cancer Epidemiol Biomarkers Prev，2011，20（5）：1003-1016.

［27］Dev R，Del Fabbro E，Schwartz Gg，et al. Preliminary report：vitamin D deficiency in advanced cancer patients with symptoms of fatigue or anorexia. Oncologist，2011，16（11）：1637-1641.

［28］Ryan ZC，Craig TA，Wang X，et al. 1α，25-dihydroxyvitamin D（3）mitigates cancer cell mediated mitochondrial dysfunction in human skeletal muscle cells. Biochem Biophys Res Commun，2018，496（2）：746-752.

［29］Camperi A，Pin F，Costamagna D，et al. Vitamin D and VDR in cancer cachexia and muscle regeneration. Oncotarget，2017，8（13）：21778-21793.

［30］Von Hurst PR，Stonehouse W，Coad J. Vitamin D supplementation reduces insulin resistance in South Asian women living in New Zealand who are insulin resistant and vitamin D deficient-a randomised，placebo-controlled trial. Br J Nutr，2010，103（4）：549-555.

［31］Helde-Frankling M，Hoijer J，Bergqvist J，et al. Vitamin D supplementation to palliative cancer patients shows positive effects on pain and infections-Results from a matched case-control study. Plos One，2017，12（8）：e184208.

［32］Kaneki M，Hosoi T，Ouchi Y，et al. Pleiotropic actions of vitamin K：protector of bone health and beyond? Nutrition，2006，22（7-8）：845-852.

［33］Harrington DJ，Western H，Seton-Jones C，et al. A study of the prevalence of vitamin K deficiency in patients with cancer referred to a hospital palliative care team and its association with abnormal haemostasis. J Clin Pathol，2008，61（4）：537-540.

［34］Harrington DJ，Booth L，Dando N，et al. Vitamin K deficiency in cancer patients referred to a hospital palliative care team with bleeding and the impact of vitamin K replacement on laboratory indicators of vitamin K status. Int J Lab Hematol，2013，35（4）：457-459.

［35］Pereira J，Phan T. Management of bleeding in patients with advanced cancer.

Oncologist, 2004, 9（5）: 561-570.

［36］Robertson KA, Hutchison SM. Assessment of iron status and the role for iron-replacement therapy in anaemic cancer patients under the care of a specialist palliative care unit. Palliat Med, 2009, 23（5）: 406-409.

［37］Chen Y, Fan Z, Yang Y, et al. Iron metabolism and its contribution to cancer（Review）. Int J Oncol, 2019, 54（4）: 1143-1154.

［38］Thévenod F. Iron and Its Role in Cancer Defense: A Double-Edged Sword. Met Ions Life Sci, 2018, 18.

［39］Zhou D, Zhang Y, Mamtawla G, et al. Iron overload is related to muscle wasting in patients with cachexia of gastric cancer: using quantitative proteome analysis. Med Oncol, 2020, 37（12）: 113.

［40］Roth MJ, Qiao YL, Abnet CC, et al. Cellular immune response is not associated with incident cancer or total mortality: a prospective follow-up. Eur J Cancer Prev, 2006, 15（6）: 548-550.

［41］Kiremidjian-Schumacher L, Roy M. Effect of selenium on the immunocompetence of patients with head and neck cancer and on adoptive immunotherapy of early and established lesions. BioFactors, 2001, 14（1-4）: 161-168.

［42］Faber J, Vos AP, Kegler D, et al. Impaired immune function: an early marker for cancer cachexia. Oncol Rep, 2009, 22（6）: 1403-1406.

［43］Wang H, Chan YL, Li TL, et al. Reduction of splenic immunosuppressive cells and enhancement of anti-tumor immunity by synergy of fish oil and selenium yeast. PLoS One, 2013, 8（1）: e52912.

［44］McCarthy DO. Rethinking nutritional support for persons with cancer cachexia. Biol Res Nurs, 2003, 5（1）: 3-17.

［45］Wang H, Li TL, Hsia S, et al. Skeletal muscle atrophy is attenuated in tumor-bearing mice under chemotherapy by treatment with fish oil and selenium. Oncotarget, 2015, 6（10）: 7758-7773.

［46］Jeong J, Eide DJ. The SLC39 family of zinc transporters. Mol Aspects Med, 2013, 34（2-3）: 612-619.

［47］Bafaro E, Liu Y, Xu Y, et al. The emerging role of zinc transporters in cellular homeostasis and cancer. Signal transduct Target Ther, 2017, 2: 17029.

［48］Stefanini M. Cutaneous bleeding related to zinc deficiency in two cases of advanced cancer. Cancer, 1999, 86（5）: 866-870.

［49］Siren PM, Siren MJ. Systemic zinc redistribution and dyshomeostasis in cancer cachexia. J Cachexia Sarcopenia Muscle, 2010, 1（1）: 23-33.

［50］Larsson S, Karlberg I, Selin E, et al. Trace element changes in serum and skeletal muscle compared to tumour tissue in sarcoma-bearing rats. In vivo,

1987, 1（3）: 131-140.

[51] Russell ST, Siren PM, Siren MJ, et al. The role of zinc in the anti-tumour and anti-cachectic activity of D-myo-inositol 1,2,6-triphosphate. Br J Cancer, 2010, 102（5）: 833-836.

[52] Cousins RJ, Leinart AS. Tissue-specific regulation of zinc metabolism and metallothionein genes by interleukin 1. FASEB J, 1988, 2（13）: 2884-2890.

[53] Wang G, Biswas AK, Ma W, et al. Metastatic cancers promote cachexia through ZIP14 upregulation in skeletal muscle. Nat Med, 2018, 24（6）: 770-781.

[54] Shakri AR, Zhong TJ, Ma W, et al. Upregulation of ZIP14 and Altered Zinc Homeostasis in Muscles in Pancreatic Cancer Cachexia. Cancers（Basel）, 2019, 12（1）: 3.

[55] Li M, Zhang Y, Liu Z, et al. Aberrant expression of zinc transporter ZIP4（SLC39A4）significantly contributes to human pancreatic cancer pathogenesis and progression. Proc Natl Acad Sci USA, 2007, 104（47）: 18636-18641.

[56] Yang J, Zhang Z, Zhang Y, et al. ZIP4 Promotes Muscle Wasting and Cachexia in Mice With Orthotopic Pancreatic Tumors by Stimulating RAB27B-Regulated Release of Extracellular Vesicles From Cancer Cells. Gastroenterology, 2019, 156（3）: 722-734. e6.

[57] Zhang X, Yang Q. Association between serum copper levels and lung cancer risk: A meta-analysis. J Int Med Res, 2018, 46（12）: 4863-4873.

[58] Atakul T, Altinkaya SO, Abas BI, et al. Serum Copper and Zinc Levels in Patients with Endometrial Cancer. Biol Trace Elem Res, 2020, 195（1）: 46-54.

[59] Jatoi A, Steen PD, Atherton PJ, et al. A double-blind, placebo-controlled randomized trial of creatine for the cancer anorexia/weight loss syndrome（N02C4）: an Alliance trial. Ann Oncol, 2017, 28（8）: 1957-1963.

[60] Arends J, Bachmann P, Baracos V, et al. ESPEN guidelines on nutrition in cancer patients. Clin Nutr, 2017, 36（1）: 11-48.

[61] Arends J, Baracos V, Bertz H, et al. ESPEN expert group recommendations for action against cancer-related malnutrition. Clin Nutr, 2017, 36（5）: 1187-1196.

[62] Ravasco P. Nutrition in Cancer Patients. J Clin Med, 2019, 8（8）: 1211.

[63] Seifried HE, McDonald SS, Anderson DE, et al. The antioxidant conundrum in cancer. Cancer Res, 2003, 63（15）: 4295-4298.

[64] Muecke R, Schomburg L, Glatzel M, et al. Multicenter, phase 3 trial

comparing selenium supplementation with observation in gynecologic radiation oncology. Int J Radiat Oncol Biol Phys, 2010, 78（3）: 828-835.

[65] Margalit DN, Kasperzyk JL, Martin NE, et al. Beta-carotene antioxidant use during radiation therapy and prostate cancer outcome in the Physicians' Health Study. Int J Radiat Oncol Biol Phys, 2012, 83（1）: 28-32.

[66] Kottschade LA, Sloan JA, Mazurczak MA, et al. The use of vitamin E for the prevention of chemotherapy-induced peripheral neuropathy: results of a randomized phase Ⅲ clinical trial. Support Care Cancer, 2011, 19（11）: 1769-1777.

肿瘤恶病质的多模式管理

  肿瘤恶病质是一种与肿瘤相关的复杂的代谢综合征，成因复杂，严重影响患者的生命质量及预后。肿瘤恶病质的内在复杂性要求采取多方面的评估策略，重点关注食物摄入量、疼痛和症状、肌肉和脂肪丢失、分解代谢因子、肿瘤负荷、系统性炎症和内分泌状态以及功能和社会心理后果。因此，针对恶病质多方面的多模式管理可能是最佳方法[1-4]。在当前临床实践中，多模式管理治疗肿瘤恶病质是通过多方协作实现的；需要医疗专业人员和患者及其家属共同参与，医护人员应与患者及其家人积极沟通信息和治疗计划；注意倾听患者的问题、意愿及担忧，确定患者对于治疗信息的理解和参与决策的水平；告知患者可选择的治疗方式，以及患者可能获得的支持，让患者参与治疗决策[5-6]。多模式管理团队应时刻关注抗肿瘤治疗和多学科综合治疗对患者的积极意义，比如多学科综合治疗联合加速术后康复（ERAS）管理围术期可通过维持术前器官功能和减少术后应激反应来实现术后的早期康复，其中关键要素包括术前咨询、优化营养、标准化止痛和麻醉方案以及术后早期活动和早期肠内营养[7-9]。一个重要概念是，促进肿瘤生长和转移的驱动力与恶病质形成的驱动力相同。因此，似乎最合乎逻辑的是，针对癌症和恶病质治疗应使用组合协作方法而不是顺序进行的方法。临床治疗中需要考虑到，恶病质加剧了治疗毒性，而这又进一步加剧恶病质，形成恶性循环[10-11]。在整个治疗过程中需仔细观察和控制恶病质，并注意在开始治疗时已受恶病质影响的患者的药物耐受剂量，避免这种恶性循环的发生。在正在进行的临床试验中（比如，NCT02330926），研究设计包括营养治疗、运动康复治疗和抗炎治疗，已采用多模式管理的干预措施。但目前尚缺乏充足证据来评价多学科联合治疗对恶病质难治期患者的有效性。

9.1　肿瘤恶病质多模式管理的概念

肿瘤恶病质多模式管理（multimodal care of cancer cachexia）由临床肿瘤、姑息治疗、临床护理、临床营养、临床药学、运动生理学、康复理疗等专家组成的多学科团队实施，与患者及其家人共同协作，通过营养干预、药物治疗、运动锻炼、社会心理支持等措施，达到减轻症状、减少肌肉丢失、增加体重、提高生命质量，延长生存时间，改善预后的目的[12-14]。多模式管理应重点关注原发疾病的进展（肿瘤负荷）、疼痛等症状的控制，系统性炎症反应、分解代谢等因素导致的患者进食量减少、肌肉和脂肪的消耗、体重快速下降，以及由此产生的不良后果等[12]。

9.2　肿瘤恶病质多模式管理

恶病质的早期发现和干预是防止其恶化的最关键手段。恶病质前期和恶病质期是有效的治疗窗。恶病质是多因素疾病涉及多个器官组织，治疗也需要多种策略互补搭配，在治疗时应时刻关注有效抗肿瘤治疗和多学科综合治疗，给每位患者建立一份恶病质档案，以确保恶病质治疗的质量和连续性。营养与运动相结合是减轻肌肉丢失的一种有效策略，并可能促进肌肉净蛋白质合成代谢。一项针对晚期肿瘤恶病质患者进行多模式管理的Ⅲ期临床试验[15]，采用营养教育和膳食指导、口服营养补充剂、运动锻炼和抗炎治疗的联合策略，使用的药物包含塞来昔布（200 mg/d）、左旋肉碱（2 g/d）、姜黄素（4 g/d）和乳铁蛋白（200 mg/d），结果显示这种多模式管理的治疗策略可以改善肿瘤恶病质患者的营养、代谢和贫血情况，提高患者的生命质量。

9.2.1 营养干预

早发现、早干预营养风险/营养不良对于预防或延缓肿瘤恶病质的发生发展非常重要，有助于逆转肿瘤恶病质患者的肌少症和体重下降。临床研究显示，稳定体重可以显著延长患者的生存时间[16]。对于恶病质非难治期患者，即恶病质前期及恶病质期患者，需全面评估了解患者面临的营养风险和问题。积极营养治疗对此类患者效果较好，补充各类营养素和能量达到摄入充足可有效改善患者营养状况、稳定患者体重，且在一定程度上可改善代谢紊乱，提高抗肿瘤治疗的疗效。但对恶病质难治期患者来说，营养治疗难以逆转体重下降，其主要目标是尽量减轻症状、降低患者痛苦程度，提高生命质量。

9.2.1.1 营养治疗的指征 明确诊断和准确评估病情是肿瘤恶病质患者营养治疗的前提。建议所有肿瘤恶病质患者均接受营养风险筛查/营养不良评估、营养教育和膳食指导[7-8]。推荐使用 NRS 2002 作为营养风险筛查的工具，主观整体营养状况评估（PG-SGA）作为营养不良的评估工具。肿瘤进展期患者中相当比例的患者存在饮食摄入减少，无法维持热量和蛋白质的需要，导致营养不良患病率较高。营养治疗措施可以保证患者营养摄入充足；基础疾病较多、老年人、存在并发症、存在抗肿瘤治疗不良反应和恶病质难治期的患者，正常饮食往往难以维持营养物质的平衡。推荐膳食摄入不足的肿瘤恶病质患者，均应接受营养治疗。接受抗肿瘤治疗且预计存活数月以上的患者，根据需要进行营养干预；终末期患者，首选营养教育和膳食指导、口服营养补充（oral nutritional supplements，ONS）。

9.2.1.2 营养治疗路径选择 营养风险筛查与评估、营养教育和膳食指导要贯穿于恶性肿瘤诊疗的全过程。当肿瘤患者因各种复杂情况导致营养摄入不足或者无法摄入时，应给予营养治疗。①营养治疗首选营养教育和膳食指导，营养教育和膳食指导可以指导患者优化饮食结构，满足患者对热量、宏量营养素和微量营养素的基本需要；其内容包括增加高能量密度食物的比例，调整进食的频率和营养补充方式；②经营养教育和膳食指导患者进食不足仍无法改善时，只要肠道有功能，推荐补充性肠内营养（supplemental enteral nutrition，SPN），肠内营养首选 ONS，研究显示，ONS 有助于改善患者的能量摄入、增加体重和提高生命质量[17]；对于消化道功能基本正常，因进食障碍等原因而摄入不足时可考虑管饲喂养；③经口进食＋肠内营养超过 7 天，仍不能满足 50% 目标需要量时，应考虑给予补充性肠外营养（supplemental parenteral nutrition，SPN）；④对肠内营养不可行或不耐受时，给予全肠外营养（total parenteral nutrition，TPN）[18-19]。

对肿瘤进展期患者，使用肠外营养需慎重，可能存在较大风险。

维持或增加能量及蛋白质摄入的最佳方式是通过正常饮食，这在肿瘤恶病质患者常常难以做到；即使是进食正常的患者，也可能存在能量和蛋白质摄入不足。营养教育和膳食指导，通过沟通与交流使患者摄入正常膳食来确保能量和营养素的日需要量，同时享受进食乐趣，保留与他人一起用餐的社交生活，是营养治疗的首选。对能够进食的恶病质或高危患者，营养教育和膳食指导有助于改善经口摄入量和增加体重。建议由受过充分培训的专业人员与患者反复交流，帮助患者正确全面地理解营养问题，促使其改变饮食习惯，从而达到维持或增加营养摄入的目的。营养教育的内容包括以下 10 个方面[20-21]：①解答患者、家庭成员及照护者提出的问题；②告知患者营养诊断的目的；③进行饮食、营养与功能评估；④参考并解读实验室及相关仪器检查结果；⑤提出饮食、营养建议；⑥讲解肿瘤的病理生理知识；⑦讨论个体化营养干预方案；⑧告知营养干预可能遇到的问题及对策；⑨预测营养干预效果；⑩规划并实施营养随访。膳食指导遵循的原则包括以下 9 个方面[22]：①合理膳食，适当运动；②保持适当的、稳定的体重；③增加每天用餐次数；④食物的选择应多样化；⑤适当摄入高能量食物；⑥适当多摄入富含蛋白质的食物；⑦多吃蔬菜、水果和其他植物性食物；⑧多吃富含矿物质和维生素的食物；⑨限制精制糖的摄入。

梗阻、运动功能障碍或黏膜炎引起的吞咽困难可能会损害或阻止正常食物摄入，是管饲喂养的指征。头颈部或上消化道肿瘤患者由于肿瘤阻塞，以及积极抗肿瘤治疗（如联合治疗）引起的严重黏膜炎，是发生吞咽困难的高风险人群。早期识别吞咽困难、及时和个体化的干预，对于保证充足喂养至关重要。由于肠内途径更符合生理、更安全经济，只要患者的胃肠道功能未严重受损，就使用它。对于肠内管饲喂养＞ 4 周的患者，推荐应用经皮胃 / 空肠造口，如内镜下经皮胃 / 空肠造口（percutaneous endoscopic gastrostomy/jejunostomy，PEG/PEJ）而不是经鼻胃管喂养（nasogastric tube feeding，NTF）。对管饲喂养的患者，要常规筛查和管理其吞咽困难，鼓励和教育患者保持吞咽功能。

患者的营养状态及对肠内营养的耐受情况是决定应用 SPN 的关键，对部分营养受损严重的患者，经口进食＋ EN 超过 7 天仍不能满足 50% 的目标需要量时，肠内营养（enteral nutrition，EN）联合SPN 才能实现营养治疗的目标。某些情况下，SPN 优于管饲喂食，如，患者伴有恶心、呕吐、腹部不适或严重腹泻时。Chao PC 等的研究显示，接受 TPN 的晚期肿瘤患者，其肠内喂养超过 250 kcal/d 比低于 250 kcal/d 有更好的治疗效果。因此对于存在肠道功能的患者，在进行肠外营养时不应完全放弃肠内营养[23]。EN 不可行或不耐受患者，推荐全肠外营养（total parenteral nutrition，TPN）[24]。随着肠道功能的恢复，应逐步减少 SPN 的应用。总之，如果营养不良严重损害了患者的生命质量和（或）预计生存时间，应向患者提供肠外营养。但肠外营养（parenteral nutrition，PN）有潜在并发症发生风险，包括导管相关感染、血栓形成、电解质紊乱、再喂养综合征、体液超负荷、慢性肝病和骨病等。应用时需权衡 PN 的潜在益处与相关风险（如代谢紊乱、败血症）和负担（如连续输液长达14 个小时）。研究显示，晚期恶性肿瘤患者 PN 潜在效益指标是美国东部肿瘤协作组体力状态评分（ECOG PS）0 ～ 2、低水平的系统性炎症（血清白蛋白水平正常，改良格拉斯哥预后评分＜ 2）和无转移性疾病。

　　规范的营养治疗可提高机体的免疫功能和对手术、化疗、放疗等抗肿瘤治疗的耐受性，减轻药物的不良反应，改善患者的生理功能、生命质量及预后。恶病质难治期若无有效抗肿瘤治疗，则患者病情进展迅速，体重呈不可逆持续下降；在这个阶段，肠外营养治疗带来的益处有限，甚至风险和负担超过获益，须慎重考虑；对此阶段的患者，建议在不增加进食负担的情况下，促进食欲，增加食物和肠内营养的摄入量。对于预计生存时间为数周或数天的终末期患者，此时的治疗目的是缓解症状、减轻痛苦、保持生命质量，治疗的重点是缓解口干等不适症状。此阶段的肠内或肠外营养治疗反而会增加濒死患者的痛苦，应向患者及其家庭成员和照护者提供相关的教育和人文关怀，以避免停止营养治疗后可能出现的情绪问题[25]。

　　9.2.1.3　营养素　建议能量摄入按至少 25 ～ 30 kcal/（kg·d）估算，根据需要调整。蛋白质摄入至少 1.0 g/（kg·d），建议达到 1.5 ～ 2.0 g/（kg·d）。合并急、慢性肾功能不全的患者，蛋白质摄入量应不超过 1.0 或 1.2 g/（kg·d）。伴体重下降的肿瘤患者的脂肪利用率非常高，可能涵盖静息能量消耗的大部分，而在系统性炎症和胰岛素抵抗存在的情况下，碳水化合物利用受损。因此，肿瘤恶病质患者，推荐高脂低碳能量供给，建议脂肪供能占非蛋白质供能的一半及以上。

　　系统性炎症在晚期肿瘤恶病质的发生发展中发挥重要作用，介导了高分解代谢，大量消耗患者的营养。n-3 多不饱和脂肪酸（n-3 poly unsaturated fatty acid，n-3 PUFA）包含二十二碳六烯酸（docosahexaenoic acid，DHA）和二十碳五烯酸（eicosapentaenoic acid，EPA）。现有研究认为 n-3 PUFA 可以改善炎症反应，作为一种营养补充剂，可能会改善患者的恶病质状态和提高生命质量。大多数试验表明，对于接受化疗和（或）放疗的患者，补充富含蛋白质及 n-3 多不饱和脂肪酸的 ONS（N3P-ONS）有助于维持体重、瘦体重、改善生命质量；而未接受抗肿瘤治疗的患者，未发现 N3P-ONS 的益处。

研究显示，支链氨基酸（branched chain amino acid，BCAA）有抑制蛋白质分解、促进蛋白质合成和改善食欲的作用，从而改善恶病质；此外，发现 L- 左旋肉碱、β - 羟基 - β - 甲基丁酸盐（HMB）、精氨酸和谷氨酰胺等可在肿瘤恶病质中发挥增加体重、改善情绪等作用，但均需进一步 RCT 确认。

9.2.2　药物治疗

药物治疗，主要包括促进食欲的药物、增强胃肠动力的药物、消化酶、甾体类激素及非甾体抗炎药物等，有助于减轻厌食，减轻系统性炎症反应、抑制分解代谢、促进蛋白质合成，延缓恶病质的发展。其中，孕激素可改善肿瘤恶病质患者的食欲和体重。糖皮质激素短期使用可刺激食欲、改善恶心症状、增加能量摄入、降低疼痛和增强幸福感，随着治疗时间的延长，这些作用消失。奥氮平可改善晚期肿瘤患者的食欲和恶心。甲氧氯普胺和多潘立酮可治疗早饱、慢性恶心、消化不良综合征和胃轻瘫。详见第 11 章"肿瘤恶病质的药物治疗"。

9.2.3　症状管理

对患者的身体症状（如厌食、疲劳、疼痛、呼吸困难等）进行有效评估和管理，有可能改善食欲、进食能力和整体健康状况，从而预防和延缓恶病质的发展。

9.2.3.1　放化疗不良反应管理　化疗、放疗在治疗肿瘤时引发的不良反应，包括食欲下降、味觉改变、口腔和（或）胃肠道黏膜损伤、恶心、呕吐、腹泻、疼痛等，均可影响营养物质的摄入和（或）吸收，增加患者发生营养不良的风险。研究显示头颈部及食管部位放疗患者 80% 以上出现黏膜炎、食物摄入减少及体重下降。腹盆腔放疗患者超过 80% 出现胃肠道症状[26]。及时有效的对症治疗如止吐、保护胃黏膜治疗等，结合规范的营养治疗可改善患者机体状况，降低化疗、放疗引起的不良反应，减少化疗、放疗非计划性中断，进而提高患者治疗耐受性、生命质量以及化疗 / 放疗近远期疗效[27]。

9.2.3.2 影响营养相关症状的管理 肿瘤患者诊疗过程中，因肿瘤疾病本身、合并的基础疾病、并发症、治疗不良反应等会产生不同的症状，直接或间接影响患者的营养状态。与肿瘤患者营养状况较为相关的症状包括发热、疼痛、焦虑、抑郁、食欲减退、恶心、呕吐、口干、口腔疼痛、味觉改变、咀嚼和吞咽困难、牙齿问题、唾液黏稠、便秘等[28]。医护人员需要仔细询问及检查患者、及时发现问题，给予积极治疗，以纠正或避免营养状态进一步恶化。

9.2.4 运动锻炼

肿瘤患者低运动量、不运动和接受抗肿瘤治疗，都会严重影响患者的肌肉量。目前认为运动锻炼通过调节肌肉代谢（增加蛋白质合成代谢、降低肌细胞分解代谢）、贫血、性腺机能、系统性炎症和增强胰岛素敏感性、免疫功能、有氧代谢能力，可抑制恶病质的病理生理变化，从而减轻恶病质的影响、减轻患者的痛苦，延缓恶病质的发展[29]。对于肿瘤患者，在可耐受的情况下，合适的运动锻炼可带来不小的收益。首先，运动锻炼有助于提升食欲、缓解疲乏、减轻焦虑和抑郁、减少不良反应、缓解疼痛、气短、便秘和失眠等症状，提高生命质量；其次，运动锻炼能增加肌肉量、提高肌肉力量和改善临床结局，尤其是进行中到高强度的抗阻力训练和有氧运动组合时[29-32]。

肿瘤恶病质患者的运动锻炼在实际过程中尚需要专业人员的指导，制订个体化、标准化的锻炼方案，并根据患者表现动态调整。适度运动锻炼对肿瘤恶病质患者是安全的；无论是在治疗期间还是治疗之后，以不过度疲劳为宜；根据患者的跌倒风险选择运动方式；体能较差的患者，应避免高强度的运动锻炼，根据自身体力状况选择合适的运动方式和运动量；为了维持肌肉量和肌肉力量，建议在能量和蛋白质摄入充足基础上，有氧运动和抗阻力运动结合进行；每次运动强度及运动时长应遵循个体化、循序渐进的原则[33]。可选择有氧训练如步行，饭前 30～60 min 的放松运动[32]；中等强度的运动（指运动时能说话但不能唱歌，或达到最大心率的

50% ～ 75%，最大心率＝ 220 －年龄）被描述为 5 ～ 8 代谢当量
（metabolic equivalents，METS，用于量化能量消耗的活动），包括
5 km/h 的快走、轻便的自行车运动以及居家锻炼等；抗阻力训练应
上肢和下肢交替进行，关注运动质量及重复组数；有氧运动时应连
续或间歇性监测心率[30]。当患者发热＞ 38℃、合并感染、血小板
计数＜ $20×10^9$/L、血红蛋白＜ 8 g/dl 或存在其他禁忌证时暂停[30]。
建议恶病质患者每周进行 2 ～ 3 次抗阻力运动，以及适度的有氧运
动或耐力训练。运动处方应包括专业人员的指导，选择的运动模式
（有氧、抗阻力、柔韧性）、频率、强度和持续时间，以及再评估时
间点。运动时间不是越长越好，强度也不是越大越好，每天超过 60
分钟的高强度运动反而增加乏力感，降低患者的生命质量。但是，
恶病质患者可能缺乏常规锻炼的动力和自我效能[34]。目前，针对
肿瘤恶病质患者的运动锻炼建议仅基于恶病质前期的相关研究数
据。对于恶病质难治期患者，逆转或阻止体重下降已经不切实际，
虽然不知道运动锻炼在多大程度上对患者有益，以及如何确定合适
的锻炼强度，但所有患者均推荐包含运动锻炼在内的非药物治疗。

　　总之，运动锻炼适用于各个分期的肿瘤患者且耐受性良好，应
整合到肿瘤综合治疗方案中；应确保患者能够在安全范围内锻炼，
部分实施过程需要有锻炼场地和器材；建议运动生理学专家参与肿
瘤恶病质患者的多模式管理[14]。

9.2.5　社会心理支持

　　在帮助恶病质患者控制症状、改善体能的同时，也要考虑患者
心理上的需要，以减少情绪困扰。照顾一个晚期肿瘤患者，对家庭
成员在身体和精神上都会产生压力，应了解家庭成员或照顾者的需
求，并在可能的情况下为其提供心理和实际的支持。比如，肿瘤患
者常见味觉改变、口腔黏膜炎、咀嚼和吞咽困难等症状，均会引起
患者进食量明显减少。为了维持和增加食物摄入量，患者常需忍受
咀嚼和吞咽食物引起的疼痛，这些症状又加重了患者的虚弱；同时，
患者无法达到家人或照护者增加饮食的期望会加重患者的无助感。

家人因患者进食少也会产生忧虑情绪。此外，家人经常误会患者因恶病质导致的厌食表现，并强迫他们进食，从而增加了患者和家人的紧张和冲突。体重和功能的持续下降改变了患者的外表，影响了他们的自我形象和自尊。因此，建议由专业人员定期评估患者及家人，及时发现任何社会心理问题[12, 35]，有必要为患者和其家人提供心理支持[1-2, 12]。

在恶病质管理中应尽早识别社会心理问题和恶病质对患者的影响，及时开始社会心理干预。社会心理干预的目的是，通过使患者及其家人能够应对恶病质相关功能障碍和精神错乱，减少与肿瘤恶病质相关的情绪负担，改善生命质量。社会心理支持常用的措施[12, 35]包括：采用开放式谈话、讲故事、心理暗示等方式；由专业人员进行，通过各种心理暗示指导患者及其家人放松身体和心情，促进两者之间的良性互动；为患者及其家人提供恶病质相关知识和信息，减轻恶病质对他们的影响；帮助患者及其家人应对体重下降，分享他们对进食相关问题的看法，指导和教育患者家人不过分关注患者食物的准备，不要强迫患者进食进水，鼓励患者在愉快的环境用餐、自主选择喜欢的食物等[36]。以全人–全程–全家–全队的"四全"理念为患者进行心理支持，有助于改善患者的心理状态，使其更加积极地面对疾病、治疗、家人和自己[13, 37]。

对34位爱尔兰医务人员的半结构化访谈显示，医生、护士和营养师倾向于回避肿瘤恶病质问题，认为向患者传达其复杂且通常不可逆的性质和不良预后较困难，担心会降低患者的希望。一项对日本702例肿瘤患者遗属的大型调查（回应率为76%）表明，医务人员可以通过简单地解释肿瘤恶病质的机制来缓解患者及其家人的心理和情绪问题[5]。一篇包含19项恶病质患者饮食相关问题的调查研究的综述发现，负性社会心理作用的主要原因是缺乏肿瘤恶病质的相关知识，以及尝试增加体重而未成功。缺乏相关的知识常常误导患者家人并令其感觉孤立无援，与医护人员沟通不畅会削弱患者及其家人对恶病质的理解。这些发现表明，对患者及其家人需要根据疾病阶段进行诚实的和以问题为导向的沟通，如根据恶病质阶段为患者及其家人提供相应的营养治疗相关信息，是与他们之间达成一致治疗目标的基础。结构化和信息丰富的干预措施可防止家庭成员感觉被亲人的疾病压垮，以及感觉在体重和饮食问题的管理方面势单力薄。因此，向患者及其家人传递清晰明确的信息是首选。推荐根据恶病质的不同分期，以问题为中心与患者及家人进行坦诚的沟通，帮助其了解恶病质的性质、病程、发生机制及其负面作用（如体重下降、食欲减退、早饱等），为其提供预防和改善恶病质的相关知识与信息，提高对其病情的认识，以及了解早期多模式管理的必要性[30]。通过社会心理支持，能使患者更加积极地面对疾病与治疗[38-39]。

9.3　特殊人群

9.3.1　老年患者

一项纳入 100 例年龄 > 65 岁的老年肿瘤患者的综合评估研究结果显示，老年肿瘤患者恶病质的发生率高达 65%，与生存率显著较低相关[40]。恶病质是老年患者体重下降的主要原因之一，体重下降与病死率增加有关；若合并认知和精神障碍，其日常活动（如梳洗、步行）能力降低，护理需求和反复住院风险增加[41]。

老年肿瘤恶病质多集中表现为体重下降、肌少症和虚弱，与年龄相关的生理性肌肉萎缩和肌无力会加重恶病质相关的缺陷，导致患者身体机能下降和存活率降低，增加了恶病质的复杂性和治疗难度[42]。应综合评估老年患者的体重、营养、肌肉量、肌肉力量、身体机能等因素，干预措施以营养、运动、减轻不适症状为主。

营养治疗可增加老年患者的体重，有效改善其健康状况以及预后。研究表明，营养治疗可缩短髋部骨折后的康复时间；在住院老年患者中，营养治疗可改善血清白蛋白水平和营养状况，降低病死率[41]。联合治疗可产生较好的结果[25, 43]，研究显示，营养治疗联合运动干预，能够在安全前提下，有效改善老年晚期非小细胞肺癌或胰腺癌恶病质患者的乏力、厌食、身体功能下降等，提高依从性和生命质量[25, 39]。改善食欲的药物如孕激素、糖皮质激素，虽有助于增加患者的体重，但对患者身体机能和生存期没有改善作用[38]。

由于老年患者存在合成代谢抵抗，往往需要高于正常量的蛋白质，蛋白质摄入量至少 1.2 g/（kg·d），建议达到 2 g/（kg·d）以维持蛋白质平衡。老年患者更易受到药物毒性的影响，孕激素、糖皮质激素用于改善老年肿瘤患者的食欲时，需密切关注其不良反应[39]。

9.3.2　临终患者

预期生存时间为数天至数周的临终患者[25]，此时期患者体内分解代谢异常增强，外表发生明显变化，积极抗恶病质治疗不能使患者获益，提示其预生存期较短。上述表现会加剧患者及其家人的身心痛苦[12, 44-45]。在生命的最后几周，应提供及时有效的症状控制、心理支持和人文关怀[12, 35]，很少需要营养干预，大部分患者仅需少量的食物和水来减少饥渴感，不再把增加患者摄入量作为治疗目标[12, 46]。

参考文献

［1］Maddocks M，Hopkinson J，Conibear J，et al. Practical multimodal care for cancer cachexia. Curr Opin Support Palliat Care，2016，10（4）：298-305.

［2］Fearon KC. Cancer cachexia: developing multimodal therapy for a multidimensional problem. Eur J Cancer，2008，44（8）：1124-1132.

［3］Fearon K，Arends J，Baracos V. Understanding the mechanisms and treatment options in cancer cachexia. Nat Rev Clin Oncol，2013，10（2）：90-99.

［4］Aapro M，Arends J，Bozzetti F，et al. Early recognition of malnutrition and cachexia in the cancer patient: a position paper of a European School of Oncology Task Force. Ann Oncol，2014，25（8）：1492-1499.

［5］Gilligan T，Coyle N，Frankel RM，et al. Patient-Clinician Communication: American Society of Clinical Oncology Consensus Guideline. J Clin Oncol，2017，35（31）：3618-3632.

［6］赵燕，张倩，梁立智. "患者参与"临床决策的理论与实践问题研究. 中国医学伦理学，2018，31（6）：799-803.

［7］Nelson G，Kiyang LN，Crumley ET，et al. Implementation of Enhanced Recovery After Surgery（ERAS）Across a Provincial Healthcare System:

The ERAS Alberta Colorectal Surgery Experience. World J Surg, 2016, 40（5）: 1092-1103.

［8］Scott D, Reid J, Hudson P, et al. Health care professionals' experience, understanding and perception of need of advanced cancer patients with cachexia and their families: The benefits of a dedicated clinic. BMC Palliat Care, 2016, 15（1）: 100.

［9］Dev R, Hui D, Chisholm G, et al. Hypermetabolism and symptom burden in advanced cancer patients evaluated in a cachexia clinic. J Cachexia Sarcopenia Muscle, 2015, 6（1）: 95-98.

［10］Palmela C, Velho S, Agostinho L, et al. Body Composition as a Prognostic Factor of Neoadjuvant Chemotherapy Toxicity and Outcome in Patients with Locally Advanced Gastric Cancer. J Gastric Cancer, 2017, 17（1）: 74-87.

［11］Daly LE, Power DG, O'Reilly á, et al. The impact of body composition parameters on ipilimumab toxicity and survival in patients with metastatic melanoma. Br J Cancer, 2017, 116（3）: 310-317.

［12］Baracos VE, Martin L, Korc M, et al. Cancer-associated cachexia. Nat Rev Dis Primers, 2018, 4: 17105.

［13］吴海涛, 王畅, 李薇. 肿瘤恶病质的诊治. 肿瘤代谢与营养电子杂志, 2018, 5（3）: 231-235.

［14］Stubbins R, Bernicker EH, Quigley E. Cancer cachexia: a multifactoral disease that needs a multimodal approach. Curr Opin Gastroenterol, 2020, 36（2）: 141-146.

［15］Gramignano G, Tanca L, Cherchi M C, et al. A combined treatment approach for cachexia and cancer-related anemia in advanced cancer patients: A randomized placebo-controlled trial. Journal of Clinical Oncology, 2014, 32（31-suppl）: 189.

［16］Lu Z, Yang L, Yu J, et al. Change of body weight and macrophage inhibitory cytokine-1 during chemotherapy in advanced gastric cancer: what is their clinical significance? PLoS One, 2014, 9（2）: e88553.

［17］Baldwin C, Spiro A, Ahern R, et al. Oral nutritional interventions in malnourished patients with cancer: a systematic review and meta-analysis. J Natl Cancer Inst, 2012, 104（5）: 371-385.

［18］Muscaritoli M, Arends J, Bachmann P, et al. ESPEN practical guideline: Clinical Nutrition in cancer. Clin Nutr, 2021, 40（5）: 2898-2913.

［19］中国临床肿瘤学会. 2021 恶性肿瘤患者营养治疗指南. 北京: 人民卫生出版社, 2019, 22-31.

［20］陈敏, 沈玲. 癌症患者营养教育实施策略及效果评价的研究进展. 中华护理教育, 2020, 17（8）: 756-760.

［21］石汉平，杨剑，张艳. 肿瘤患者营养教育. 肿瘤代谢与营养电子杂志，2017，4（1）：1-6.

［22］中华人民共和国卫生行业标准.《恶性肿瘤患者膳食指导》［EB/OL］.（2017-08-01）［2020-11-15］http://www.nhc.gov.cn/wjw/yingyang/201708/37c6ef1c23ad4bf8af7afac3379f46f9.shtml

［23］Chao PC，Lin CF，Chuang HJ. Parenteral nutrition combined with enteral feeding improves the outcome of cancer patients. Asia Pac J Clin Nutr，2017，26（6）：1032-1038.

［24］中国临床肿瘤学会. 2019 恶性肿瘤患者营养治疗指南. 北京：人民卫生出版社，2019：38-40.

［25］National Comprehensive Cancer Network. NCCN Clinical Practice Guidelines in Oncology Palliative Care.（2020-02-07）［2020-11-15］http://guide.medlive.cn/guideline/20092

［26］中华医学会放射肿瘤治疗学分会. 肿瘤放疗患者口服营养补充专家共识（2017）. 中华放射肿瘤学杂志，2017，26（11）：1239-1247.

［27］中华医学会放射肿瘤治疗学分会. 放疗营养规范化管理专家共识. 中华放射肿瘤学杂志，2020，29（5）：324-331.

［28］Schmidt KN，Olson K，Kubrak C，et al. Validation of the Head and Neck Patient Symptom Checklist as a nutrition impact symptom assessment tool for head and neck cancer patients. Support Care Cancer，2013，21（1）：27-34.

［29］Solheim TS，Laird BJA，Balstad TR，et al. Cancer cachexia：rationale for the MENAC（Multimodal-Exercise，Nutrition and Anti-inflammatory medication for Cachexia）trial. BMJ Support Palliat Care，2018，8（3）：258-265.

［30］Arends J，Strasser F，Gonella S，et al. Cancer cachexia in adult patients：ESMO Clinical Practice Guidelines. ESMO Open，2021，6（3）：100092.

［31］Albrecht TA，Taylor AG. Physical activity in patients with advanced-stage cancer：a systematic review of the literature. Clin J Oncol Nurs，2012，16（3）：293-300.

［32］BC CANCER AGENCY. Symptom Management Guidelines：ANOREXIA and CACHEXIA［EB/OL］.（2018-02-21）［2021-06-28］. http://www.cancercachexiainfo.net/file/2 %20Symptom% 20Management%20Guidelines_Anorexia%20and%20Cachexia_BC%20Cancer%20Agency_Canada.pdf.

［33］Arends J，Bachmann P，Baracos V，et al. ESPEN guidelines on nutrition in cancer patients. Clin Nutr，2017，36（1）：11-48.

［34］Wasley D，Gale N，Roberts S，et al. Patients with established cancer cachexia lack the motivation and self-efficacy to undertake regular structured exercise. Psychooncology，2018，27（2）：458-464.

［35］Hopkinson JB，Richardson A. A mixed-methods qualitative research study to develop a complex intervention for weight loss and anorexia in advanced cancer：the Family Approach to Weight and Eating. Palliat Med，2015，29（2）：164-176.

［36］Amano K，Maeda I，Morita T，et al. Eating-related distress and need for nutritional support of families of advanced cancer patients：a nationwide survey of bereaved family members. J Cachexia Sarcopenia Muscle，2016，7（5）：527-534.

［37］彭瑞，郭巧云，宋春花."四全照顾"在恶病质治疗中的作用.肿瘤代谢与营养电子杂志，2017，4（03）：253-257.

［38］Dunne RF，Loh KP，Williams GR，et al. Cachexia and Sarcopenia in Older Adults with Cancer：A Comprehensive Review. Cancers（Basel），2019，11（12）：1861.

［39］Miura S，Naito T，Mitsunaga S，et al. A randomized phase Ⅱ study of nutritional and exercise treatment for elderly patients with advanced non-small cell lung or pancreatic cancer：the NEXTAC-TWO study protocol. BMC Cancer，2019，19（1）：528.

［40］Dunne RF，Roussel B，Culakova E，et al. Characterizing cancer cachexia in the geriatric oncology population. J Geriatr Oncol，2019，10（3）：415-419.

［41］Suzuki H，Asakawa A，Amitani H，et al. Cancer cachexia—pathophysiology and management. J Gastroenterol，2013，48（5）：574-594.

［42］Zhou T，Wang B，Liu H，et al. Development and validation of a clinically applicable score to classify cachexia stages in advanced cancer patients. J Cachexia Sarcopenia Muscle，2018，9（2）：306-314.

［43］Del Fabbro E. Combination therapy in cachexia. Ann Palliat Med，2019，8（1）：59-66.

［44］Prado CM，Sawyer MB，Ghosh S，et al. Central tenet of cancer cachexia therapy：do patients with advanced cancer have exploitable anabolic potential? Am J Clin Nutr，2013，98（4）：1012-1019.

［45］Lieffers JR，Mourtzakis M，Hall KD，et al. A viscerally driven cachexia syndrome in patients with advanced colorectal cancer：contributions of organ and tumor mass to whole-body energy demands. Am J Clin Nutr，2009，89（4）：1173-1179.

［46］Fearon K，Strasser F，Anker SD，et al. Definition and classification of cancer cachexia：an international consensus. Lancet Oncol，2011，12（5）：489-495.

10

肿瘤恶病质的症状管理

由于疾病或治疗因素，肿瘤患者，尤其是恶病质患者，常伴发多种症状，例如厌食、疲乏、疼痛、恶心呕吐、口干、嗅觉和味觉改变、便秘、腹泻、腹胀和腹痛、肠梗阻、抑郁、睡眠/觉醒障碍、注意力下降、指端麻木、震颤、痉挛、不自主运动、谵妄等[1]。这些症状可单独或多个同时存在，持续存在往往会促进恶病质的发生、发展，严重影响肿瘤恶病质患者预后[2]。建议定期评估肿瘤恶病质患者的这些症状及其严重程度，尽量在恶病质前期即有所发现，以便及时干预和纠正。

10.1 常用症状评估量表

现已开发出多种工具用于评估和管理肿瘤患者的症状，以下是应用较为广泛的量表。

10.1.1 安德森症状评估量表

安德森症状评估量表（M.D. Anderson Symptom Inventory，MDASI）包括 13 个核心症状，是肿瘤患者病程中发生频率和（或）严重程度最高的症状[3]。MDASI 与其他症状评估量表相比较有以下优点：①同时评估症状严重程度和对日常生活的干扰；②可应用于各种类型的肿瘤；③可适应特定肿瘤类型、部位和治疗；④ 0 ～ 10 量表填写模式，患者易于理解和完成；⑤有多种语言形式。MDASI 是目前应用非常广泛的评估量表（附录 8）。

10.1.2　埃德蒙顿症状评估量表

埃德蒙顿症状评估量表（Edmonton Symptom Assessment Scale，ESAS）由 Bruera 等于 1991 年编制[4-5]，主要用于评估晚期肿瘤患者及其治疗期间常见的躯体及心理症状，它包含 9 个既定症状和 1 个可选症状（附录 9）。9 个既定症状分别为，疼痛、疲乏、恶心、抑郁、焦虑、嗜睡、食欲、无幸福感以及气短；可选症状命名为"其他"，即 9 个症状以外患者还存在的其他症状。每个症状的评分范围为 0 ～ 10 分，0 分表示无症状，10 分表示症状最严重，患者根据自己的主观感受选择相应的数字，数字越大症状越严重。也有研究将其分为轻、中、重度，1 ～ 3 分为轻度，4 ～ 6 分为中度，7 ～ 10 分为重度[5]。

10.1.3　记忆症状评估量表

记忆症状评估量表（Memorial Symptom Assessment Scale，MSAS）是美国纪念斯隆-凯特琳癌症中心于 1994 年研制的多维度、多症状评估工具[6]，用于评估过去 1 周内 32 个症状的发生情况、严重程度和困扰程度。MSAS 包括 3 个分量表，即生理症状（PHYS）、心理症状（PSYCH）、总困扰指数（GDI）。其中 24 个条目评估患者疾病和治疗期间相关症状的发生情况、频繁程度、严重程度及给患者造成的困扰程度，另外 8 个条目仅测量发生情况、严重程度和困难程度。发生情况通过"有、无"来反映；频繁程度、严重程度采用 Likert 4 级评分法，1 ～ 4 分分别代表"极少到几乎一直有""轻度到很严重"；困扰程度采用 Likert 5 级评分法，0 ～ 4 分分别代表"完全没有到非常多"。2009 年，香港中文大学 Cheng 等对 MSAS 进行了翻译和汉化（附录 10），对其信度和效度在中国人群中进行了验证，结果显示中文版 MSAS 内容效度为 0.94，内部一致性信度为 0.87，重测信度为 0.79，因其较高的信度和效度，在国内得到了广泛应用[7]。

这些量表具有较高的信度和效度，已在临床广泛应用，对肿瘤患者定期、规范、全面地评估这些症状及其严重程度，有利于及时发现和干预，对预防或延缓恶病质的发生发展有重要意义。

10.2　肿瘤恶病质患者常见症状的诊断、评估及治疗

10.2.1　厌食

厌食会引起营养不良和恶病质。肿瘤患者厌食与生命质量降低、病死率增加显著相关[8]。厌食的发生机制常是复杂的和多因素的，目前认为肿瘤患者厌食发生的机制为，下丘脑受炎症影响，对食欲刺激信号反应低下[9]。

10.2.1.1　诊断　厌食，即食欲下降，是恶病质患者中发生率最高、程度最严重的症状，伴随恶病质的进展而加重，高达一半的初诊肿瘤患者存在厌食。研究显示，非恶病质期厌食发生率约37%，恶病质前期、恶病质期和恶病质难治期厌食的发生率约60%[1]。

10.2.1.2　评估　以往多凭借患者主观感受和医务人员经验判断，现已开发多个可靠、有效、实用的评估工具用于衡量厌食及后续的治疗效果[10-12]。目前临床使用较多的厌食评估工具有：①安德森症状评估量表中的数字模拟评分法；②食欲视觉模拟量表（Visual Analogue Scale，VAS）；③厌食/恶病质状况亚表（Anorexia/Cachexia Subscale of the Functional Assessment of Anorexia/Cachexia Therapy，FAACT-A/CS）。

数字模拟评分法　安德森症状评估量表由症状程度及症状干扰两个子量表构成，其中症状程度子量表由13个肿瘤患者常见症状（包括食欲）构成，每个条目采用数字模拟评分法（Numeric Rating Scale，NRS）以0～10分进行计分，分值越大表明患者症状越重。

食欲视觉模拟量表　VAS是在一条100 mm长的线上做标记，起点为"我完全没有食欲"（0 mm）到末端"我的食欲非常好"（100 mm）。测量从起点到患者画出点之间的距离（以mm为单

位），即厌食的 VAS 评分，见图 10-1。VAS 定量测量更适合跟踪患者食欲随时间的变化。荷兰阿姆斯特丹大学医学中心验证了 VAS 最佳临界值为 70，即 ≤ 70 分可判断患者处于厌食状态[13]。

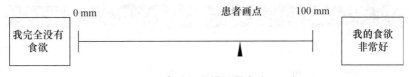

图 10-1　食欲视觉模拟量表（VAS）

厌食 / 恶病质状况亚表　FAACT-A/CS，见附录 6，是一种患者自报告的评估表，用于评估肿瘤和获得性免疫缺陷综合征（acquired immune deficiency syndrome，AIDS）相关恶病质的厌食状况。目前较多肿瘤恶病质相关临床研究都使用此工具评估患者食欲[10]。FAACT-A/CS 是欧洲临床营养和代谢学会（European Society for Clinical Nutrition and Metabolism，ESPEN）和欧洲姑息治疗研究协会（European Palliative Care Research Collaborative，EPCRC）均认可的厌食评估工具。FAACT-A/CS 是厌食 / 恶病质治疗功能评估量表（Functional Assessment of Anorexia Cachexia Therapy，FAACT）的亚表之一，FAACT 含 5 个板块共 39 个条目，包括生理状况 7 个条目、社会家庭状况 7 个条目、感情状况 6 个条目、功能状况 7 个条目、厌食 / 恶病质状况（FAACT-A/CS）12 个条目；每个条目计 0 ～ 4 分，满分 156 分。FAACT-A/CS 的 12 个问题由患者回答，5 级评分法，分为一点也不（0）、有一点（1）、有一些（2）、相当（3）、非常（4），总分 48 分。评分时正向条目记 0 ～ 4 分，负向条目的得分需逆转计算。ESPEN 建议 FAACT-A/CS ≤ 30 为临界值，荷兰阿姆斯特丹大学医学中心验证的最佳临界值为 37，即 ≤ 37 分判断患者为厌食[11]。

10.2.1.3　治疗　针对厌食的治疗，包括病因治疗、药物治疗和非药物治疗。

病因治疗　首先评估并确定导致患者厌食的原因，针对可逆性原因进行治疗。疼痛、肿瘤治疗引起的恶心、呕吐、疲乏等均可导致厌食。应积极控制疼痛，改善放化疗引起的恶心呕吐，改善疲乏等症状；评估患者是否存在口腔问题，如口腔溃疡、口腔念珠菌感染、牙齿问题等，给予对症治疗；抑郁患者也会发生食欲减退，建议精神科医生协助诊治，若符合抑郁诊断应行抗抑郁治疗。

药物治疗 药物治疗包括孕激素、糖皮质激素、胃饥饿素（ghrelin）受体激动剂、促进胃动力药、精神科药物等。孕激素类药物是治疗肿瘤厌食的一线药物。甲地孕酮和甲羟孕酮均能改善患者食欲，推荐 400～800 mg/d 用于肿瘤患者厌食恶病质综合征。长期使用糖皮质激素会导致一系列并发症，如库欣综合征、高血糖、肾上腺功能不全、感染、骨质疏松、精神症状和抑郁，建议短期使用糖皮质激素，推荐口服地塞米松 4～8 mg/d，一般应用 2～3 周，若无效可停用。胃饥饿素受体激动剂，阿拉莫林（anamorelin）用于肿瘤恶病质患者有增加食欲、体重、肌肉量的作用，但该药尚未在欧美及中国上市。促进胃动力药，甲氧氯普胺可改善肿瘤胃瘫患者的食欲。精神科药物，米氮平可以改善肿瘤患者的很多症状，包括抑郁、皮肤瘙痒、厌食、失眠和恶心，常见不良反应包括口干、日间困倦和便秘；奥氮平有良好的预防和治疗恶心呕吐的作用，被推荐用于治疗肿瘤恶病质，可改善恶心症状，增加食欲，常见不良反应包括短期轻度镇静、体重增加，持续应用超过 6 个月增加患糖尿病的风险。

推荐孕激素、糖皮质激素用于改善肿瘤患者厌食和恶病质，推荐精神科药物米氮平、奥氮平用于改善肿瘤患者厌食情况。

非药物治疗 非药物治疗厌食症包括营养教育和膳食指导、心理治疗及中医疗法。

多项随机对照临床试验（randomized control trial，RCT）证实，与传统饮食相比，营养教育和膳食指导可改善恶病质患者厌食，增加营养摄入，达到能量和蛋白质的日需要量，从而维持体重和生命质量、避免治疗中断，给患者带来生存获益[12-13]。对恶病质不可逆的本质缺乏认识、尝试通过营养治疗增加体重失败等都会影响恶病质患者的心理状态，引起厌食，早期识别这些心理并给予正确的引导，有助于改善患者食欲和生命质量。小型随机对照研究显示，针灸疗法、穴位按摩等中医疗法，有一定缓解厌食的效果，但缺乏研究数据[14]。

10.2.2　肿瘤相关性疲乏

肿瘤相关性疲乏（cancer related fatigue，CRF）发生率高，是肿瘤患者常见症状之一[15-16]。约70%晚期肿瘤患者有疲乏。对肿瘤幸存者的研究表明[17]，约25.0%～33.3%的患者在肿瘤诊断后有长达10年的疲乏。CRF可发生于恶性肿瘤任一阶段，在恶病质时尤为突出；可以由肿瘤引起，也可以是肿瘤治疗的结果，与患者个性及社会因素密切相关；严重影响患者的身体、心理、家庭和社会功能，常使其无法全身心投入自己的社会角色或享受生活，影响他们对生命质量的满意度；但往往未得到足够重视。因此，对肿瘤恶病质患者应定期评估CRF，并确定其严重程度。

10.2.2.1　诊断　CRF表现为身体疲乏、精神疲乏、注意力下降、情绪低落、短期记忆缺失、生理性疼痛、恶心、失眠等。美国国家综合癌症网络（National Comprehensive Cancer Network，NCCN）指南将CRF定义为"一种与肿瘤和肿瘤治疗相关的、影响正常功能的、持续性和主观性的劳累感"[18]。与正常人的劳累相比，CRF的严重程度与所进行的活动不成比例，且不能经休息而缓解[19]。CRF常与其他症状同时存在，加重患者病情。

10.2.2.2　评估　疲乏可用CRF评估量表评估。CRF评估量表可以分为三种：第一种是作为生命质量的一部分进行评估，比如EORTC QLQ-C30、肿瘤治疗功能评估量表（the Functional Assessment of Cancer Therapy-General，FACT-G）；第二种是单维度量表只评估CRF的程度，比如等级量表或数字量表、简单疲乏评估量表（Brief-Fatigue Inventory，BFI）；第三种是CRF多维度量表。第一种量表不适合CRF的专门评估，量表条目过多且不具有针对性；第二种量表评估内容单一，只能评估CRF的程度，无法反映它的表现和特点；第三种量表是多维度量表，能对 CRF 进行较为全面的评估。目前报道的 CRF 多维度量表有肿瘤相关性疲乏量表（Cancer Fatigue Scale，CFS）、疲乏症状量表（Fatigue Symptom Inventory，FSI）、Piper 疲乏量表（Piper Fatigue Scale，PFS）和 Schwartz 癌症疲乏量表（Schwartz Cancer Fatigue Scale，SCFS）。CFS 量表共 15 个条目，分为 3 个维度，即生理疲乏、情感疲乏、认知疲乏；每个条目采用 5 级评分法，总分为各条目得分之和，分数越高，说明疲乏越严重。与 FSI、PFS 和 SCFS 相比，CFS 有以下优点：①是唯一起源于亚洲国家（日本）的多维度评估量表；②该量表长度适中，易于理解和完成；③包括躯体、情感和认知三方面，从多个方面评估 CRF；④在中国已证实有较高的信度和效度。肿瘤相关性疲乏量表（CFS）见附录 11。

　　疲乏是一种主观感受，也可由患者记录自己的疲乏状态。2003 年 NCCN 专家小组开发了一种算法来筛查肿瘤患者是否存在疲乏及其严重程度，该算法将疲乏分为 0 ~ 10，0 表示无疲乏，1 ~ 3 表示轻度疲乏，4 ~ 6 表示中度疲乏，7 ~ 10 表示严重疲乏。如存在中或重度疲乏，应询问病史，并进行体格检查。病史应包括：①疾病情况以及治疗；②明确肿瘤是否复发或进展；③回顾近期和正在使用的药物；④深入了解疲乏开始的时间、严重程度、伴随症状、持续时间、随时间的变化、缓解或加重因素以及对功能的影响[20]。分析疲乏与肿瘤、肿瘤治疗及合并症的相互关系，治疗潜在促发因素（表 10-1），如贫血、感染、疼痛、营养不良、焦虑、抑郁、睡眠障碍以及肺、心、肝、肾、神经或内分泌功能障碍等[20]。

10.2.2.3　治疗　绝大多数恶病质患者都受到 CRF 的困扰。恶病质患者合并的 CRF 发展快、程度重、难以通过休息来缓解，严重影响患者的生命质量。医护人员需全面、动态评估 CRF，了解病因，及时给予治疗。因为即使轻度疲乏的患者也能从预防性非药物干预中获益。CRF 除了肌肉无力导致的身体疲乏外，还包括精神疲乏，只有正确合理的治疗，才能更有效地帮助患者缓解症状。CRF 的治疗包括非药物干预和药物干预。

非药物性干预　CRF 非药物干预包括鼓励患者运动锻炼、心理

表 10-1　肿瘤相关疲劳潜在诱因	
潜在诱因类型	潜在诱因内容
急慢性合并症及肿瘤并发症	贫血、感染、疼痛、营养不良、脱水或电解质紊乱、肺部疾病、心力衰竭、肝衰竭、肾衰竭、神经肌肉疾病、内分泌紊乱
肿瘤治疗相关因素	化疗、放射治疗、外科、生物反应调节剂等，比如：化疗引起的纳差、恶心、呕吐、腹泻、口腔黏膜炎放疗引起的口干、黏膜损伤手术引起的疼痛
医学治疗	使用特定药物，比如：阿片类药物、止吐药、催眠药、抗焦虑药、抗组胺药等
社会心理因素	焦虑、抑郁、压力环境
活动水平变化	卧床时间长、活动量减少
睡眠	睡眠障碍

干预、营养治疗、对患者及其家人进行 CRF 相关知识的健康教育，以及物理治疗，如按摩治疗。

CRF 非药物干预中，循证证据最多的是运动锻炼。多项研究表明，适度的运动锻炼可改善疲乏症状[21-23]。肿瘤患者每周进行3～5小时中等强度的运动可能会获得更好的治疗效果。根据有无骨转移、骨髓抑制、感冒、活动性感染、其他合并症等来选择运动方式和运动强度。

CRF 非药物干预还包括心理社会干预，比如，认知行为疗法（cognitive behavioral therapy，CBT）、心理教育疗法和表达支持疗法。CBT 是通过认识和改变不良的思想和行为，来减少负面情绪和行为，并促进心理调适的心理治疗方法。CBT 常用于解决以下问题，如何应对肿瘤及担心肿瘤复发、睡眠障碍、活动异常和低社会支持/负社会互动等，可显著改善肿瘤患者的疲乏[24]。睡眠障碍可加重患者的 CRF，是一个可治疗因素。睡眠 CBT 包括放松策略，通过影响思想，促进行为变化。常用的改善睡眠的方法有：①刺激控制，倦时上床睡觉，规律作息，保持固定入睡和起床时间；无论是刚上床睡觉还是在夜间醒来，如超过 20 分钟不能入睡则起床；②睡眠限制，白天睡眠不应超过 1 小时；③睡眠卫生，睡前避免摄入含咖啡因饮食；营造有利于睡眠的环境，比如在昏暗、安静、舒适的卧室入睡。

心理教育最重要的目标是促进肿瘤患者的自我护理，使其认识到情绪困扰与疲乏高度相关。心理教育侧重于确定应对策略，以优化患者应对焦虑、抑郁和心理社会困扰的能力。首先是对患者及其家人进行 CRF 相关知识的健康教育，包括：①首先解释疲乏产生的原因、持续时间及形式、普遍性和相关的治疗措施，告知抗肿瘤期间可能会出现中重度疲乏，但不代表治疗无效或病情加重；②教会患者自我监测疲乏水平；③帮助患者制订个性化的活动计划，同时考虑 CRF 的限制，可采用节约体能法（精力充沛时活动，推迟不必要的活动）、任务优先顺序、分散注意力法（比如游戏、阅读、听音乐、进行社交活动等）减轻疲乏；④帮助患者寻找当下的意义，比如强调有意义的互动、提升患者的尊严等。

基于正念的减压将冥想练习与心理教育元素、认知行为干预、运动练习结合起来。核心的做法有静坐冥想、步行冥想和洞察力冥想，冥想有助于我们集中注意力、增强身体意识、平静心灵和稳定情绪。

表达支持疗法，如加入支持小组，能够促进情感表达，并从一个或多个人那里获得支持。

大量国内外循证医学证据表明，合理的营养治疗可明显提高肿瘤患者术后营养状况和免疫功能，减少术后并发症和感染发生率。营养治疗通过维持 / 改善机体营养和功能状况，使机体能更好地耐受抗肿瘤治疗的打击，对改善疲乏起到重要作用[25]。

药物性干预　CRF 的可治疗因素包括疼痛、情感障碍、贫血、睡眠障碍、营养不良及并发症（如器官功能障碍、感染）等，应积极治疗癌痛、纠正贫血等；积极治疗抗肿瘤引起的恶心、呕吐、骨髓抑制、神经毒性等不良反应，以及迟发性不良反应，如心肌病等。兴奋剂类[26]：哌甲酯为中枢兴奋药，NCCTG-N05C7 Ⅲ期临床研究的亚组分析显示，哌甲酯可改善严重疲乏和进展期肿瘤患者的疲乏。激素类药物[27]：泼尼松、地塞米松等可改善 CRF 的炎症状态，但长期使用有安全风险，建议仅用于终末期合并厌食、脑转移、骨转移的患者。研究显示，一些中成药，如贞芪扶正颗粒[28]、参附注射液[29]、参芪扶正注射液[30]、正元胶囊[31]，有一定的缓解 CRF 的作用。

10.2.3　肿瘤相关抑郁状态

肿瘤相关抑郁状态是指在恶性肿瘤诊断与治疗过程中出现的病理性抑郁状态或综合征，主要表现为情绪低落、兴趣减退、精力不足、体力缺乏、悲观伤感、自罪观念与自杀倾向，并非精神病性抑郁。肿瘤患者发生抑郁的概率是普通人的 3～4 倍[32]，肿瘤恶病质患者更容易处于抑郁状态[33]，年轻患者发病率最高，80 岁以上最低。

可能的机制为，肿瘤恶病质患者承受着身体和精神的双重压力，刺激下丘脑-垂体-肾上腺轴被超常激活，产生和分泌糖皮质激素，进而诱导吲哚胺 2,3 双加氧酶（IDO）活化，活化的 IDO 能够降解局部组织中的色氨酸，导致进入中枢的色氨酸减少、5-HT 合成减少，引发抑郁症状；患者体内产生大量 IL-1、IL-6、INF-α 及 TNF-α 等促炎细胞因子，导致多巴胺 -2 受体表达下降、纹状体多巴胺释放减少、促进 IDO 活化，导致快感缺失；DNA 氧化损伤产物 8- 羟基脱氧鸟苷（8-OH-dG）是机体氧化应激和发生肿瘤风险的敏感指标，研究显示，与不伴抑郁的患者相比，肿瘤恶病质抑郁患者体内 8-OH-dG 水平明显升高，并且与抑郁程度呈正相关[34]。

10.2.3.1　诊断　肿瘤相关抑郁状态的症状主要体现在躯体、心理和精神性运动障碍方面，不同于单纯的抑郁症临床表现（情绪低落且情绪低落与其处境不相称）。肿瘤相关抑郁状态的诊断较为困难，患者通常不表现出郁闷的情绪，也意识不到自己正处于焦虑、抑郁状态。有学者[35]提出可以通过观察肿瘤患者应对困难局面的态度与方式来间接诊断肿瘤抑郁症，抑郁程度越高，患者越易陷入自责与责难他人的情绪中，抑郁程度越低的患者越容易接受事实并积极做出调整。

目前国内多依据《国际疾病分类》（ICD-10）精神与行为障碍分类诊断标准，很多学者常参照美国《精神障碍诊断与统计手册》（DSM-5）诊断。肿瘤患者如出现下列9种症状中的5项，每天大部分时间存在，持续至少2周，排除既往抑郁障碍、自杀、躁狂和家族精神病等病史、排除药物相关性（如镇静催眠药、类固醇药、避孕药），可做出诊断。9种症状包括：①情绪低落；②缺乏兴趣；③体重下降或增加；④失眠或睡眠过多；⑤激惹或运动迟缓；⑥疲乏或精力减退；⑦自我评价过低或有内疚感；⑧注意力集中困难；⑨有想死或自杀的念头。

10.2.3.2　评估　对存在抑郁症状的患者，应当进行完整的生物、心理和社会学评估，良好稳定的医患关系是正确评估的基础，准确的评估有助于指导治疗。评估内容包括病史评估、精神检查、抑郁症状严重性评估：①病史评估，包括现病史、目前症状、是否有自杀意念，既往是否有过躁狂发作或精神病性症状发作，目前的治疗情况及疗效、既往治疗史、个人史、家庭史等；②精神检查，包括一般表现（意识、定向力、接触情况、日常生活表现等）、认知过程（感知综合障碍、注意力、思维障碍、记忆力、智能、自知力等）、情感活动、意志及行为表现等，应更关注患者的情绪及其相关症状。评估患者是否伴有躁狂症状、认知缺陷和精神病性症状，是否有自杀风险和暴力倾向；③临床常用自评量表和他评量表来评估患者抑郁症状的严重性。

目前还没有明确的适用于肿瘤临床的评估工具，临床或科研中常采用的筛查评估工具有，医院焦虑抑郁量表（Hospital Anxiety and Depression Scale，HADS）[36]，广泛用于综合医院患者焦虑和抑郁情绪的筛查和研究，可推荐用于晚期肿瘤或缓和医疗患者（附录4）。

贝克抑郁量表（Beck Depression Inventory，BDI），又称贝克抑郁自评量表（Beck depression rating scale）[37]，广泛用于临床流行病学调查，它更适用于不同肿瘤类型和不同分期的肿瘤患者，能更好地筛查出抑郁患者（附录12）。

患者健康问卷 -9（patient health questionnaire-9，PHQ-9）[38] 内容简单且操作性强，广泛用于精神疾病的筛查和评估。肖水源等将该量表用于恶性肿瘤患者的抑郁筛查，证实该量表具有良好的信效度，是简单方便的抑郁筛查量表。患者健康问卷 -9 见附录 13。

肿瘤相关抑郁状态与患者的经济状况呈负相关；癌痛是重要的影响因素，贫血、发热等并发症以及体力、睡眠、饮食等日常生活障碍均会诱发与加重抑郁状态；因疾病或治疗引起的外表改变、器官缺失、肿瘤转移，手术、放疗、化疗导致的不良反应，如疲乏、呕吐等；合并用药，比如苯二氮䓬类、糖皮质激素、白细胞介素等，都促使了肿瘤相关抑郁状态的发生。

10.2.3.3   治疗

在肿瘤相关抑郁状态的治疗中，临床症状的缓解是前提，社会功能和生命质量的恢复是最终目标。根据严重程度给予不同的治疗方式，轻度以心理治疗为主，中、重度治疗除了心理治疗，还可以选择药物治疗。

心理干预在一定程度上能改善肿瘤相关抑郁状态。常用的心理治疗方法有支持性心理治疗、认知行为治疗、团体心理治疗等。支持性心理治疗主要包括倾听、解释与建议、鼓励与保证、情感释放等方法；认知行为治疗是一组通过改变思维或信念和行为的方法来改变不良认知，达到消除不良情绪和行为的短程心理治疗方法；团体心理治疗一般是由 1 ～ 2 名治疗师主持，治疗对象可由 8 ～ 15 名具有相同或不同问题的成员组成，以聚会的方式，可每周 1 次，每次时间 1.5 ～ 2 h，团体成员就大家所共同关心的问题进行讨论，观察和分析有关自己和他人的心理与行为反应、情感体验和人际关系，从而使自己的行为得以改善。多项 RCT 和荟萃分析发现心理治疗可以有效治疗成人抑郁症[39]。

其他心理治疗方式有阶梯护理、音乐疗法、花疗（养殖花鸟鱼虫）、群疗（参加群体治疗）以及 CALM 心理治疗（managing cancer and living meaningful）。电话随访并联合心理护理，可有效减轻出院肿瘤患者及其家人的焦虑、抑郁情绪，提高患者依从性，改善生命质量。根据患者症状严重程度对其实施相应的阶梯护理，研究显示，阶梯护理能够有效缓解肿瘤患者焦虑、抑郁等心理困扰[40]。阶梯护理分为 4 个步骤：①普通护理：适用于最小到轻微的焦虑 / 抑郁；建议由主管医生及受过培训的肿瘤科护士实施；采用面对面或在线教育和情感支持来干预，干预 2 ～ 4 周。②支持性护理：适用于轻度到中度焦虑 / 抑郁；建议由主管医生及受过培训的肿瘤科护士实施；采用电话求助热线、同伴支持小组或团体治疗，干预 6 ～ 8 周。③长期护理：适用于中度焦虑 / 抑郁；建议由心理学专家、精神病学专家、受过培训的肿瘤科护士实施；采用面对面或在线应对技能培训（如问题解决方法、放松技巧、压力管理、沟通技巧）、面对面或在线心理治疗（如认知行为治疗、人际关系治疗，支持性表达治疗）、正念训练、药物治疗，干预 10 ～ 12 周。④专科护理：适用于中度到重度焦虑 / 抑郁；建议由心理学专家和精神病学专家实施；采用面对面或在线心理治疗（如认知行为治疗、人际关系治疗、支持性表达治疗）、药物治疗，干预时间为 12 ～ 24 周。每一阶梯如果效果不佳则转入下一阶梯。已证实，音乐疗法在改善肿瘤患者负面情绪方面有重要作用，花疗（鼓励患者养殖花鸟鱼虫等）以及群疗（积极组织患者参加群体活动）在临床应用中也均收到良好效果，群体对抗肿瘤比个体对抗肿瘤的疗效更加突出，让肿瘤抑郁患者重新回归群体、融入社会，可激发其爱心和责任感，达到增强患者求生欲望与战胜疾病的信心，以此转移或替代其焦虑、抑郁情绪。

CALM 心理治疗[41]是专门针对晚期肿瘤患者的一种心理治疗模型，即"癌症疾病管理与有意义地生活"，是一种短程个体心理治疗模型，适用于处于疾病晚期，但预期生命≥ 6 个月的患者。一般包括 4 ～ 6 次心理治疗疗程，持续 6 个月，一般前三次治疗在 1 个月内完成。CALM 心理治疗为患者提供了一个机会来谈论他们的想法和情绪，关注患者在当下疾病阶段仍然可能的心理成长。研究显示，该治疗可以改善肿瘤终末期患者的抑郁情绪和心理状态。

药物治疗包括：①选择性 5 羟色胺（5-HT）再摄取抑制剂（SSRI），如氟西汀[42]；②去甲肾上腺素（norepinephrine，NE）及特异性 5-HT 能抗抑郁药（NaSSA），如米氮平[43]等。抗抑郁治疗不仅能改善患者情绪，增强机体免疫力，对恶病质患者的生命质量与疾病预后都具有重要意义。抗抑郁药物与阿片类药物联合应用有协同作用，可延长阿片类药物镇痛时间。

　　总之，应实时监测肿瘤患者的各种症状以及体重和骨骼肌丢失的程度和速度、食欲、摄食量、体能状态评分等，以便早期发现诱发肿瘤恶病质的可逆原因，围绕出现的症状及体重下降等多管齐下进行多模式个体化治疗，通过症状管理、药物治疗以及非药物治疗（营养治疗、运动锻炼、心理支持等）等，最终达到改善患者生命质量和延长生存期的目的。

参考文献

［1］Zhou T，Yang K，Thapa S，et al. Differences in Symptom Burden Among Cancer Patients With Different Stages of Cachexia. Journal of pain and symptom management，2017，53（5）：919-926.

［2］Diouf M，Filleron T，Pointet AL，et al. Prognostic value of health-related quality of life in patients with metastatic pancreatic adenocarcinoma：a random forest methodology. Qual Life Res，2016，25（7）：1713-1723.

［3］Cleeland CS，Mendoza TR，Wang XS，et al. Assessing symptom distress in cancer patients：the M.D. Anderson Symptom Inventory. Cancer，2000，89（7）：1634-1646.

［4］Bruera E，Kuehn N，Miller MJ，et al. The Edmonton Symptom Assessment System（ESAS）：a simple method for the assessment of palliative care patients. Journal of palliative care，1991，7（2）：6-9.

［5］Selby D，Cascella A，Gardiner K，et al. A single set of numerical cutpoints to define moderate and severe symptoms for the edmonton symptom assessment system. Journal of Pain and Symptom Management，2010，39（2）：241-249.

［6］Portenoy RK，Thaler HT，Kornblith AB，et al. The memorial symptom assessment scale：an instrument for the evaluation of symptom prevalence, characteristics and distress. European Journal of Cancer，1994，30A（9）：1326-1336.

［7］Cheng KK，Wong EM，Ling WM，et al. Measuring the symptom experience of Chinese cancer patients：a validation of the Chinese version of the memorial symptom assessment scale. Journal of pain and symptom management，2009，

37（1）：44-57.

[8] Molfino A，Muscaritoli M，Rossi Fanelli F. Anorexia assessment in patients with cancer：a crucial issue to improve the outcome. Journal of clinical oncology，2015，33（13）：1513.

[9] Muscaritoli M，Anker SD，Argilés J，et al. Consensus definition of sarcopenia，cachexia and pre-cachexia：joint document elaborated by Special Interest Groups（SIG）"cachexia-anorexia in chronic wasting diseases" and "nutrition in geriatrics". Clinical nutrition（Edinburgh，Scotland），2010，29（2）：154-159.

[10] Gelhorn HL，Gries KS，Speck RM，et al. Comprehensive validation of the functional assessment of anorexia/cachexia therapy（FAACT）anorexia/cachexia subscale（A/CS）in lung cancer patients with involuntary weight loss. Quality of life research，2019，28（6）：1641-1653.

[11] Blauwhoff-Buskermolen S，Ruijgrok C，Ostelo RW，et al. The assessment of anorexia in patients with cancer：cut-off values for the FAACT-A/CS and the VAS for appetite. Supportive care in cancer，2016，24（2）：661-666.

[12] 中华医学会放射肿瘤治疗学分会. 肿瘤放疗患者口服营养补充专家共识（2017）. 中华放射肿瘤学杂志，2017，26（11）：1239-1247.

[13] Ravasco P，Monteiro-Grillo I，Camilo M. Individualized nutrition intervention is of major benefit to colorectal cancer patients：long-term follow-up of a randomized controlled trial of nutritional therapy. Am J Clin Nutr，2012，96（6）：1346-1353.

[14] 程传刚，周立江，张宁苏. 针灸疗法改善肿瘤患者癌性厌食临床研究. 亚太传统医药，2017，13（23）：130-131.

[15] Irvine D，Vincent L，Graydon JE，et al. The prevalence and correlates of fatigue in patients receiving treatment with chemotherapy and radiotherapy. A comparison with the fatigue experienced by healthy individuals. Cancer nursing，1994，17（5）：367-378.

[16] Stone P，Richardson A，Ream E，et al. Cancer-related fatigue：inevitable, unimportant and untreatable? Results of a multi-centre patient survey. Cancer Fatigue Forum. Annals of oncology，2000，11（8）：971-975.

[17] Bower JE，Ganz PA，Desmond KA，et al. Fatigue in long-term breast carcinoma survivors：a longitudinal investigation. Cancer，2006，106（4）：751-758.

[18] Berger AM，Mooney K，Alvarez-Perez A，et al. Cancer-Related Fatigue, Version 2.2015. J Natl Compr Canc Netw，2015，13（8）：1012-1039.

[19] Bower JE，Bak K，Berger A，et al. Screening，assessment，and management of fatigue in adult survivors of cancer：an American Society of Clinical oncology clinical practice guideline adaptation. Journal of clinical oncology,

2014，32（17）：1840-1850.

[20] Von Roenn JH，Paice JA. Control of common，non-pain cancer symptoms. Seminars in oncology，2005，32（2）：200-210.

[21] Lu Y，Qu HQ，Chen FY，et al. Effect of Baduanjin Qigong exercise on cancer-related fatigue in patients with colorectal cancer undergoing chemotherapy：a randomized controlled trial. Oncol Res Treat，2019，42（9）：431-439.

[22] Lin PJ，Kleckner IR，Loh KP，et al. Influence of Yoga on cancer-related fatigue and on mediational relationships between changes in sleep and cancer-related fatigue：a nationwide，multicenter randomized controlled trial of yoga in cancer survivors. Integr Cancer Ther，2019，18：1-11.

[23] Zhou Y，Cartmel B，Gottlieb L，et al. Randomized trial of exercise on quality of life in women with ovarian cancer：women's activity and lifestyle study in connecticut（WALC）. J Natl Cancer Inst，2017，109（12）：djx072.

[24] Poort H，Peters ME WJ，Van der graaf WTA，et al. Cognitive behavioral therapy or graded exercise therapy compared with usual care for severe fatigue in patients with advanced cancer during treatment：a randomized controlled trial. Annals of Oncology，2020，31（1）：115-122.

[25] Barsevick AM，Dudley W，Beck S，et al. A randomized clinical trial of energy conservation for patients with cancer-related fatigue. Cancer，2004，100（6）：1302-1310.

[26] Butler JM JR，Case LD，Atkins J，et al. A phase Ⅲ，double-blind，placebo-Controlled prospective randomized clinical trial of d-threo-methylphenidate HCl in brain tumor patients receiving radiation therapy. Int J Radiat Oncol Biol Phys，2007，69（5）：1496-1501.

[27] Yennurajalingam S，Frisbee-Hume S，Palmer JL，et al. Reduction of cancer-related fatigue with dexamethasone：a double-blind，randomized，placebo-controlled trial in patients with advanced cancer. Journal of clinical oncology，2013，31（25）：3076-3082.

[28] 张殿宝，郭艳珍，张宪芬.贞芪扶正颗粒治疗大肠癌术后癌因性疲乏临床研究.中医学报，2017，32（4）：513-516.

[29] 顾叶春，许虹波，赵茂森.参附注射液治疗晚期癌症患者癌因性疲乏的临床研究.中国中药杂志，2010，35（7）：915-918.

[30] 顾叶春，许虹波，姜阳贵，等.参芪扶正注射液治疗癌因性疲乏的临床疗效观察.中国中西医结合杂志，2009，29（4）：363-365

[31] 田新学，王颖，崔艳慧，等.正元胶囊治疗癌因性疲乏对患者生活质量的影响.国际医药卫生导报，2019，25（7）：1018-1021.

［32］黄立芳，芦文娟. 乳腺癌合并抑郁症研究进展. 辽宁中医药大学学报，2017，19（12）：17-20.

［33］中华中医药学会血液病分会. 肿瘤相关抑郁状态中医诊疗专家共识. 中华中医药杂志，2015，30（12）：4397-4399.

［34］Hara M，Nishida Y，Shimanoe C，et al. Intensity-specific effect of physical activity on urinary levels of 8-hydroxydeoxyguanosine in middle-aged Japanese. Cancer Sci，2016，107：1653-1659.

［35］Kulpa M，Ziętalewicz U，Kosowicz M，et al. Anxiety and depression and cognitive coping strategies and health locus of control in patients with ovary and uterus cancer during anticancer therapy. Contemporary oncology，2016，20：171-175.

［36］Wu Y，Levis B，SunY，et，al. Accuracy of the hospital anxiety and depression scale depression subscale（HADS-D）to screen for major depression：systematic review and individual participant data meta-analysis. BMJ，2021，373：n972.

［37］Wang YP，Gorenstein C. Psychometric properties of the Beck Depression Inventory-Ⅱ：a comprehensive review. Braz J Psychiatry，2013，35（4）：416-431.

［38］Levis B，Benedetti A，Thombs BD. Accuracy of patient health questionnaire-9（PHQ-9）for screening to detect major depression：individual participant data meta-analysis. BMJ，2019，365：11476.

［39］Cuijpers P，Gentili C. Psychological treatments are as effective as pharmacotherapies in the treatment of adult depression：a summary from randomized clinical trials and neuroscience evidence. Res Psychother，2017，20（2）：147-152.

［40］Ho FY，Yeung WF，Ng TH，et al. The efficacy and cost-effectiveness of stepped care prevention and treatment for depressive and/or anxiety disorders：a systematic review and meta-analysis. Scientific Reports，2016，6：29281.

［41］Rodin G，Lo C，Rydall A，et al. Managing Cancer and Living Meaningfully（CALM）：A Randomized Controlled Trial of a Psychological Intervention for Patients With Advanced Cancer. Journal of clinical oncology，2018，36（23）：2422-2432.

［42］Fisch MJ，Loehrer PJ，Kristeller J，et al. Fluoxetine versus placebo in advanced cancer outpatients：a double-blinded trial of the Hoosier Oncology Group. Journal of clincal oncology，2003，21（10）：1937-1943.

［43］Cankurtaran ES，Ozalp E，Soygur H，et al. Mirtazapine improves sleep and lowers anxiety and depression in cancer patients：superiority over imipramine. Support Care Cancer，2008，16（11）：1291-1298.

11

肿瘤恶病质的药物治疗

　　肿瘤恶病质由多种因素导致，包括食欲减退、炎症反应、代谢紊乱和过度分解代谢等；这些因素都有可能成为潜在的治疗靶点。既往针对这些关键靶点进行了一系列临床研究，如抑制细胞因子的产生或释放、刺激食欲、减少脂肪和肌肉消耗以及阻断 Cori 循环等，但大部分未能获得有效应答。近年来，随着对肿瘤恶病质发病机制认识的进一步深入，一些更有针对性的药物进入临床研究。当前研究重点关注的治疗策略是减轻炎症反应和分解代谢，如靶向TNF-α、IL-6 或 IL-1；靶向肌生成抑制素（myostatin）、蛋白水解诱导因子（PIF）；靶向脂肪分解和脂肪褐变的药物；靶向急性期反应以改善肝代谢；靶向神经内分泌介质以改善能量代谢平衡等。由于恶病质发病机制的复杂性、恶病质在不同类型肿瘤存在易感性差异以及肿瘤患者常并发多种病理生理异常等原因，造成临床研究设计及评价标准不一致，能够纳入研究的样本量少，难以得出有效的结论。迄今，恶病质的药物治疗尚未达成共识，能够在临床上真正使用的药物较少，且疗效不显著，肿瘤恶病质的药物治疗面临巨大的挑战。

　　体重下降是恶病质诊断的第一要素，临床工作中治疗恶病质导致的体重下降，需要考虑两方面：第一，探究导致患者进食减少的因素；第二，治疗代谢异常，包括糖类、脂类和蛋白质的代谢异常。目前临床应用多种药物治疗应对进食减少的问题，部分药物已在临床使用，部分药物虽在临床研究中显示出较好疗效但尚未在临床应用，多数药物临床疗效不确切；另一部分针对代谢异常的治疗尚处于临床前实验或临床探索阶段。

纵观肿瘤恶病质临床研究，纳入研究的患者多处于疾病的终末期或恶病质难治期，疗效往往不显著。提示在临床实践中，药物的干预需要选择合适的时机，应避免患者处于恶病质状态不可逆时才开始治疗。

11.1 推荐用于肿瘤恶病质治疗的药物

11.1.1 刺激食欲类药物

厌食是肿瘤患者常见的临床表现，也是引起肿瘤恶病质消瘦、营养不良的主要原因之一。肿瘤细胞生长过程中，其代谢产物作用于摄食中枢或相关的外周信号通路，导致食欲减低。刺激食欲类药物在一定程度上可刺激患者食欲，增加进食量。

11.1.1.1 孕激素类 孕激素类药物醋酸甲地孕酮（megestrol acetate，MA）和醋酸甲羟孕酮有改善食欲和缓解体重下降的作用，是迄今循证医学证据最多、治疗肿瘤恶病质临床应用最广泛的药物。以 MA 的临床研究数据最多、临床应用也更普遍。其治疗肿瘤恶病质的机制，一方面 MA 有助于抑制炎症反应，可能抑制恶病质相关细胞因子的释放，如肿瘤坏死因子 α（tumour necrosis factor-α，TNF-α）、白介素 1（interleukin-1，IL-1）、白介素 2（interleukin-2，IL-2）以及白介素 6（interleukin-6，IL-6）等[1-3]；另一方面 MA 可能经下丘脑途径刺激神经肽 Y 的合成、运输和释放，提高下丘脑神经肽 Y 水平[4]。

1983 年有临床研究[5]显示大剂量 MA（大于 500 mg/d，共 30 天）可使晚期肿瘤患者能量、蛋白质摄入增加，氮平衡显著增加。1990 年一项纳入 133 例晚期肿瘤合并恶病质患者接受 MA 800 mg/d 的随机双盲安慰剂对照研究发现[6]，干预组食欲改善、食量增加的患者更多，恶心、呕吐发生率更低；体重增加 15 磅以上的患者干预组占 16%（11/67），安慰剂组仅 2%（1/66）。后来多项临床研究结果肯定了上述发现。2018 年发表的一项关于 MA 治疗肿瘤恶病质的荟萃分析[7]，纳入 38 项研究的 4304 例受试者，证实 MA 组与安慰剂组相比，可改善患者体重，未改善生命质量，未发现 MA 组起效的最优剂量。

MA 最佳剂量尚不清楚。有研究比较了不同剂量 MA（每天160 mg、480 mg、800 mg 或 1280 mg）的作用，结果显示，这 4 种剂量均能不同程度地改善患者食欲，体重随剂量增大有增加的趋势；这项研究显示最佳剂量似乎是 800 mg/d，因为超过 800 mg/d 没有进一步获益[8]。一项荟萃分析研究显示，MA 剂量大于 160 mg/d 较160 mg/d 对食欲、体重的改善没有优势[7]；也有研究显示 480 mg/d 在改善体重、三头肌皮褶厚度方面均优于 160 mg/d[9]；还有研究采用 MA 160 mg/d 或 320 mg/d 治疗 1 个月，如果疗效不佳则剂量分别增加至 320 mg/d 和 480 mg/d，结果显示初始治疗疗效不佳的患者，增加剂量后部分患者食欲和体重有改善，提示可根据患者的治疗反应逐步增加剂量。该研究发现，超过 480 mg/d 的剂量在绝大多数情况下可能没用。另外，大多数患者在应用 MA 15 天后体重就有反应，若2 周后仍无反应则可以停用或根据患者情况个体化调整 MA 剂量[10]。

有研究发现，MA 480 mg/d 治疗的第 1 周 79.3% 的患者食欲明显改善[11]。多数 MA 临床研究的治疗期为 12 周，少数研究长达 18周甚至 2 年，2～8 周的治疗期也有获益[12]。考虑到孕激素类的不良反应和经济效益比，推荐临床从 160 mg/d 开始，反应不佳时再逐步增加剂量，最大剂量不宜超过 800 mg/d，治疗期 1～12 周。如果因病情需要延长给药时间，应重新评估风险和获益，并取得患者同意。

研究显示，甲地孕酮混悬液能够改善晚期肿瘤患者的食欲和生命质量，MA 480～840 mg/d 治疗 2、4 和 8 周后，63%、56% 和55% 的患者的总体生活质量分别得到改善，2 周后 95% 的患者食欲得到改善（$P = 0.0001$）；而且混悬液剂型服用方便，可提高肿瘤恶病质患者的治疗依从性[13]。

孕酮类为基础的联合方案也被尝试用于改善肿瘤恶病质。有研究显示，4药联合方案（醋酸甲地孕酮320 mg/d或醋酸甲羟孕酮500 mg/d、二十碳五烯酸2.2 g/d、沙利度胺200 mg/d及左旋肉碱4.0 g/d，共4个月）优于单一用药[14]。

虽然动物实验发现醋酸甲地孕酮可通过抑制ATP-泛素依赖的蛋白水解系统防止肌肉蛋白质水解，促使肌肉量增加[15]，但临床上观察到体重的增加主要源于脂肪的增加，而不是瘦体重的增加[16-18]。恶病质最关键的变化是肌肉消耗增加，瘦体重减少。因此，孕激素改善恶病质的作用有限。然而迄今其仍然是治疗肿瘤恶病质的最主要药物。

综合分析显示，与安慰剂及其他活性药物比较，孕激素治疗12周，在不良反应和病死率方面没有显著差异[7]，但在孕激素治疗期间，发生血栓栓塞事件、外周水肿、女性突发阴道出血、高血糖、高血压和库欣综合征的风险增加[19]；另外需密切关注肾上腺功能不全[20]、阳痿的可能。在考虑应用孕激素改善恶病质之前，应结合患者肿瘤状态及合并症、基础疾病、日常活动、合并用药、预期寿命等具体情况，充分评估发生不良反应的风险，做到充分告知；需排除禁忌证，如伴有血栓栓塞性疾病、严重心脏疾病、肝功能损害、高钙血症、严重水潴留风险，或对该类药物过敏等；治疗期间密切监测其不良反应的发生[21]。

临床研究显示醋酸甲羟孕酮的有效剂量为500～1000 mg/d，治疗期1～12周[5, 22]。

11.1.1.2　糖皮质激素　糖皮质激素是治疗肿瘤恶病质的一种食欲促进剂，多项临床研究显示，地塞米松、泼尼松（强的松）及甲泼尼龙可以改善肿瘤患者食欲和生命质量，但不增加体重[12]。推荐用法为地塞米松片/注射液3～8 mg/d口服/静脉1～3周；泼尼松片15～30 mg/d口服1～3周；甲泼尼龙片32 mg/d口服1～3周。

糖皮质激素是最早用于缓解肿瘤相关症状的药物之一，在治疗肿瘤相关性恶心呕吐、疲乏等方面应用广泛。20世纪70年代首次证实它们可缓解肿瘤引起的食欲减退[23]。6 项糖皮质激素相关的研究共纳入 637 例患者，其中 3 项研究共 402 例患者应用甲泼尼龙片 32 mg/d 治疗 2 周或甲泼尼龙琥珀酸钠 125 mg/d 治疗 8 周[24-26]，治疗组的食欲和生命质量显著改善，但未发现体重明显增加。有研究应用泼尼松 15～30 mg/d 或地塞米松 3～8 mg/d 持续给药 2～5 周或至不可耐受 / 死亡或疗效明显后降低剂量[23, 27-28]，发现治疗组较安慰剂组患者的食欲均有不同程度的改善；应用地塞米松 8 mg/d 2 周可改善患者包括厌食、乏力、抑郁在内的肿瘤症状群[29]。糖皮质激素改善食欲的机制不详，可能部分与抑制促炎细胞因子的释放相关。

改善食欲是选择醋酸甲地孕酮，还是糖皮质激素？两项研究显示地塞米松 0.75 mg，每日 4 次对比醋酸甲地孕酮 800 mg/d[28]，或者地塞米松 4 mg/d 对比醋酸甲地孕酮 480 mg/d[11]在增强食欲方面的效果相似或略低，但地塞米松因不良反应停药率更高[28]。

考虑到长期应用糖皮质激素存在健康风险，包括引起糖尿病或糖耐量异常、伤口愈合不良、加重感染、骨质疏松、骨无菌性坏死、骨折、骨骼肌萎缩、出现欣快的精神症状以及诱发和加重胃溃疡等，临床上在应用糖皮质激素改善食欲前，需权衡风险和获益，尤其是预期寿命较长的患者。对于预期寿命只有几周的患者，如同时存在适用糖皮质激素治疗的其他症状（疼痛、恶心或疲乏等），短期应用是比较合适的选择，推荐使用时间为 1～3 周。如需延长使用，应重新评估风险和获益，并取得患者同意。未有证据显示哪一种糖皮质激素更优[30]。可结合患者病情、药物可及性、经济效益比进行选择，并根据等效关系计算具体使用剂量。等效剂量换算参考如下：泼尼松 5 mg ＝氢化可的松 20 mg ＝甲泼尼龙 4 mg ＝地塞米松 0.75 mg。如果患者预期寿命较长，若无禁忌，建议首选醋酸甲地孕酮改善食欲。

11.1.1.3　精神类药物　精神类药物，如治疗精神分裂症的药物奥氮平、治疗抑郁症的药物米氮平，有研究显示低剂量的奥氮平或米氮平单独使用，或者联合孕激素可显著改善肿瘤患者的厌食症状，增加体重[31-32]。

11.1.1.4　二十碳五烯酸　二十碳五烯酸（EPA）是一种 n-3 多不饱和脂肪酸，是环氧合酶和脂氧合酶的底物，可与花生四烯酸竞争，拮抗其转化为强促炎因子。EPA 具有抗炎作用。研究认为，EPA 可能通过抑制促炎细胞因子的产生、增强胰岛素信号敏感性，从而诱导蛋白质合成，在肿瘤恶病质中发挥积极的作用[33]，此外，补充 EPA 能通过改善能量和蛋白质的摄入而减轻抗肿瘤治疗导致的营养状况恶化[34]。研究发现口服 EPA 后白细胞膜磷脂中 EPA 的百分比迅速升高[35]，炎症介质前列腺素 E2（PGE2）的血清水平显著降低[36]，促炎细胞因子 IL-1β、IL-6、TNF-α、IFN-γ 的血清水平显著降低[37]。

应用 EPA 改善肿瘤恶病质患者的食欲，建议持续摄入且剂量 ≥ 2 g/d。但 EPA 改善肿瘤恶病质的临床研究结果存在不一致性，且该类临床研究的质量不高[38]。早期研究发现，摄入 EPA 1.8 g/d 共 2 周未能改善肿瘤相关的食欲减退、体重下降[39]。有研究显示，额外补充 EPA 0.4 ~ 2.2 g/d 与仅补充能量和蛋白质相比未能改善体重及瘦体重下降的程度；但进一步分析发现额外补充 EPA 的患者，其体重改善与 EPA 摄入量相关，第 8 周血浆磷脂 EPA 水平与体重增加呈显著正相关，与瘦体重变化密切相关[40]。提示 EPA 发挥作用可能需要持续摄入和达到一定剂量。多项小样本 RCT 证实 EPA 摄入量 > 2.0 g/d 时[37, 41-44]，患者的食欲、能量摄入、体重、瘦体重和（或）体力活动等方面得到改善，但仅一项研究达统计学意义[41]。一项 RCT 显示 EPA 2.0 g/d 和 4.0 g/d 相较于安慰剂未显示出体重增加的优势，仅在亚组分析时发现消化道肿瘤恶病质患者第 8 周体重增加[45]。因此，EPA 在肿瘤恶病质的临床应用面临挑战，需要高级别循证医学证据的支持。

EPA 在人体不能合成，主要从食物中获取，或由食物中的亚麻酸、亚油酸等在体内少量转化。n-3 多不饱和脂肪酸在鱼油中含量较高，EPA 作为膳食的组成部分安全性高，临床实践中多以膳食形式补充。在接受伊布替尼治疗的患者不建议使用 EPA，可能增加伊布替尼的出血风险[46]。

11.1.2 促胃肠动力药物改善早饱

甲氧氯普胺或多潘立酮等胃肠动力药物可刺激胃排空，常用于改善恶病质患者的饱腹感。两项 RCT 比较了甲氧氯普胺控释片 40 mg q12 h，分别与甲氧氯普胺即释制剂 20 mg q6 h 或与安慰剂相对照在晚期肿瘤和慢性恶心患者中的作用，观察到甲氧氯普胺控释片改善恶心症状更佳[47-48]。多潘立酮多用于对症治疗上消化道运动障碍和恶心呕吐。

甲氧氯普胺片 / 注射液推荐剂量及用法为 5 ～ 10 mg 餐前 / 睡前 15 min 或 5 ～ 20 mg 口服 / 静脉 / 肌注 q6 h。多潘立酮推荐剂量及用法为 10 mg 口服 tid。

11.2 未被批准或推荐用于治疗肿瘤恶病质的药物

11.2.1 大麻素类

内源性大麻素系统主要包括两种 G 蛋白偶联的受体。其中 CB1 受体主要存在于中枢神经系统，如皮质、海马、基底神经节和小脑，对记忆、认知、抑郁、焦虑、进食、运动和痛觉有影响；CB2 受体存在于所有细胞。大麻素可与 CB1/2 受体结合，激活大麻素受体途径，对肥胖、新陈代谢和疼痛起调节作用，可能在增加体重、提高食欲、缓解恶心、改善情绪、减轻疼痛等方面发挥作用。大麻素类，包括大麻二酚、四氢大麻酚，作为 CB1 受体激动剂，在美国被推荐用于治疗化疗相关的恶心呕吐[49]。Wang[50] 分析了 3 项大麻素类治疗肿瘤恶病质的临床研究数据，共纳入 592 例受试者，结果显示，与安慰剂相比大麻素类能增加食欲，但由于其神经系统的不良反应，如产生困倦、眩晕、思维模糊、短暂的协调功能与知觉紊乱、拟精神病等，未能改善患者的生命质量。与醋酸甲地孕酮相比较的研究显示，其疗效不如醋酸甲地孕酮[51]。因此，未被批准或推荐用于治疗肿瘤恶病质。

11.2.2 褪黑素

褪黑素（melatonin）最初被发现于松果体中合成，参与管理人体昼夜节律，现发现其在人体多种组织中都有合成，包括胃肠道。可能通过调节促炎细胞因子、自主神经功能、胃肠道吸收等参与肿瘤恶病质的形成。目前褪黑素作为食品补充剂应用。一项纳入100例转移性实体肿瘤的RCT[52]，试验组口服褪黑素20 mg qn至少2个月，观察到对照组体重下降 > 10%，明显高于褪黑素治疗组；对照组平均血清TNF水平逐渐升高，试验组平均TNF水平显著降低（ $P < 0.05$ ）。提示褪黑素可能通过降低TNF水平改善肿瘤恶病质。一项纳入48例患者的RCT[53]观察了褪黑素对晚期肺癌或胃癌恶病质患者的作用，中期分析显示，试验组与对照组相比，在食欲、体重、生命质量评分、疲劳、血清C反应蛋白（CRP）水平、总生存率方面未发现差异。由于研究结论不一致，褪黑素未被推荐用于肿瘤恶病质的治疗。

11.2.3 非甾体抗炎药

非甾体抗炎药（NSAIDs）可拮抗机体及肿瘤组织释放促炎细胞因子，阻断前列腺素的炎性反应，对治疗肿瘤恶病质有积极作用。对体重下降的肿瘤患者，环氧合酶（COX）抑制剂通过降低系统性炎症而达到减少静息能量消耗，改善食欲的代谢调节作用。小样本研究发现应用COX-2抑制剂塞来昔布200 mg bid共21天可增加患者体重、改善生命质量[54]。4项NSAIDs治疗肿瘤恶病质的RCT数据汇总发现，虽然NSAIDs对改善肿瘤恶病质患者的生命质量、运动状态、炎症标志物、体重和生存等方面有一定积极作用，但至今尚无足够证据推荐其用于肿瘤恶病质的治疗[55]。醋酸甲地孕酮480 mg/d联合COX1抑制剂布洛芬400 mg/d[56]、醋酸甲地孕酮320 mg/d联合COX2抑制剂塞来昔布200 mg/d[57]的研究结果均未能支持两药联合用于治疗恶病质，而长期服用NSAIDs会产生不良反应。因此，NSAIDs 单用或与醋酸甲地孕酮联合应用，均未被推荐用于肿瘤恶病质的治疗。

11.2.4 沙利度胺

沙利度胺有抗炎和免疫调节作用，可减少促炎细胞因子 TNF-α 和 IL-6 的释放，抑制 NF-κB，下调 COX-2。临床研究发现沙利度胺可降低肿瘤恶病质患者血清 CRP、IL-6 水平[58]，还有抑制血管形成的作用，因此，沙利度胺兼有缓解症状和抗肿瘤作用。小样本研究显示，沙利度胺 200 mg/d 共 24 周能明显增加胰腺癌恶病质患者的体重、肌肉量[59]。有研究者尝试用小剂量沙利度胺 50 mg bid 联合醋酸甲地孕酮 160 mg/d 治疗恶病质取得了一定效果[60]。需考虑不良反应对患者的影响，常见不良反应为头晕、倦怠、嗜睡、便秘、面部四肢水肿、口鼻黏膜干燥、皮疹等，长期大剂量应用可发生多发性神经炎。其对肿瘤恶病质的作用尚需临床数据进一步证实。

11.2.5 左旋肉碱

左旋肉碱主要分布在肌肉中，心脏和骨骼肌含量最高。人体内左旋肉碱 75% 由食物获得。左旋肉碱可调节线粒体内乙酰 CoA 和 CoA 比值，刺激肝脏生酮过程，参与机体能量代谢过程，包括促进脂肪酸氧化改善肝脏脂质代谢、促进下丘脑脂肪酸代谢改善食欲、降低蛋白酶体活性抑制蛋白质水解、改善胰岛素抵抗以及减少炎性细胞因子等[61]。左旋肉碱缺乏时，可表现为乏力、肌张力减退、肌溶解、胰岛素抵抗、心律失常等。临床上用于糖尿病、肾脏疾病、肝脏疾病、中枢神经系统退行性疾病、心血管疾病的治疗。若肿瘤患者血清左旋肉碱水平下降，补充左旋肉碱可能对肿瘤恶病质有益[62-63]。一项纳入 57 例晚期胰腺癌患者的 RCT 显示[64]，口服左旋肉碱 4 g/d 共 12 周的治疗组患者 BMI 升高（3.4±1.4）%，对照组 BMI 下降［（−1.5±1.4）%］，P 值有统计学差异；治疗组的营养状况、生命质量、总生存率、住院时间均有改善。由于相关研究少、样本量不大，左旋肉碱未被推荐用于肿瘤恶病质的治疗。

11.3　药物联合治疗肿瘤恶病质

因肿瘤恶病质发生机制复杂，原因众多，现有被推荐药物未能取得较好效果。目前共识是采用多模式治疗，联合用药是其中的重要策略。主要应用醋酸甲地孕酮联合其他药物，有两药、三药甚至四药的联合。

11.3.1　醋酸甲地孕酮联合奥氮平

近年来，多靶点抗精神病药奥氮平用于肿瘤患者症状管理受到较多关注。奥氮平联合其他止吐药物已广泛用于治疗化疗相关性恶心呕吐，特别是对缓解恶心疗效明显。一项研究观察到，应用低剂量奥氮平（1.5～5 mg/d）3 天肿瘤恶病质患者的进食量即可明显增加[31]。有研究应用醋酸甲地孕酮 800 mg/d 联合奥氮平 5 mg/d 治疗肿瘤恶病质共 8 周，发现联合治疗组与醋酸甲地孕酮单药组相比，体重增加 ≥ 5% 的患者比例分别为 33 例 /39 例 vs. 15 例 /37 例，食欲改善的患者为 25 例 vs. 2 例、恶心症状改善的患者为 21 例 vs. 3 例、生命质量改善的患者为 23 例 vs. 5 例；联合治疗组未出现Ⅲ级或Ⅳ级不良反应[32]。因此，醋酸甲地孕酮联合奥氮平可用于治疗伴有恶心的恶病质患者，但需注意联合应用的不良反应。

11.3.2　醋酸甲地孕酮联合沙利度胺

沙利度胺具有抗炎和免疫调节作用。有研究者尝试应用低剂量醋酸甲地孕酮联合小剂量沙利度胺治疗肿瘤恶病质[60]，纳入 102 例晚期肿瘤恶病质患者（体重下降 ≥ 5%），醋酸甲地孕酮 160 mg/d ＋沙利度胺 50 mg bid 联合治疗组 vs. 醋酸甲地孕酮 160 mg/d 对照组，8 周后观察到两组患者体重和疲劳均改善，联合治疗组体重（$P = 0.05$），疲劳（$P < 0.01$），QOL（$P = 0.01$），握力（$P = 0.05$）和 ECOG 状态较基线的改善均显著优于对照组，血清 IL-6 和 TNF-α 水平也有明显改善。

11.3.3 醋酸甲地孕酮为主的多药联合

有研究者尝试醋酸甲地孕酮（480 mg/d 及 320 mg/d）联合 COX1 抑制剂 /COX2 抑制剂的研究未取得阳性结果；醋酸甲地孕酮＋美洛昔康＋ EPA 三药联合治疗肿瘤恶病质也未显示有明显优势[65]。一项 Ⅲ期 RCT 尝试了四药联合治疗肿瘤恶病质，即孕激素（醋酸甲地孕酮 320 mg/d 或甲羟孕酮 500 mg/d）、EPA 2.2 g/d、左旋肉碱 4 g/d 和沙利度胺 200 mg/d。纳入 332 例肿瘤恶病质患者，分为 5 组。结果发现四药联合方案较单药组可增加瘦体重，改善疲劳、食欲、ECOG PS 评分，血清 IL-6 水平显著降低，不良反应未增加[14]。提示四药联合是治疗肿瘤恶病质的可选方案。

根据肿瘤恶病质发生机制，联合食欲刺激剂、拮抗炎症状态、抑制蛋白质分解、促进合成代谢等的药物治疗，应是值得期待的治疗模式。但目前临床缺乏有效的食欲刺激剂、抑制机体炎症状态的药物，而有效拮抗代谢异常、抑制蛋白质分解、促进蛋白质合成的药物仍处于无药状态。因此，现有药物联合方案的疗效仍然有限，迫切需要研发靶向肿瘤恶病质发生机制的更有效药物。

11.4　正在进行临床研究的药物

11.4.1 胃饥饿素及其受体激动剂

胃饥饿素（ghrelin）是一种食欲调节因子，由 28 个氨基酸组成，是胃和胰腺分泌的生长激素促分泌素受体 1a（GHSR-1a）的内源性配体。ghrelin 通过中枢和外周通路和迷走神经介导一系列生理过程，包括刺激食欲和增加进食量[66-68]；可通过刺激生长激素（GH）的释放调节能量平衡[69-70]；有抗炎作用[71]。因此，ghrelin 在增加食欲和进食量方面起关键作用，在代谢方面也起重要作用，通过 GH 依赖和非依赖机制调节能量代谢。ghrelin 相关通路的激活是治疗肿瘤恶病质的全新治疗策略。临床前研究表明，给荷瘤恶病质动物补充 ghrelin 显著抑制 CRP、TNF-α、IL-1β、IL-6 等细胞因子的产生[72]，可改善其食欲、体重及瘦体重[73]。临床试验观察到 ghrelin 注射液可改善食欲、增加进食量及增加体重（瘦体重增加不明显）[74]。虽然大量临床试验证实 ghrelin 对恶病质患者有积极作用，尤其是在增加生长激素血浆水平、体重、瘦体重方面以及和减少脂肪组织丢失方面[75]，但 ghrelin 改善肿瘤恶病质的证据尚不充分。目前研究重点是靶向 ghrelin 受体的激动剂以及靶向其下游通路的治疗。

阿拉莫林（Anamorelin）是 ghrelin 类似物，是一种新型、口服、选择性生长激素释放肽受体激动剂，有增进食欲和促进合成代谢的作用。在 2014 年欧洲肿瘤内科学会（ESMO）年会上，澳大利亚阿德莱德费林德斯大学的 David Currow 教授首次发表报告，认为阿拉莫林有望成为有史以来第一款可有效改善肿瘤恶病质的药物。Ⅰ 期临床研究表明，阿拉莫林具有口服后吸收迅速（Tmax 0.5～1.75 h）、血浆半衰期较长（6～7 h）的特点[76]。Ⅱ 期临床研究中，阿拉莫林在许多实体肿瘤（肺癌、乳腺癌、结肠癌、泌尿生殖系统、食管癌、胰腺癌、成神经管细胞癌和直肠癌等）和血液系统肿瘤中显示出良好安全性和有效性：50 mg/d 能显著增加治疗组体重（$P = 0.0057$）和瘦体重（$P = 0.0006$）[77]；50 mg/d 或 100 mg/d 可改善Ⅲ B/Ⅳ 期非小细胞肺癌（NSCLC）恶病质患者的体重、瘦体重；100 mg/d 显著改善了患者的一般状态，提示其对食欲和体重的影响可转化为功能的改善[78]。两项Ⅲ 期 ROMANA 1（484 例患者）和 ROMANA 2（495 例患者）研究[79]都显示阿拉莫林（100 mg/d 共 12 周）可显著增加晚期（NSCLC）患者的瘦体重，但未观察到握力改善。常见不良反应是高血糖，发生率小于 1%。2017 年 8 月，*Annals of Oncology* 发表了阿拉莫林用于晚期 NSCLC 的 ROMANA 3 扩展研究结果[80]，显示患者在 12～24 周继续服用阿拉莫林（100 mg/d×12 周）ROMANA 3 试验期间，对阿拉莫林耐受性较好，在 0～24 周整个治疗期间，阿拉莫林可增加体重和改善症状负担。在日本开展的两项临床研究显示，口服阿拉莫林 12 周晚期 NSCLC 恶病质患者瘦体重增加 1.56 kg，从第 3 周开始显示出明显差异[81]；63.3% 晚期胃肠道肿瘤恶病质患者瘦体重保持或增加[82]。基于以上结果，日本于 2020 年 12 月批准阿拉莫林用于晚期 NSCLC、胃癌、肠癌、胰腺癌恶病质患者。提示对于肿瘤恶病质患者，阿拉莫林是一种有价值的治疗选择。但在 2017 年该药未获得欧洲药物管理局的批准。

11.4.2　新型生长激素促分泌素受体 1a 激动剂

增加食物摄入的新疗法已处在研究中，Z-505 盐酸盐（Z-505）是新型的口服生长激素促分泌素受体 1a（GHSR-1a）激动剂。小鼠模型研究表明[83]，Z-505 可改善食欲，显著增加进食量，抑制体重、肌肉和脂肪的减少。提示 Z-505 可能通过激活下丘脑上 GHSR-1a，促进生长激素分泌，增加合成代谢因子水平（如胰岛素和 IGF-1），调节摄食行为和糖脂代谢，促进蛋白质合成代谢和能量存储，而有效治疗恶病质。胃切除术后血浆 ghrelin 显著下降，可能导致食欲不振和体重下降。在小鼠胃切除术模型中，于术后第 14 天开始给小鼠喂食 Z-505 100 mg/（kg·d）14 天，发现可以延缓小鼠术后的体重下降，下丘脑弓状核中 c-fos 阳性细胞的数量显著增加[84]。临床研究发现 Z-505 可刺激 GHSR1a 而改善顺铂和 5- 氟尿嘧啶（5-FU）引起的厌食症[85]。该药物值得期待。

11.4.3　黑皮质素 –4 受体拮抗剂

黑皮质素（MC）是阿片-促黑素细胞皮质素原（POMC）经过蛋白水解切割的产物，包括促肾上腺皮质激素（ACTH）、α- 黑色素细胞刺激素（α-MSH）、P-MSH 和 y-MSH。MC 肽特别是 α-MSH 有多种生物学功能。a-MSH 的生物学作用由黑皮质素受体（MC-R）介导。至今为止，已经识别了五种不同类型的 MC 受体亚型（MC-1R 至 MC-5R），这些亚型在不同的组织中表达。激活 MC-R 中的任一个都会刺激 cAMP 形成。MC-4R 主要在脑中表达，在能量动态平衡中起作用。有证据表明 MC-4R 信号传导对进食行为的介导十分重要。研究显示，激活 MC-4R 会导致体重下降，拮抗 MC-4R 会导致体重增加。

在生理条件下，黑皮质素系统是调节食物摄入和能量消耗的复杂网络的重要组成部分。在病理状态中，如恶病质，这两个功能控制被解除，导致食物摄入量减少，能量消耗增加。刺鼠相关蛋白（Agouti-related protein，AgRP），内源性黑皮质素 -4 受体（MC-4R）拮抗剂，被发现可以增加食物摄入量和减少能量消耗，这使得阻断 MC-4R 成为治疗恶病质的一种有吸引力的治疗模式。BL-6020/979 是一种口服的、选择性的、强效的 MC-4R 拮抗剂，它可增加健康野生型小鼠的食物摄入量，减少能量消耗（在 MC-4R 缺陷小鼠中未观察到该作用），还改善了 C26 小鼠腺癌模型的恶病质症状，显示出令人鼓舞的临床前疗效和安全性[86]。

11.4.4　雄激素及选择性雄激素受体调节剂

肿瘤恶病质患者体重下降的关键之一是代谢紊乱，其中蛋白质分解增加和合成减少、肌肉消耗是一个重要的病理过程。在晚期肿瘤患者中，经常观察到游离睾酮水平下降[87]。雄激素可促进蛋白质的合成，其可能用于改善恶病质患者肌肉量的减少。如苯丙酸诺龙获批用于晚期乳腺癌内分泌治疗、伴蛋白质分解消耗的疾病。有研究观察到，NSCLC 患者化疗期间每周补充苯丙酸诺龙 200 mg 可延缓体重下降、延长生存时间[88]。一项 II 期 RCT 发现标准治疗联合睾酮（每周 100 mg 共 7 周）可明显增加瘦体重、维持更好的生命质量[89]。一项纳入 475 例肿瘤恶病质患者的 RCT 显示，氟甲睾酮（20 mg/d）刺激食欲的作用不如醋酸甲地孕酮（800 mg/d）和地塞米松（3 mg/d），而三种药物因毒性引起的停药率相似[29]。雄激素制剂尚未被推荐用于治疗肿瘤恶病质。

选择性雄激素受体调节剂（selective androgen receptor modulator，SARMs）因对恶病质的治疗作用受到关注。SARMs 是一类小分子非甾体类药物，可选择性地激活骨骼肌雄激素受体，从而可能避免雄激素的不良反应。动物模型证实 SARM-2f 可增加去势雄性大鼠的体重和瘦体重，恢复恶病质小鼠体重、瘦体重和进食量[90]。选择性雄激素受体调节剂依诺沙姆（Enobosarm），与雄激素受体结合，诱导雄激素受体发生构象变化，选择性地改变受体与辅激活剂和辅阻遏蛋白的相互作用，改变受体调节基因表达的能力。II 期 RCT 显示 Enobosarm 1 mg、3 mg 组患者瘦体重均显著增加（分别增加 1.5 kg 和 1.0 kg），安慰剂组瘦体重无明显变化（增加 0.02 kg）[91]。但它在 III 期试验中没有得到一致的结果[92-94]。

11.4.5 靶向促炎细胞因子

11.4.5.1 靶向白细胞介素 IL-1 促进肿瘤生长和恶病质发展。MABp1 是人 IL-1 α 的 IgG1 单克隆抗体。I 期剂量爬坡的研究[95]显示 MABp1 耐受性良好，未观察到剂量限制性毒性。其中 30 例患者在 8 周治疗期间瘦体重平均增加 1.02 kg。随后的 III 期 RCT 显示[96]，333 例晚期大肠癌患者随机接受静脉输液 MABp1（7.5 mg/Kg）或安慰剂，MABp1 组患者血清 IL-6 水平显著降低，临床反应率（定义为瘦体重稳定或增加，同时疼痛、疲劳或厌食三种症状中至少两种保持稳定或改善）MABp1 组为 33%，安慰剂组为 19%（$P = 0.0045$）。一项 MABp1 和醋酸甲地孕酮相比较的 III 期临床研究，因未达预期目标而提前终止[97]。目前靶向 IL-1 的治疗未达预期效果。

临床前动物研究显示抑制 IL-6 可阻止恶病质的发展。Clazakizumab（ALD518）是一种人源化的抗 IL-6 抗体，在 NSCLC 的 II 期临床研究中，观察到其可防止瘦体重下降、改善肺部症状及疲劳[98-99]。有必要进一步研究靶向 Il-6 改善恶病质的可行性。

11.4.5.2 靶向肿瘤坏死因子 肿瘤坏死因子（TNF）在肿瘤恶病质的发展中起作用。沙利度胺、褪黑素以及 EPA 等均被认为有拮抗 TNF 的作用，但临床研究未发现这些药物对治疗恶病质有显著疗效。依那西普（Etanercept）是可溶性抗肿瘤坏死因子融合蛋白，英夫利西单抗（Infliximab）为特异性靶向 TNF 的单克隆抗体，分别获批用于治疗强直性脊柱炎、克罗恩病等自身免疫性疾病。现有研究均未发现其治疗恶病质有效[100-102]。

11.4.6　靶向其他代谢途径

其他代谢途径的药物也备受关注。如福莫特罗，一种 β2 受体激动剂，临床前研究表明，该药物可逆转肿瘤相关的肌肉消耗[103-104]。福莫特罗联合可溶性肌生成抑制素受体 ActRⅡB 可改善荷瘤大鼠的肌肉消耗[105]。Ⅱa 期临床研究显示福莫特罗联合孕激素类对肿瘤恶病质有益，7 例中有 6 例患者的肌肉量和肌肉强度有改善，3 例患者的日常体力活动有改善[106]。期待更多的数据证明其对肿瘤恶病质的价值。

11.5　中医中药

中医认为晚期肿瘤恶病质状态下，诸多因素导致机体阴虚、血瘀，而阴虚与血瘀常互相促进，互为因果，形成恶性循环，随着病情进展，阴虚、血瘀证越明显，肿瘤恶病质也进一步加重，最终形成阴虚血瘀证并见[107]。目前有一些中药制剂可以用来治疗肿瘤恶病质，如枳朴六君子汤。李建强[108]采用加味枳朴六君子汤联合"三升袋"中西医结合对比单用西医治疗肿瘤恶病质患者 42 例，结果发现近 60% 患者营养状况、精神好转，饮食明显好转、体重增加，疗效满意。但中药制剂用于治疗肿瘤恶病质尚缺乏更多循证医学证据，其确切的疗效及机制有待进一步研究。

由 Dingemans 等[109]进行的回顾研究纳入了 12 项 Ⅱ 期临床试验，包括 11 种化合物。这些药物通过不同的途径对抗肿瘤恶病质：增加食欲、改善消化、减少全身炎症以及提高肌肉合成与降解的比率。有些药物已进入Ⅲ期临床试验阶段，但结果并不理想。

总之，肿瘤恶病质受多种影响因素，至今尚无法完全阐明其病理生理机制，从而有效减轻或逆转肿瘤恶病质。目前针对肿瘤恶病质的药物治疗主要包括，刺激食欲、抑制机体高炎症状态等方面，临床可供选择的药物不多，首选的药物是孕激素类，短期应用糖皮质激素、补充二十五碳烯酸、促胃肠动力药等可能带来一定益处。针对代谢异常的药物治疗尚有待进一步研发。

参考文献

［1］J Kurebayashi，S Yamamoto，T Otsuki，et al. Medroxyprogesterone acetate inhibits interleukin 6 secretion from KPL-4 human breast cancer cells both in vitro and in vivo：a possible mechanism of the anticachectic effect. Br J Cancer，1999，79（3-4）：631-636.

［2］Mantovani G，Macciò A，Bianchi A，et al. Megestrol acetate in neoplastic anorexia/cachexia：clinical evaluation and comparison with cytokine levels in patients with head and neck carcinoma treated with neoadjuvant chemotherapy. Int J Clin Lab Res，1995，25（3）：135-141.

［3］Mantovani G，Macciò A，Esu S，et al. Medroxyprogesterone acetate reduces the in vitro production of cytokines and serotonin involved in anorexia/cachexia and emesis by peripheral blood mononuclear cells of cancer patients. Eur J Cancer，1997，33（4）：602-607.

［4］Mantovani G，Macciò A，Massa E，et al. Managing cancer-related anorexia/ cachexia. Drugs，2001，61（4）：499-514.

［5］G Lelli，B Angelelli，M E Giambiasi，et al. The anabolic effect of high dose medroxyprogesterone acetate in oncology. Pharmacol Res Commun，1983，15（6）：561-568.

［6］Loprinzi CL，Ellison NM，Schaid DJ，et al. Controlled trial of megestrol acetate for the treatment of cancer anorexia and cachexia. J Natl Cancer Inst，1990，82（13）：1127-1132.

［7］Ruiz-García V，López-Briz E，Carbonell-Sanchis R，et al. Megestrol acetate for cachexia-anorexia syndrome. A systematic review. J Cachexia Sarcopenia Muscle，2018，9（3）：444-452.

［8］Loprinzi CL，Michalak JC，Schaid DJ，et al. Phase Ⅲ evaluation of four doses of megestrol acetate as therapy for patients with cancer anorexia and/or cachexia. Clin Oncol，1993，11（4）：762-767.

［9］Vadell C，Seguí MA，Giménez-Arnau JM，et al. Anticachectic efficacy of megestrol acetate at different doses and versus placebo in patients with neoplastic cachexia. Am J Clin Oncol，1998，21（4）：347-351.

［10］Gebbia V，Testa A，Gebbia N. Prospective randomised trial of two dose levels of megestrol acetate in the management of anorexia-cachexia syndrome in patients with metastatic cancer. Br J Cancer，1996，73（12）：1576-1580.

［11］Currow DC，Glare P，Louw S，et al. A randomised，double blind，placebo-controlled trial of megestrol acetate or dexamethasone in treating symptomatic anorexia in people with advanced cancer. Sci Rep，2021，11（1）：2421.

［12］Yavuzsen T，Davis MP，Walsh D，et al. Systematic review of the treatment of cancer-associated anorexia and weight loss. J Clin Oncol，2005，23（33）：8500-8511.

［13］TOMíSKA M，TOMISKOVá M，SALAJKA F，et al. Palliative treatment of cancer anorexia with oral suspension of megestrol acetate. Neoplasma，2003，50（3）：227-233.

［14］Mantovani G，Macciò A，Madeddu C，et al. Randomized phase Ⅲ clinical trial of five different arms of treatment in 332 patients with cancer cachexia. Oncologist，2010，15（2）：200-211.

［15］Busquets S，Serpe R，Sirisi S，et al. Megestrol acetate：its impact on muscle protein metabolism supports its use in cancer cachexia. Clin Nutr，2010，29（6）：733-737.

［16］Loprinzi CL，Schaid DJ，Dose AM，et al. Body-composition changes in patients who gain weight while receiving megestrol acetate. J Clin Oncol，1993，11（1）：152-154.

［17］Leśniak W，Bała M，Jaeschke R，et al. Effects of megestrol acetate in patients with cancer anorexia-cachexia syndrome—a systematic review and meta-analysis. Pol Arch Med Wewn，2008，118：636-644.

［18］Madeddu C，Macciò A，Panzone F，et al. Medroxyprogesterone acetate in the management of cancer cachexia. Expert Opin Pharmacother，2009，10（8）：1359-1366.

［19］Sadeghi M，Keshavarz-Fathi M，Baracos V，et al. Cancer cachexia：Diagnosis，assessment，and treatment. Crit Rev Oncol Hematol，2018，127：91-104.

［20］Dev R，Del Fabbro E，Bruera E. Association between megestrol acetate treatment and symptomatic adrenal insufficiency with hypogonadism in male patients with cancer. Cancer，2007，110（6）：1173-1177.

［21］Suzuki H，Asakawa A，Amitani H，et al. Cancer cachexia—pathophysiology and management. J Gastroenterol，2013，48（5）：574-594.

［22］Simons JP，Schols AM，Hoefnagels JM，et al. Effects of medroxyprogesterone acetate on food intake，body composition，and resting energy expenditure in patients with advanced，nonhormone-sensitive cancer：a randomized，placebo-controlled trial. Cancer，1998，82（3）：553-560.

［23］Moertel CG，Schutt AJ，Reitemeier RJ，et al. Corticosteroid therapy of preterminal gastrointestinal cancer. Cancer，1974，33（6）：1607-1609.

［24］Bruera E，Roca E，Cedaro L，et al. Action of oral methylprednisolone in terminal cancer patients：a prospective randomized double-blind study. Cancer Treat Rep，1985，69（7-8）：751-754.

［25］T Popiela，R Lucchi，F Giongo，et al. Methylprednisolone as palliative therapy for female terminal cancer patients. The Methylprednisolone Female Preterminal Cancer Study Group. Eur J Cancer Clin Oncol, 1989, 25（12）: 1823-1829.

[26] G R Della Cuna, A Pellegrini, M Piazzi, et al. Effect of methylprednisolone sodium succinate on quality of life in preterminal cancer patients: a placebo-controlled, multicenter study. The Methylprednisolone Preterminal Cancer Study Group. Eur J Cancer Clin Oncol, 1989, 25（12）: 1817-1821.

[27] Willox JC, Corr J, Shaw J, et al. Prednisolone as an appetite stimulant in patients with cancer. Br Med J（Clin Res Ed）, 1984, 288（6410）: 27.

[28] Loprinzi CL, Kugler JW, Sloan JA, et al. Randomized comparison of megestrol acetate versus dexamethasone versus fluoxymesterone for the treatment of cancer anorexia/cachexia. J Clin Oncol, 1999, 17（10）: 3299-3306.

[29] Yennurajalingam S, Williams JL, Chisholm G, et al. Effects of dexamethasone and placebo on symptom clusters in advanced cancer patients: a preliminary report. Oncologist, 2016, 21（3）: 384-390.

[30] Miller S, McNutt L, McCann MA, et al. Use of corticosteroids for anorexia in palliative medicine: a systematic review. J Palliat Med, 2014, 17（4）: 482-485.

[31] Okamoto H, Shono K, Nozaki-Taguchi N. Low-dose of olanzapine has ameliorating effects on cancer-related anorexia. Cancer Manag Res, 2019, 11: 2233-2239.

[32] Navari RM, Brenner MC. Treatment of cancer-related anorexia with olanzapine and megestrol acetate: a randomized trial. Support Care Cancer, 2010, 18（8）: 951-956.

[33] McGlory C, Calder PC, Nunes EA. The influence of omega-3 fatty acids on skeletal muscle protein turnover in health, disuse, and disease. Front Nutr, 2019, 6: 144.

[34] Pappalardo G, Almeida A, Ravasco P. Eicosapentaenoic acid in cancer improves body composition and modulates metabolism. Nutrition, 2015, 31（4）: 549-555.

[35] Faber J, Berkhout M, Vos AP, et al. Supplementation with a fish oil-enriched, high-protein medical food leads to rapid incorporation of EPA into white blood cells and modulates immune responses within one week in healthy men and women. J Nutr, 2011, 141（5）: 964-970.

[36] Faber J, Berkhout M, Fiedler U, et al. Rapid EPA and DHA incorporation and reduced PGE2 levels after one week intervention with a medical food in cancer patients receiving radiotherapy, a randomized trial. Clin Nutr, 2013,

32（3）：338-345.

[37] Solís-Martínez O, Plasa-Carvalho V, Phillips-Sixtos G, et al. Effect of eicosapentaenoic acid on body composition and inflammation markers in patients with head and neck squamous cell cancer from a public hospital in Mexico. Nutr Cancer, 2018, 70（4）：663-670.

[38] Lavriv DS, Neves PM, Ravasco P. Should omega-3 fatty acids be used for adjuvant treatment of cancer cachexia? Clin Nutr ESPEN, 2018, 25：18-25.

[39] Bruera E, Strasser F, Palmer JL, et al. Effect of fish oil on appetite and other symptoms in patients with advanced cancer and anorexia/cachexia：a double-blind, placebo-controlled study. J Clin Oncol, 2003, 21（1）：129-134.

[40] Fearon KC, Von Meyenfeldt MF, Moses AG, et al. Effect of a protein and energy dense N-3 fatty acid enriched oral supplement on loss of weight and lean tissue in cancer cachexia：a randomized double blind trial. Gut, 2003, 52：1479-1486.

[41] van der Meij BS, Langius JA, Spreeuwenberg MD, et al. Oral nutritional supplements containing N-3 polyunsaturated fatty acids affect quality of life and functional status in lung cancer patients during multimodality treatment：an RCT. Eur J Clin Nutr, 2012, 66：399-404.

[42] Murphy RA, Mourtzakis M, Chu QS, et al. Nutritional intervention with fish oil provides a benefit over standard of care for weight and skeletal muscle mass in patients with nonsmall cell lung cancer receiving chemotherapy. Cancer, 2011, 117（8）：1775-1782.

[43] Trabal J, Leyes P, Forga M, et al. Potential usefulness of an EPA-enriched nutritional supplement on chemotherapy tolerability in cancer patients without overt malnutrition. Nutr Hosp, 2010, 25：736-740.

[44] Sánchez-Lara K, Turcott JG, Juárez-Hernández E, et al. Effects of an oral nutritional supplement containing eicosapentaenoic acid on nutritional and clinical outcomes in patients with advanced non-small cell lung cancer：randomised trial. Clin Nutr, 2014, 33（6）：1017-1023.

[45] Kenneth C H Fearon, Matthew D Barber, Alastair G Moses, et al. Double-blind, placebo-controlled, randomized study of eicosapentaenoic acid diester in patients with cancer cachexia. J Clin Oncol, 2006, 24（21）：3401-3407.

[46] Shatzel JJ, Olson SR, Tao DL, et al. Ibrutinib-associated bleeding：pathogenesis, management and risk reduction strategies. J Thromb Haemost, 2017, 15（5）：835-847.

[47] Bruera ED, MacEachern TJ, Spachynski KA, et al. Comparison of the efficacy, safety, and pharmacokinetics of controlled release and immediate release

metoclopramide for the management of chronic nausea in patients with advanced cancer. Cancer, 1994, 74（12）: 3204-3211.

［48］Bruera E, Belzile M, Neumann C, et al. A double blind crossover study of controlled-release metoclopramide and placebo for the chronic nausea and dyspepsia of advanced cancer. J Pain Symptom Manage, 2000, 19（6）: 427-435.

［49］NCCN clinical practice Guidelines in oncology. antiemesis. https://www.nccn. org/professionals/physician_gls/pdf/antiemesis.pdf

［50］Wang J, Wang Y, Tong M, et al. Medical Cannabinoids for Cancer Cachexia: A Systematic Review and Meta-Analysis. Biomed Res Int, 2019: 2864384.

［51］Jatoi A, Windschitl HE, Loprinzi CL, et al. Dronabinol versus megestrol acetate versus combination therapy for cancer-associated anorexia: a North Central Cancer Treatment Group study. J Clin Oncol, 2002, 20（2）: 567-573.

［52］Lissoni P, Paolorossi F, Tancini G, et al. Is there a role for melatonin in the treatment of neoplastic cachexia? Eur J Cancer. 1996, 32A（8）: 1340-1343.

［53］Del Fabbro E, Dev R, Hui D, et al. Effects of melatonin on appetite and other symptoms in patients with advanced cancer and cachexia: a double-blind placebo-controlled trial. J Clin Oncol, 2013, 31（10）: 1271-1276.

［54］Lai V, George J, Richey L, et al. Results of a pilot study of the effects of celecoxib on cancer cachexia in patients with cancer of the head, neck, and gastrointestinal tract. Head Neck, 2008, 30（1）: 67-74.

［55］Reid J, Hughes CM, Murray LJ, et al. Non-steroidal anti-inflammatory drugs for the treatment of cancer cachexia: a systematic review. Palliat Med, 2013, 27（4）: 295-303.

［56］McMillan DC, Wigmore SJ, Fearon KC, et al. A prospective randomized study of megestrol acetate and ibuprofen in gastrointestinal cancer patients with weight loss. Br J Cancer, 1999, 79（3-4）: 495-500.

［57］Kouchaki B, Janbabai G, Alipour A, et al. Randomized double-blind clinical trial of combined treatment with megestrol acetate plus celecoxibversus megestrol acetate alone in cachexia-anorexia syndrome induced by GI cancers. Support Care Cancer, 2018, 26（7）: 2479-2489.

［58］Kedar I, Mermershtain W, Ivgi H. Thalidomide reduces serum C-reactive protein and interleukin-6 and induces response to IL-2 in a fraction of metastatic renal cell cancer patients who failed IL-2-based therapy. Int J Cancer, 2004, 110（2）: 260-265.

［59］Gordon JN, Trebble TM, Ellis RD, et al. Thalidomide in the treatment of cancer cachexia: a randomised placebo controlled trial. Gut, 2005, 54（4）:

540-545.

[60] Wen HS，Li X，Cao YZ，et al. Clinical studies on the treatment of cancer cachexia with megestrol acetate plus thalidomide. Chemotherapy，2012，58（6）：461-467.

[61] 吴丹，李苏宜. 左卡尼汀干预癌性恶液质能量代谢. 肿瘤代谢与营养电子杂志，2016，3（1）：58-62.

[62] Silvério R，Laviano A，Rossi Fanelli F，et al. L-carnitine and cancer cachexia：Clinical and experimental aspects. J Cachexia Sarcopenia Muscle，2011，2（1）：37-44.

[63] Esfahani M，Sahafi S，Derakhshandeh A，et al. The anti-wasting effects of L-carnitine supplementation on cancer：experimental data and clinical studies. Asia Pac J Clin Nutr，2018，27（3）：503-511.

[64] Kraft M，Kraft K，Gärtner S，et al. L-Carnitine-supplementation in advanced pancreatic cancer（CARPAN）—a randomized multicentre trial. Nutr J，2012，11：52.

[65] Kanat O，Cubukcu E，Avci N，et al. Comparison of three different treatment modalities in the management of cancer cachexia. Tumori，2013，99（2）：229-233.

[66] Nakazato M，Murakami N，Date Y，et al. A role for ghrelin in the central regulation of feeding. Nature，2001，409（6817），194-198.

[67] Hatanaka M，Konishi M，Ishida J，et al. Novel mechanism of ghrelin therapy for cachexia. J Cachexia Sarcopenia Muscle，2015，6（4）：393.

[68] Delporte C. Structure and physiological actions of ghrelin. Scientifica（Cairo）2013，2013：518909.

[69] Takaya K，Ariyasu H，Kanamoto N，et al. Ghrelin strongly stimulates growth hormone release in humans. J Clin Endocrinol Metab，2000，85（12），4908-4911.

[70] Kojima M，Hosoda H，Date Y，et al. Ghrelin is a growth-hormone-releasing acylated peptide from stomach. Nature，1999，402（6762）：656-660.

[71] Akazimu T，Kangawa K. Ghrelin for cachexia. J Cachexia Sarcopenia Muscle，2010，1（2）：169-176.

[72] Tsubouchi H，Yanagi S，Miura A，et al. Ghrelin relieves cancercachexia associated with the development of lung adenocarcinomain mice. Eur J Pharmacol，2014，743：1-10.

[73] DeBoer MD，Zhu XX，Levasseur P，et al. Ghrelin treatment causes increased food intake and retention of lean body mass in a rat model of cancer cachexia. Endocrinology，2007，148（6）：3004-3012.

[74] Lundholm K，Gunnebo L，Körner U，et al. Effects by daily long term

provision of ghrelin to unselected weight-losing cancer patients: a randomized double-blind study. Cancer, 2010, 116（8）: 2044-2052.

［75］Mansson JV, Alves FD, Biolo A, et al. Use of ghrelin in cachexia syndrome: A systematic review of clinical trials. Nutr Rev, 2016, 74（11）: 659-669.

［76］Leese PT, Trang JM, Blum RA,, et al. An open-label clinical trial of the effects of age and gender on the pharmacodynamics, pharmacokinetics and safety of the ghrelin receptor agonist anamorelin. Clin Pharmacol Drug Dev, 2015, 4（2）: 112-120.

［77］Garcia JM, Boccia RV, Graham CD, et al. Anamorelin for patients with cancer cachexia: an integrated analysis of two Phase Ⅱ, randomised, placebo-controlled, double-blind trials. Lancet Oncol, 2015, 16（1）, 108-116.

［78］Takayama K, Katakami N, Yokoyama T, et al. Anamorelin（ONO-7643）in Japanese patients with non-small cell lung cancer and cachexia: results of a randomized Phase Ⅱ trial. Support. Care Cancer, 2016, 24（8）: 3495-3505.

［79］Temel JS, Abernethy AP, Currow DC, et al. Anamorelin in patients with non-small-cell lung cancer and cachexia（ROMANA 1 and ROMANA 2）: results from two randomised, double-blind, phase 3 trials. Lancet Oncol, 2016, 17（4）: 519-531.

［80］Currow D, Temel JS, Abernethy A, et al. ROMANA 3: a phase 3 safety extension study of anamorelin in advanced non-small-cell lung cancer（NSCLC）patients with cachexia. Ann Oncol, 2017, 28（8）: 1949-1956.

［81］Katakami N, Uchino J, Yokoyama T, et al. Anamorelin（ONO-7643）for the treatment of patients with non-small cell lung cancer and cachexia: Results from a randomized, double-blind, placebo-controlled, multicenter study of Japanese patients（ONO-7643-04）. Cancer, 2018, 124（3）: 606-616.

［82］Hamauchi S, Furuse J, Takano T, et al. A multicenter, open-label, single-arm study of anamorelin（ONO-7643）in advanced gastrointestinal cancer patients with cancer cachexia. Cancer, 2019, 125（23）: 4294-4302.

［83］Yoshimura M, Shiomi Y, Ohira Y, et al. Z-505 hydrochloride, an orally active ghrelin agonist, attenuates the progression of cancer cachexia via anabolic hormones in Colon 26 tumor-bearing mice. Eur J Pharmacol, 2017, 811: 30-37.

［84］Shiomi Y, Yoshimura M, Hori Y, et al. Z-505, an oral ghrelin receptor agonist, attenuates anorexia after total gastrectomy in rats. J Surg Res, 2020, 246: 527-534.

［85］Shiomi Y, Ohira Y, Yoshimura M, et al. Z-505 hydrochloride ameliorates chemotherapy-induced anorexia in rodents via activation of the ghrelin receptor, GHSR1a. Eur J Pharmacol, 2018, 818: 148-157.

[86] Dallmann R, Weyermann P, Anklin C, et al. The orally active melanocortin-4 receptor antagonist BL-6020/979: a promising candidate for the treatment of cancer cachexia. J Cachexia Sarcopenia Muscle, 2011, 2 (3): 163-174.

[87] Burney BO, Hayes TG, Smiechowska J, et al. Low testosterone levels and increased inflammatory markers in patients with cancer and relationship with cachexia. J Clin Endocrinol Metab, 2012, 97: E700e9.

[88] Chlebowski RT, Herrold J, Ali I, et al. Influence of nandrolone decanoate on weight loss in advanced non-small cell lung cancer. Cancer, 1986, 58 (1): 183-186.

[89] Wright TJ, Dillon EL, Durham WJ, et al. A randomized trial of adjunct testosterone for cancer-related muscle loss in men and women. J Cachexia Sarcopenia Muscle, 2018, 9 (3): 482-496.

[90] Morimoto M, Aikawa K, Hara T, et al. Prevention of body weight loss and sarcopenia by a novel selective androgen receptor modulator in cancer cachexia models. Oncol Lett, 2017, 14 (6): 8066-8071.

[91] Dobs AS, Boccia RV, Croot CC, et al. Effects of enobosarm on muscle wasting and physical function in patients with cancer: a double-blind, randomised controlled phase 2 trial. Lancet Oncol, 2013, 14: 335-345.

[92] Crawford J, Prado CM, Johnston MA, et al. Study design and rationale for the Phase 3 clinical development program of enobosarm, a selective androgen receptor modulator, for the Prevention and Treatment of Muscle Wasting in Cancer Patients (POWER trials). Curr Oncol Rep, 2016, 18 (6): 37. 62.

[93] Stewart Coats AJ, Ho GF, Prabhash K, et al. Espindolol for the treatment and prevention of cachexia in patients with stage iii/iv non-small cell lung cancer or colorectal cancer: A randomized, double-blind, placebo-controlled, international multicentre phase ii study (the act-one trial). J Cachexia Sarcopenia Muscle, 2016, 7: 355-365.

[94] Molfino A, Amabile MI, Rossi Fanelli F, et al. Novel therapeutic options for cachexia and sarcopenia. Expert Opin Biol Ther, 2016, 16: 1239-1244.

[95] Hong DS, Hui D, Bruera E, et al. MABp1, a first-in-class true human antibody targeting interleukin-1 α in refractory cancers: an open-label, phase 1 dose-escalation and expansion study. Lancet Oncol, 2014, 15 (6): 656-666.

[96] Hickish T, Andre T, Wyrwicz L, et al. MABp1 as a novel antibody treatment

for advanced colorectal cancer: a randomised, doubleblind, placebo-controlled, phase 3 study. Lancet Oncol, 2017, 18 (2): 192-201.

[97] U.S. National Library of Medicine. ClinicalTrials.gov: a Phase Ⅲ study of Xilonix in PATIENTS With Advanced Colorectal Cancer (XCITE). Available from: https://clinicaltrials.gov/ct2/show/NCT01767857. Accessed August 25, 2019.

[98] Rigas JR, Schuster M, Orlov SV, et al. Efect of ALD518, a humanized anti-IL-6 antibody, on lean body mass loss and symptoms in patients with advanced non-small cell lung cancer (NSCLC): results of a phase Ⅱ randomized, double-blind safety and efficacy trial. J Clin Oncol, 2010, 28 (Suppl 15): 7622.

[99] Schuster M, Rigas JR, Orlov SV, et al. ALD518, a humanized anti-IL-6 antibody, treats anemia in patients with advanced non-small cell lung cancer (NSCLC): Results of a phase Ⅱ, randomized, double-blind, placebo-controlled trial. J Clin Oncol, 2010, 28 (Suppl 15), 7631.

[100] Jatoi A1, Dakhil SR, Nguyen PL, et al. A placebo-controlled double blind trial of etanercept for the cancer anorexia/weight loss syndrome: results from N00C1 from the North Central Cancer Treatment Group. Cancer, 2007, 110 (6): 1396-1403.

[101] Jatoi A, Ritter HL, Dueck A, et al. A placebo-controlled, double-blind trial of infliximab for cancer-associated weight loss in elderly and/or poor performance non-small cell lung cancer patients (N01C9). Lung Cancer, 2010, 68 (2): 234-239.

[102] Wiedenmann B, Malfertheiner P, Friess H, et al. A multicenter, phase Ⅱ study of infliximab plus gemcitabine in pancreatic cancer cachexia. J Support Oncol, 2008, 6 (1): 18-25.

[103] Toledo M, Springer J, Busquets S, et al. Formoterol in the treatment of experimental cancer cachexia: effects on heart function. J Cachexia Sarcopenia Muscle, 2014, 5: 315-320.

[104] Busquets S, Figueras MT, Fuster G, et al. Anticachectic effects of formoterol: a drug for potential treatment of muscle wasting. Cancer Res, 2004, 64: 6725-6731.

[105] Toledo M, Busquets S, Penna F, et al. Complete reversal of muscle wasting in experimental cancer cachexia: Additive effects of activin type Ⅱ receptor inhibition and β-2 agonist. Int J Cancer, 2016, 138: 2021-2029.

[106] Greig CA, Johns N, Gray C, et al. Phase Ⅰ/Ⅱ trial of formoterol fumarate combined with megestrol acetate in cachectic patients with advanced

malignancy. Support Care Cancer，2014，22：1269-1275.

［107］周竞峥，刘勇，付玲.罗玲从阴虚血瘀辨治晚期恶性肿瘤经验举隅.山西中医，2016，32（4）：4-6.

［108］李建强.加味枳朴六君子汤合并"三升袋"治疗肿瘤恶病质42例疗效观察.内蒙古中医药，2014，33（32）：36-37.

［109］Dingemans AM，de Vos-Geelen J，Langen R，et al. Phase Ⅱ drugs that are currently in development for the treatment of cachexia. Expert Opin Investig Drugs，2014，23：1655-1669.

肿瘤恶病质的预防

　　肿瘤是导致恶病质最常见的病因之一。肿瘤类型、临床分期、合并症、系统性炎症、食物摄入减少，以及对于抗肿瘤治疗的反应均会影响患者恶病质的发生和进展，恶病质甚至在肿瘤早期就会出现，且贯穿疾病全程。

　　目前认为，肿瘤恶病质是由肿瘤因素、机体因素及肿瘤和机体的相互作用导致机体厌食，糖类、蛋白质、脂质代谢紊乱引起的代谢综合征[1]。骨骼肌丢失是恶病质的核心表现，表现为骨骼肌蛋白质分解增加和合成减少，蛋白质转换率升高，低蛋白血症，机体呈负氮平衡。骨骼肌的丢失与患者病死率增加显著相关[2]。脂质代谢改变主要表现为脂肪动员增加，合成减少，脂肪转换率增加、高甘油三酯血症。脂肪分解和脂肪酸氧化增加导致体脂储存减少，体重下降。研究显示肿瘤及多种促炎细胞因子能够诱导脂质溶解和脂肪酸氧化应激。在肿瘤的发生过程中，慢性炎症起着重要作用，肿瘤细胞的生长、逃避凋亡、新生血管形成及转移都可能依赖于促炎细胞因子。与肿瘤恶病质发生有关的促炎细胞因子主要有 TNFα、IL-1、IL-6。

肿瘤恶病质的三级预防

　　恶病质需要积极预防，对恶病质的早期发现和早期干预是预防其恶化最关键的手段，越早发现、越早干预，治疗效果越好。一级预防在于尽可能避免和消除可能引起恶病质的危险因素；二级预防即临床前预防，是对肿瘤患者营养风险和（或）营养不良早筛早治；三级预防即临床预防，就是如何治疗恶病质。

一级预防

一级预防旨在针对恶病质的病因预防，包括积极治疗肿瘤原发病、尽可能避免或消除潜在的可导致恶病质的危险因素，给予营养教育和膳食指导、有效维持患者的营养状况。

肿瘤恶病质一级预防的内容包括：①肿瘤患者一经诊断，需要全面评估病情（包括部位、病理类型、分期、分型、基因特征等），结合患者基础疾病、体力状态等，为患者制订合适的治疗方案，包括手术、局部治疗、放化疗、靶向及免疫治疗等，最大限度地实现根治性或姑息性治疗。治疗恶病质的最好方法是治愈肿瘤，治愈肿瘤在临床上可以完全逆转恶病质的进程。②在治疗过程中，预防并治疗肿瘤相关和治疗相关并发症。③治疗影响营养的相关症状。④初诊时和定期接受营养风险筛查和营养不良评估，门诊患者可用 BMI 及营养不良筛查工具（MST）、住院患者可用营养风险筛查工具（如NRS 2002 等）进行营养风险筛查，NRS 2002 ＜ 3 分的患者住院期间每周筛查以及早发现营养风险。⑤由营养师或受专业训练的医务人员为患者提供营养教育和膳食指导，并密切随访患者的营养状况，以保证能量和蛋白质摄入量，降低发生恶病质的风险。研究显示，与传统饮食相比，营养教育和膳食指导可以帮助患者树立正确的营养观念、纠正患者不良饮食习惯、改善患者的营养状态（增加营养素摄入、维持体重）和生命质量、减少治疗相关不良反应、避免治疗中断，甚至有生存获益[3]。对于中国患者，要特别注意加强营养教育，避免盲目忌口、使用偏方、保健品等不正确的营养习惯。将规范的营养教育和膳食指导从医院延伸到家庭、社区，从患者延伸到家庭成员、社区群体十分必要；重视居家患者的营养状况，对预防营养不良的发生有积极作用。肿瘤患者全程接受营养教育和膳食指导对预防恶病质有积极意义。⑥至少每 1 ～ 2 周测量一次体重，BMI 尽力维持在 18.5 ～ 23.9 kg/m²；⑦避免久坐、进行适当运动锻炼也是肿瘤患者恶病质预防的重要组成部分。肿瘤患者低运动量、不运动和接受抗肿瘤治疗，都会严重影响患者的肌肉量[4]。在疾病早期，尚未出现肌肉萎缩的肿瘤患者，运动锻炼是一种有效的预防恶病质的手段。对许多出现生理和（或）病理性肌肉萎缩的肿瘤患者，运动锻炼也是治疗的核心。运动锻炼可以增加瘦体重、肌肉力量、心血管健康、减轻炎症反应和乏力症状。抗阻力运动能够刺激蛋白质合成，增加肌纤维横断面面积，刺激肌纤维和线粒体蛋白合成[5]。Markofski 等的研究显示，健康老年人补充必需氨基酸（EAA）＋有氧运动 6 个月后增加了腿部肌肉力量[6]。

二级预防

二级预防即临床前预防，是对肿瘤患者营养风险和（或）营养不良早诊早治。对确诊为恶性肿瘤的患者，应积极开展营养风险筛查和评估。及早发现及治疗营养风险和（或）营养不良、维持进食量、体重或瘦体重是肿瘤恶病质二级预防的关键。

BMI 及 MST 等简易工具适用于门诊患者的筛查评估。对于 NRS 2002 < 3 分未发现营养风险的住院患者，住院期间每周重复筛查以及时发现营养风险。对于 NRS 2002 ≥ 3 分患者，应进一步进行营养评估和综合评估（包括病史、膳食史、肌肉量、肌肉功能、体力状态、体能评估等），以了解营养风险和（或）营养不良的原因及严重程度，制订个体化的营养治疗计划等。营养治疗包括营养教育和膳食指导、口服营养补充、管饲肠内营养以及肠外营养的综合应用[7]。比如，对接受放化疗的头颈部肿瘤及消化道肿瘤患者，肿瘤本身可能妨碍了正常经口进食和（或）口服营养补充，加之放化疗期间症状加重，放化疗期间的营养治疗更为重要。Bozzetti 等发现肠内营养可以改善食管癌患者放化疗期间的营养状况、减少并发症的发生[8]。

确诊存在营养风险和（或）营养不良的患者，及早、全程、规范的营养干预是有效改善患者一般状况、增加患者抗肿瘤治疗耐受性及疗效的关键一步，也是预防营养不良进一步恶化导致恶病质的有效措施[8-9]。应向患者宣教有意识地维持健康体重的重要性，这是恶病质预防的前提，督促患者做到至少每 2 周测量并记录一次体重，将 BMI 维持在 18.5 ～ 23.9 kg/m^2 之间。适量运动锻炼也应是肿瘤患者恶病质二级预防的重要组成部分。

三级预防

三级预防是针对已发生恶病质的患者，给予积极的治疗。针对不同的恶病质分期应采取不同的治疗方案，恶病质前期和恶病质期是比较有效的治疗窗，也是防止病情进一步恶化、避免并发症发生或加重的时期。

肿瘤恶病质的发生既与肿瘤进展有关，也与抗肿瘤治疗的不良反应等有关。根据恶病质的发病机制，目前主张在有效的抗肿瘤治疗基础上，采用多模式管理的方式，即针对恶病质的药物治疗、全程营养管理、症状管理、运动锻炼和心理支持等多种措施。目前针对恶病质的药物治疗主要着重于刺激食欲、促进机体合成代谢、抑制和（或）拮抗炎症细胞因子、减少骨骼肌、脂肪消耗等措施[9]。重视肿瘤患者营养风险筛查和评估，进行规范化的营养干预可以避免和（或）延缓营养不良的发生，尤其针对肌肉减少的预防和治疗，对预防肿瘤恶病质均有一定价值。较多研究显示增加营养素的摄入可以缓解恶病质进程。在保证营养摄入的前提下，运动锻炼能够降低心脑血管疾病、糖尿病、骨质疏松等疾病的死亡风险，降低第二原发肿瘤、肿瘤复发及转移的风险，延长肿瘤患者的生存时间。因此，运动锻炼在肿瘤患者恶病质的三级预防中也有积极作用。

总之，恶病质应预防为主、防治结合、更早干预和重视多模式管理。

参考文献

[1] Suzuki H，Asakawa A，Amitani H，et al. Cancer cachexia—pathophysiology and management. J Gastroenterol，2013，48（5）：574-594.

［2］Tsai S. Importance of lean body mass in the oncologic patient. Nutr Clin Pract，2012，27（5）：593-598.

［3］Ravasco P，Monteiro-Grillo I，Camilo M. Individualized nutrition intervention is of major benefit to colorectal cancer patients：long-term follow-up of a randomized controlled trial of nutritional therapy. Am J Clin Nutr，2012，96（6）：1346-1353.

［4］Ferriolli E，Skipworth RJ，Hendry P，et al. Physical activity monitoring：a responsive and meaningful patient-centered outcome for surgery，chemotherapy，or radiotherapy？J Pain Symptom Manage，2012，43（6）：1025-1035.

［5］Gould DW，Lahart I，Carmichael AR，et al. Cancer cachexia prevention via physical exercise：molecular mechanisms. J Cachexia Sarcopenia Muscle，2013，4（2）：111-124.

［6］Markofski MM，Jennings K，Timmerman KL，et al. Effect of Aerobic Exercise Training and Essential Amino Acid Supplementation for 24 Weeks on Physical Function，Body Composition，and Muscle Metabolism in Healthy，Independent Older Adults：A Randomized Clinical Trial. J Gerontol A Biol Sci Med Sci，2019，74（10）：1598-1604.

［7］CSCO 肿瘤营养治疗专家委员会. 恶性肿瘤患者的营养治疗专家共识. 临床肿瘤学杂志，2012，17（1）：59-73.

［8］Bozzetti F. Nutritional support in patients with oesophageal cancer. Support Care Cancer，2010，18（Suppl 2）：S41-50.

［9］Fearon K，Arends J，Baracos V. Understanding the mechanisms and treatment options in cancer cachexia. Nat Rev Clin Oncol，2013，10（2）：90-99.

附　录

附录1：90 项症状清单

　　以下列出了有些人可能会有的问题陈述，请仔细地阅读每一条，然后根据最近一周以内下述情况影响您的实际感觉，选择最符合的程度得分。其中，"没有"选1，"很轻"选2，"中等"选3，"偏重"选4，"严重"选5。

项目	没有	很轻	中等	偏重	严重
1. 头痛。	1	2	3	4	5
2. 神经过敏，心中不踏实。	1	2	3	4	5
3. 头脑中有不必要的想法或字句盘旋。	1	2	3	4	5
4. 头昏或昏倒。	1	2	3	4	5
5. 对异性的兴趣减退。	1	2	3	4	5
6. 对旁人责备求全。	1	2	3	4	5
7. 感到别人能控制您的思想。	1	2	3	4	5
8. 责怪别人制造麻烦。	1	2	3	4	5
9. 忘性大。	1	2	3	4	5
10. 担心自己的衣饰整齐及仪态的端正。	1	2	3	4	5
11. 容易烦恼和激动。	1	2	3	4	5
12. 胸痛。	1	2	3	4	5

项目	没有	很轻	中等	偏重	严重
13. 害怕空旷的场所或街道。	1	2	3	4	5
14. 感到自己的精力下降，活动减慢。	1	2	3	4	5
15. 想结束自己的生命。	1	2	3	4	5
16. 听到旁人听不到的声音。	1	2	3	4	5
17. 发抖。	1	2	3	4	5
18. 感到大多数人都不可信任。	1	2	3	4	5
19. 胃口不好。	1	2	3	4	5
20. 容易哭泣。	1	2	3	4	5
21. 同异性相处时感到害羞、不自在。	1	2	3	4	5
22. 感到受骗、中了圈套或有人想抓住您。	1	2	3	4	5
23. 无缘无故地突然感到害怕。	1	2	3	4	5
24. 自己不能控制地大发脾气。	1	2	3	4	5
25. 怕单独出门。	1	2	3	4	5
26. 经常责怪自己。	1	2	3	4	5
27. 腰痛。	1	2	3	4	5
28. 感到难以完成任务。	1	2	3	4	5
29. 感到孤独。	1	2	3	4	5
30. 感到苦闷。	1	2	3	4	5
31. 过分担忧。	1	2	3	4	5
32. 对事物不感兴趣。	1	2	3	4	5
33. 感到害怕。	1	2	3	4	5
34. 您的感情容易受到伤害。	1	2	3	4	5
35. 旁人能知道你的私下想法。	1	2	3	4	5
36. 感到别人不理解您、不同情您。	1	2	3	4	5
37. 感到人们对您不友好，不喜欢您。	1	2	3	4	5
38. 做事必须做得很慢以保证做得正确。	1	2	3	4	5
39. 心跳得很厉害。	1	2	3	4	5

项目	没有	很轻	中等	偏重	严重
40. 恶心或胃部不舒服。	1	2	3	4	5
41. 感到比不上他人。	1	2	3	4	5
42. 肌肉酸痛。	1	2	3	4	5
43. 感到有人在监视您，谈论您。	1	2	3	4	5
44. 难以入睡。	1	2	3	4	5
45. 做事必须反复检查。	1	2	3	4	5
46. 难以作出决定。	1	2	3	4	5
47. 怕乘电车、公共汽车、地铁或火车。	1	2	3	4	5
48. 呼吸有困难。	1	2	3	4	5
49. 一阵阵发冷或发热。	1	2	3	4	5
50. 因为感到害怕而避开某些东西、场合或活动。	1	2	3	4	5
51. 脑子变空了。	1	2	3	4	5
52. 身体发麻或刺痛。	1	2	3	4	5
53. 喉咙有梗塞感。	1	2	3	4	5
54. 感到前途没有希望。	1	2	3	4	5
55. 不能集中注意。	1	2	3	4	5
56. 感到身体的某一部分软弱无力。	1	2	3	4	5
57. 感到紧张或容易紧张。	1	2	3	4	5
58. 感到手或脚发重。	1	2	3	4	5
59. 想到死亡的事。	1	2	3	4	5
60. 吃得太多。	1	2	3	4	5
61. 当别人看着您或谈论您时感到不自在。	1	2	3	4	5
62. 有一些不属于您自己的想法。	1	2	3	4	5
63. 有想打人或伤害他人的冲动。	1	2	3	4	5
64. 醒得太早。	1	2	3	4	5
65. 对某些动作有强迫行为，比如反复洗手、点数目或触摸某些东西。	1	2	3	4	5

项目	没有	很轻	中等	偏重	严重
66. 睡得不稳不深。	1	2	3	4	5
67. 有想摔坏或破坏东西的冲动。	1	2	3	4	5
68. 有一些别人没有的想法或念头。	1	2	3	4	5
69. 感到对别人神经过敏。	1	2	3	4	5
70. 在商店或电影院等人多的地方感到不自在。	1	2	3	4	5
71. 感到任何事情都很困难。	1	2	3	4	5
72. 一阵阵恐惧或惊恐。	1	2	3	4	5
73. 感到在公共场合吃东西很不舒服。	1	2	3	4	5
74. 经常与人争论。	1	2	3	4	5
75. 单独一个人时神经很紧张。	1	2	3	4	5
76. 别人对您的成绩没有作出恰当的评价。	1	2	3	4	5
77. 即使和别人在一起也感到孤单。	1	2	3	4	5
78. 感到坐立不安、心神不定。	1	2	3	4	5
79. 感到自己没有什么价值。	1	2	3	4	5
80. 感到熟悉的东西变成陌生或不像是真的。	1	2	3	4	5
81. 大叫或摔东西。	1	2	3	4	5
82. 害怕会在公共场合昏倒。	1	2	3	4	5
83. 感到别人想占您的便宜。	1	2	3	4	5
84. 为一些有关"性"的想法而很苦恼。	1	2	3	4	5
85. 您认为应该因为自己的过错而受到惩罚。	1	2	3	4	5
86. 感到要赶快把事情做完。	1	2	3	4	5
87. 感到自己的身体有严重问题。	1	2	3	4	5
88. 从未感到和其他人很亲近。	1	2	3	4	5
89. 感到自己有罪。	1	2	3	4	5
90. 感到自己的脑子有毛病。	1	2	3	4	5

附录 2：焦虑自评量表

根据您最近一星期的实际情况，在分数栏 1 ～ 4 分里进行选择，"1"为没有或很少时间；"2"为小部分时间；"3"为相当多的时间；"4"为绝大部分或全部时间。

项目	症状表现 无或很少	有时	经常	持续
1. 我觉得比平时容易紧张和着急。	1	2	3	4
2. 我无缘无故地感到害怕。	1	2	3	4
3. 我容易心里烦乱或觉得惊恐。	1	2	3	4
4. 我觉得我可能将要发疯。	1	2	3	4
5. 我觉得一切都很好，也不会发生什么不幸。	1	2	3	4
6. 我手脚发抖打颤。	1	2	3	4
7. 我因为头痛、颈痛和背痛而苦恼。	1	2	3	4
8. 我感觉容易衰弱和疲乏。	1	2	3	4
9. 我觉得心平气和，并且容易安静坐着。	1	2	3	4
10. 我觉得心跳得快。	1	2	3	4
11. 我因为一阵阵头晕而苦恼。	1	2	3	4
12. 我有晕倒发作，或觉得要晕倒似的。	1	2	3	4
13. 我呼气吸气都感到很容易。	1	2	3	4
14. 我手脚麻木和手足刺痛。	1	2	3	4
15. 我因胃痛和消化不良而苦恼。	1	2	3	4
16. 我常常要小便。	1	2	3	4
17. 我的手常常是干燥温暖的。	1	2	3	4
18. 我脸红发热。	1	2	3	4
19. 我容易入睡并且一夜睡得很好。	1	2	3	4
20. 我做噩梦。	1	2	3	4

附录3：抑郁自评量表

请根据您近一周的感觉来进行评分，数字"1、2、3、4"的顺序依次为从无、有时、经常、持续。

条目	从无	有时	经常	持续
1. 我感到情绪沮丧，郁闷	1	2	3	4
2. 我感到早晨心情最好	1	2	3	4
3. 我要哭或想哭	1	2	3	4
4. 我夜间睡眠不好	1	2	3	4
5. 我吃饭像平时一样多	1	2	3	4
6. 我的性功能正常	1	2	3	4
7. 我感到体重减轻	1	2	3	4
8. 我为便秘烦恼	1	2	3	4
9. 我的心跳比平时快	1	2	3	4
10. 我无故感到疲劳	1	2	3	4
11. 我的头脑像往常一样清楚	1	2	3	4
12. 我做事情像平时一样不感到困难	1	2	3	4
13. 我坐卧不安，难以保持平静	1	2	3	4
14. 我对未来感到有希望	1	2	3	4
15. 我比平时更容易激怒	1	2	3	4
16. 我觉得决定什么事很容易	1	2	3	4
17. 我感到自己是有用的和不可缺少的人	1	2	3	4
18. 我的生活很有意义	1	2	3	4
19. 假若我死了别人会过得更好	1	2	3	4
20. 我仍旧喜爱自己平时喜爱的东西	1	2	3	4

附录 4: 医院焦虑抑郁量表

医院焦虑抑郁量表由 14 个评分项目来计算出患者的综合评分情况，其中 7 个为焦虑相关评分，另外 7 个是抑郁相关评分。问卷中的每个问题的得分均为 0～3 分，因此患者在焦虑和抑郁上的评分范围均是 0～21。

---

1. 我感到紧张（或亢奋）（A）
　　3：几乎所有时候　　　　　　　　2：大多数时候
　　1：有时　　　　　　　　　　　　0：根本没有

2. 我对以往感兴趣的事情还是有兴趣（D）
　　3：基本没有了　　　　　　　　　2：只有一点儿
　　1：不像以前那样多　　　　　　　0：肯定一样

3. 我感到有点害怕，好像预感到有什么可怕的事情要发生（A）
　　3：非常肯定和十分严重　　　　　2：有，但不是太严重
　　1：有一点，但并不是使我苦恼　　0：根本没有

4. 我能够哈哈大笑，并看到事物好的一面（D）
　　3：根本没有　　　　　　　　　　2：现在肯定是不太多了
　　1：现在已经不大这样了　　　　　0：我经常这样

5. 我的心中充满烦恼（A）
　　3：大多数时间　　　　　　　　　2：常常如此
　　1：时时，但并不经常　　　　　　0：偶然如此

6. 我感到愉快（D）
　　3：根本没有　　　　　　　　　　2：并不经常
　　1：有时　　　　　　　　　　　　0：大多数

7. 我能够安心而轻松地坐着（A）
　　3：根本没有　　　　　　　　　　2：并不经常
　　1：经常　　　　　　　　　　　　0：肯定

---

8. 我对自己的外表（打扮自己）失去兴趣（D）

　　3：肯定　　　　　　　　　　　　2：并不像我应该做到的那样关心

　　1：我可能不是非常关心　　　　　0：我仍像以往一样关心

9. 我有点坐立不安，好像感到非要活动不可（A）

　　3：确实非常多　　　　　　　　　2：是不少

　　1：并不是很多　　　　　　　　　0：根本没有

10. 我对一切都是乐观地向前看（D）

　　3：几乎从来不这样做　　　　　　2：很少这样做

　　1：并不完全是这样做的　　　　　0：差不多是这样做的

11. 我突然发现恐慌感（A）

　　3：确实很经常　　　　　　　　　2：时常

　　1：并不经常　　　　　　　　　　0：根本没有

12. 我好像感到情绪在渐渐低落（D）

　　3：几乎所有的时间　　　　　　　2：很经常

　　1：有时　　　　　　　　　　　　0：根本没有

13. 我感到有点害怕，好像某个内脏器官变坏了（A）

　　3：非常经常　　　　　　　　　　2：很经常

　　1：有时　　　　　　　　　　　　0：根本没有

14. 我能欣赏一本好书或一个好的广播或电视节目（D）

　　3：很少　　　　　　　　　　　　2：并不经常

　　1：有时　　　　　　　　　　　　0：常常

A，焦虑相关；D，抑郁相关。得分　A：_____　　　D：_____

附录 5：欧洲癌症治疗与研究组织生命质量问卷

在过去 1 周内：	完全不	有一点	很多	非常多
1. 您从事一些费力的活动有困难吗，比如说提很重的购物袋或手提箱？	1	2	3	4
2. 长距离行走对您来说有困难吗？	1	2	3	4
3. 户外短距离行走对您来说有困难吗？	1	2	3	4
4. 您白天需要待在床上或椅子上吗？	1	2	3	4
5. 您在吃饭、穿衣、洗澡或上厕所时需要他人帮忙吗？	1	2	3	4

在过去的 1 周内：	完全不	有一点	很多	非常多
6. 您在工作和日常生活中是否受到限制？	1	2	3	4
7. 您在从事您的爱好和休闲活动时是否受到限制？	1	2	3	4
8. 您有气促吗？	1	2	3	4
9. 您有疼痛吗？	1	2	3	4
10. 您需要休息吗？	1	2	3	4
11. 您睡眠有困难吗？	1	2	3	4
12. 您觉得虚弱吗？	1	2	3	4
13. 您食欲不振（没有胃口）吗？	1	2	3	4
14. 您觉得恶心吗？	1	2	3	4
15. 您有呕吐吗？	1	2	3	4
16. 您有便秘吗？	1	2	3	4
17. 您有腹泻吗？	1	2	3	4

在过去的 1 周内:	完全不	有一点	很多	非常多
18. 您疲劳吗?	1	2	3	4
19. 疼痛影响您的日常活动吗?	1	2	3	4
20. 您集中精力做事有困难吗? 如读报纸或看电视?	1	2	3	4
21. 您觉得紧张吗?	1	2	3	4
22. 您觉得忧虑吗?	1	2	3	4
23. 您觉得易怒吗?	1	2	3	4
24. 您觉得沮丧吗?	1	2	3	4
25. 您感到记忆困难吗?	1	2	3	4
26. 您的身体状况或医学治疗干扰了您的家庭生活吗?	1	2	3	4
27. 您的身体状况或医学治疗干扰了您的社交活动吗?	1	2	3	4
28. 您的身体状况或医学治疗导致了您陷入经济困难吗?	1	2	3	4

对下列问题，请在 1～7 之间选出一个最适合您的数字并画圈。

	非常差						非常好
29. 您如何评价在过去 1 周内您总的健康情况?	1	2	3	4	5	6	7
30. 您如何评价在过去 1 周内您总的生活质量?	1	2	3	4	5	6	7

附录6：厌食 / 恶病质状况亚表

厌食 / 恶病质状况亚表共 12 个条目，由患者主观判断。5 级评分法，评分时正向条目计 0 ～ 4 分，负向条目的得分需逆转计算，总分 48 分。

条目	一点也不	有一点	有一些	相当	非常
我食欲很好[+]	0	1	2	3	4
我吃的足够我的需要了[+]	0	1	2	3	4
我担心我的体重	0	1	2	3	4
大多数食物对我来说都不好吃	0	1	2	3	4
我担心自己看起来很瘦	0	1	2	3	4
我一试着吃东西，对食物的兴趣就下降了	0	1	2	3	4
我吃丰富或油腻的食物很困难	0	1	2	3	4
我的家人或朋友都强迫我吃东西	0	1	2	3	4
我一直在呕吐	0	1	2	3	4
我吃东西的时候似乎很快就饱了	0	1	2	3	4
我肚子疼	0	1	2	3	4
我感觉正在变健康[+]	0	1	2	3	4

[+]代表正向条目

附录7: EORTC QLQ-CAX24

请根据您在过去一周内经历过这些症状或问题的程度来进行评分，数字"1、2、3、4"的顺序依次为一点也不、有一点、比较明显、非常明显。

在过去的一周内：	一点也不	有一点	比较明显	非常明显
食物和饮料尝起来和平时不一样吗？	1	2	3	4
您觉得食物的口感不好吗？	1	2	3	4
您是否因为食物的气味而不吃东西了？	1	2	3	4
您是否因为盘子里的食物太多而不想吃东西了？	1	2	3	4
开始吃东西后，您是否很快就感到饱了？	1	2	3	4
您担心您的体重减轻吗？	1	2	3	4
您是否担心自己吃得不够？	1	2	3	4
您是否担心如果您的体重继续减轻会发生什么？	1	2	3	4
您是不是想吃却吃不下？	1	2	3	4
您饮用液体有困难吗？	1	2	3	4
您有吞咽困难吗？	1	2	3	4
当其他人吃得更多时，您有感觉到压力吗？	1	2	3	4
您是否担心自己会成为别人的负担？	1	2	3	4
您担心您的外表吗？	1	2	3	4
您是否觉得体重下降失去了控制？	1	2	3	4
您是否担心日常生活的变化？	1	2	3	4

在过去的一周内：	一点也不	有一点	比较明显	非常明显
您是否担心变得更加依赖他人？	1	2	3	4
您是否因为体重减轻而在日常活动中遇到困难？	1	2	3	4
您是否因为太累而吃不下东西？	1	2	3	4
您是否因为太疼而吃不下东西？	1	2	3	4
您口干吗？	1	2	3	4
您有消化不良或胃灼热吗？	1	2	3	4
您强迫自己吃东西了吗？	1	2	3	4
您得到的关于您体重减轻的信息是否充分？	1	2	3	4

得分越高表明症状水平越高，即患者状态越差。

附录 8：安德森症状评估量表

第一部分：您的症状有多严重?

肿瘤患者经常会因其他疾病或治疗引发各种症状，若过去 24 小时内发生了下列症状，请为其严重程度评级。由数值 0（没有发生该症状）至 10（症状已达您所想象的最严重程度）表示严重程度，请为每个项目选择代表的数字。

	0	1	2	3	4	5	6	7	8	9	10
1. 经历最严重的疼痛程度为?											
2. 感到极度疲累（乏力）程度为?											
3. 感到最严重的眩晕恶心程度为?											
4. 经历最严重的睡眠不安程度?											
5. 感到最为忧虑（心烦）程度为?											
6. 经历最严重的呼吸急促症状为?											
7. 健忘最严重的程度为?											
8. 胃口最差的程度为?											
9. 瞌睡最严重的程度为?											
10. 口干最严重的程度为?											
11. 悲伤感最严重的程度为?											
12. 呕吐最严重的程度为?											
13. 麻木感最严重的程度为?											

第二部分：症状妨碍生活的程度？

症状常常干扰您的感受和功能，请选择过去 24 小时内发生的症状干扰您各项活动的严重程度。

	0	1	2	3	4	5	6	7	8	9	10
14. 一般活动？											
15. 情绪？											
16. 工作（包括家务劳动）？											
17. 与他人的关系？											
18. 走路？											
19. 生活乐趣？											

附录 9：埃德蒙顿症状评估量表

每个症状的评分范围为 0 ～ 10 分，0 分表示无症状，10 分表示症状最严重程度，患者根据自己的主观感受选择数字表达，数字越大症状越严重。

	0	1	2	3	4	5	6	7	8	9	10
1. 疼痛											
2. 疲乏											
3. 恶心											
4. 抑郁											
5. 焦虑											
6. 嗜睡											
7. 食欲											
8. 无幸福感											
9. 气短											
10. 其他											

附录 10：记忆症状评估量表

中文版第一部分

填表说明：下面列出了 24 种症状，请仔细阅读每一项。如果您在过去一周曾出现过这些症状，请圈出适当的数字，表明此症状出现的频率、严重程度，以及给您带来的痛苦或困扰。如果您没有这些症状，请在"没有"一栏中填上"√"。

过去一周，您有否出现下列一种症状？	没有	如果有，它出现有多频繁？				如果有，它通常有多严重？				如果有，它给您带来多少痛苦或困扰？				
		极少	中间	经常	几乎一直有	轻度	一般	严重	很严重	完全没有	少许	一些	很多	非常多
1. 难以集中精神		1	2	3	4	1	2	3	4	0	1	2	3	4
2. 疼痛		1	2	3	4	1	2	3	4	0	1	2	3	4
3. 精力不足		1	2	3	4	1	2	3	4	0	1	2	3	4
4. 咳嗽		1	2	3	4	1	2	3	4	0	1	2	3	4
5. 感到紧张		1	2	3	4	1	2	3	4	0	1	2	3	4
6. 口干		1	2	3	4	1	2	3	4	0	1	2	3	4
7. 作呕		1	2	3	4	1	2	3	4	0	1	2	3	4
8. 感到昏昏欲睡		1	2	3	4	1	2	3	4	0	1	2	3	4
9. 手/脚麻木或刺痛		1	2	3	4	1	2	3	4	0	1	2	3	4

（续表）

过去一周，您有没有出现下列一种症状？	没有 有	如果有，它出现有多频繁？				如果有，它通常有多严重？				如果有，它给您带来多少痛苦或困扰？				
		极少	中间	经常	几乎一直有	轻度	一般	严重	很严重	完全没有	少许	一些	很多	非常多
10. 难以入睡		1	2	3	4	1	2	3	4	0	1	2	3	4
11. 感到腹胀		1	2	3	4	1	2	3	4	0	1	2	3	4
12. 排尿困难		1	2	3	4	1	2	3	4	0	1	2	3	4
13. 呕吐		1	2	3	4	1	2	3	4	0	1	2	3	4
14. 气促		1	2	3	4	1	2	3	4	0	1	2	3	4
15. 腹泻		1	2	3	4	1	2	3	4	0	1	2	3	4
16. 感到困扰		1	2	3	4	1	2	3	4	0	1	2	3	4
17. 冒汗		1	2	3	4	1	2	3	4	0	1	2	3	4
18. 担心		1	2	3	4	1	2	3	4	0	1	2	3	4
19. 性欲/性生活有问题		1	2	3	4	1	2	3	4	0	1	2	3	4
20. 瘙痒		1	2	3	4	1	2	3	4	0	1	2	3	4
21. 食欲不振		1	2	3	4	1	2	3	4	0	1	2	3	4
22. 眩晕		1	2	3	4	1	2	3	4	0	1	2	3	4
23. 吞咽困难		1	2	3	4	1	2	3	4	0	1	2	3	4
24. 感到烦躁		1	2	3	4	1	2	3	4	0	1	2	3	4

中文版第二部分

填表说明：下面列出了 8 种症状，请仔细阅读每一项。如果您在过去一周出现过这些症状，请圈出适当的数字，表明此症状的严重程度，以及给您带来的痛苦或困扰。如果您没有这些症状，请在"没有"一栏中填上"√"。

过去一周，您是否出现下列一种症状？	没有	如果有，它通常有多严重？				如果有，它给您带来多少痛苦或困扰？				
		轻度	一般	严重	很严重	完全没有	少许	一些	颇多	非常多
25. 口腔溃疡		1	2	3	4	0	1	2	3	4
26. 食物味道改变		1	2	3	4	0	1	2	3	4
27. 体重下降		1	2	3	4	0	1	2	3	4
28. 脱发		1	2	3	4	0	1	2	3	4
29. 便秘		1	2	3	4	0	1	2	3	4
30. 手或脚肿胀		1	2	3	4	0	1	2	3	4
31. "我不像我自己"		1	2	3	4	0	1	2	3	4
32. 皮肤改变		1	2	3	4	0	1	2	3	4

附录 11：肿瘤相关性疲乏量表

	完全没有	极少	有一点	相当多	非常多
你容易疲劳吗	1	2	3	4	5
你有强烈的想躺下休息的愿望吗	1	2	3	4	5
你觉得疲惫吗	1	2	3	4	5
你觉得自己变粗心了吗	1	2	3	4	5
你感到精力充沛吗	1	2	3	4	5
你觉得肢体沉重、乏力吗	1	2	3	4	5
你觉得说错话的时候增多了吗	1	2	3	4	5
你对日常活动感兴趣吗	1	2	3	4	5
你有没有做事情时觉得很勉强、不情愿	1	2	3	4	5
你觉得自己记忆力下降了吗	1	2	3	4	5
你做事情能集中注意力吗	1	2	3	4	5
你有没有觉得缺乏激情、情绪低落	1	2	3	4	5
你觉得自己的思维变迟钝了吗	1	2	3	4	5
你能激励自己去做事情吗	1	2	3	4	5
你有没有觉得自己实在太疲劳了，所以不知道干什么吗	1	2	3	4	5

附录 12: 贝克抑郁自评量表

1. 仔细阅读每项，结合您最近一周内的情绪（包括今天）作出符合自己情况的选择，再接着做下一题。
2. 选择 4 种情况中的一种（0、1、2、3）。
3. 建议时间约 5 ~ 10 分钟。

序号	选择 4 种情况中的一种（0、1、2、3）	
1	0：我没有感到悲伤。 2：我总是感到悲伤，而且不能摆脱它。	1：我有时感到悲伤。 3：我感到极度悲伤或不愉快，不堪忍受。
2	0：我对未来有足够的信心。 2：我感到对未来没有什么可期望。	1：我对未来有信心不足。 3：我感到未来毫无希望，情况也不会改善。
3	0：我没有失败的感觉。 2：当我回顾过去时，我看到的都是失败。	1：我感到我比一般人失败的多些。 3：我感到自己总是失败，毫无出息。
4	0：我对做过的事，没有什么不满意的。 2：我对任何事情都感到不满意。	1：我对做过的事，不太满意。 3：我对一切都感到厌倦。
5	0：我不感到有什么罪恶感。 2：大部分时间内，我感到自己有罪。	1：有时，我总是感到自己有罪。 3：我是感到自己有罪。
6	0：我不认为我会受罚。 2：我预感到我会受罚。	1：我感到我可能受罚。 3：我感到我正受到惩罚。

序号	选择 4 种情况中的一种（0、1、2、3）	
7	0：我从没有大失所望的感觉。	1：我有时有对自己感到失望。
	2：我对自己感到厌恶。	3：我十分怨恨自己。
8	0：我从不认为我比别人差。	1：对自己的缺点和错误总是感到不满。
	2：对自己的失败总是在责备自己。	3：对所有的过错总是在谴责自己。
9	0：我从没有想过要自杀。	1：我想过自杀，但没有干过。
	2：我想要去自杀。	3：如果有机会，我会自杀的。
10	0：我不像一般人那样爱哭。	1：我比过去爱哭了。
	2：我近来爱哭了。	3：我过去总爱哭，但现在想哭也哭不出来了。
11	0：和过去相比，我现在生气并不更多。	1：我现在比过去更容易生气发火。
	2：我觉得现在所有的时间都容易生气。	3：过去使我生气的事，现在一点也不能使我生气了。
12	0：我对别人没有失去兴趣。	1：与过去相比，我对别人的兴趣减退了。
	2：我对别人已没有多大兴趣。	3：我对别人已经毫无兴趣。
13	0：我仍像往常一样自己可以决定事情。	1：与过去相比，我常推迟作出决定。
	2：与过去相比，我常难以作出决定。	3：我不能做任何决定。
14	0：我感到自己各方面失去魅力。	1：我担心自己在变老或失去魅力。
	2：我感到自己青春已逝而失去魅力。	3：我确信自己很丑。
15	0：我能和往常一样地工作。	1：开始去做某些事时要付出很大的努力。
	2：我不得不强迫自己去做事情。	3：我什么事也干不成。

序号	选择4种情况中的一种（0，1，2，3）	
16	0：我像往常一样睡得香。	1：我不如以前睡得香。
	2：我比过去早1～2小时醒来，而且再难入睡。	3：我比过去早几小时醒来，而再也不能入睡。
17	0：我并不感到比往常更容易疲倦。	1：我比过去更容易疲倦。
	2：我做什么事情都容易疲倦。	3：我疲乏得不愿意做什么事了。
18	0：我的食欲和以前一样好。	1：我的食欲不如以前好。
	2：我的食欲很差。	3：我没有一点食欲。
19	0：近来我的体重没有减轻多少。	1：我的体重减轻了2千克多。
	2：我的体重减轻了5千克多。	3：我的体重减轻了7千克多。
20	0：我对自己的健康并不比往常更担心。	1：我担心自己的健康，如胃不舒服、便秘。
	2：我很担心自己的健康，很难去顾及其他。	3：我非常担心自己的健康，根本不能想别的事情。
21	0：最近我的性兴趣跟过去一样没有变化。	1：我不像往常那样对性感兴趣。
	2：我现在对性兴趣没有多大兴趣。	3：我对性完全失去了兴趣。

评分：各项题目的得分均为0～3分4级评分。"0"代表0分，"1"代表1分，"2"代表2分，"3"代表3分。

将21道题目的得分相加，可以用总分来区分抑郁症状的有无及其严重程度：0～4（基本上）无抑郁症状，

5～13轻度，14～20中度，21以上严重

附录 13：患者健康问卷 -9

姓名：＿＿＿＿＿＿＿＿　　年龄：＿＿＿＿＿＿＿＿

性别：□男性　　□女性　　日期：＿＿＿＿＿＿＿＿＿

在过去的两周里，你生活中以下症状出现的频率有多少？把相应的数字总和加起来。

序号	问题	没有	有几天	一半以上时间	几乎每天
1	做事时提不起劲或没有兴趣	0	1	2	3
2	感到心情低落、沮丧或绝望	0	1	2	3
3	入睡困难、睡不安稳或睡眠过多	0	1	2	3
4	感觉疲倦或没有活力	0	1	2	3
5	食欲不振或吃太多	0	1	2	3
6	觉得自己很糟，觉得自己很失败，或让自己或家人失望	0	1	2	3
7	对事物专注有困难，例如阅读报纸或看电视时不能集中注意力	0	1	2	3
8	动作或说话速度缓慢到别人已经觉察？或正好相反，烦躁或坐立不安、动来动去的情况更胜于平常	0	1	2	3
9	有不如死掉或用某种方式伤害自己的念头	0	1	2	3

总分：

0～4 分：无抑郁症

5～9 分：可能有轻度抑郁症

10～14 分：可能有中度抑郁症

15～19 分：可能有中重度抑郁症

20～27 分：可能有重度抑郁症